专家同步指导：

安心怀孕40周

王琪 主编

中国轻工业出版社 | 全国百佳图书出版单位

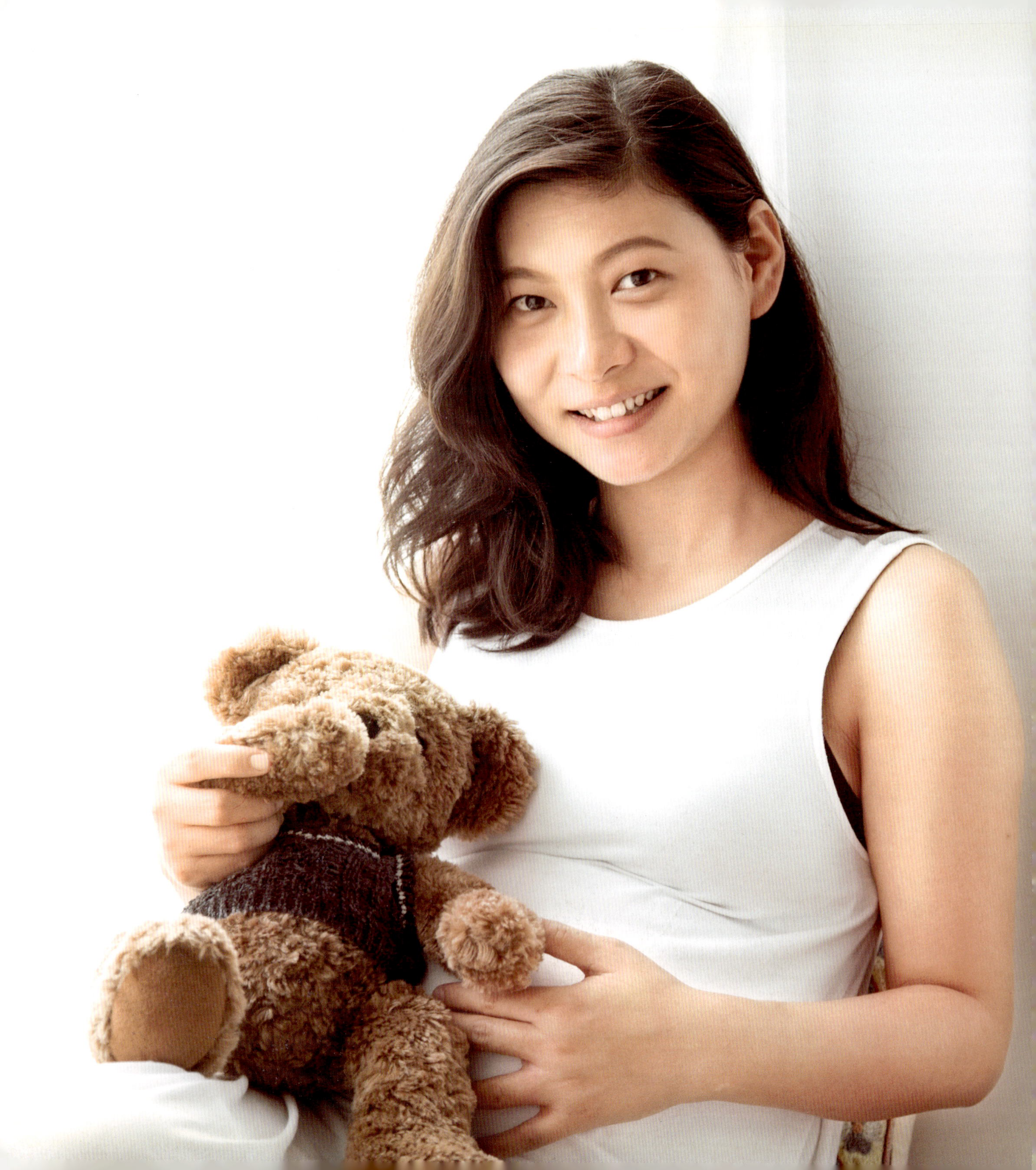

前言

一生中你与他（她）合二为一、心心相连的日子只有那 40 周，在这 40 周里，你们都发生了神奇的变化，他从一颗小小的受精卵，长成会呼吸、能哭会动的小小人儿，你也拥有了世界上最伟大的称呼——母亲。在这 40 周里，你需要付出巨大的努力，面对困难、麻烦和疑虑，轻松、平安、顺利地走过孕育生命的历程是你最大的希望。

现在不怕啦，孕产专家以图文并茂的形式，为孕妈妈提供全面、系统、权威的孕期指导，伴随孕妈妈从妊娠到分娩。告诉孕妈妈自身的变化、胎儿的生长发育情况、孕妈妈的日常饮食营养以及在生活中应该注意的事项，尤其为那些需要特别关照的特殊妊娠，提供更加详细的围产保健知识，让无所适从的孕妈妈从容面对。整个怀孕历程，让孕妈妈体验与胎宝宝互动的快乐，享受幸福的孕期生活。

到宝宝降临的那一刻，当你见到他的第一眼，你会觉得 40 周里的所有付出都是值得骄傲和感恩的。也许你会感谢这本详尽记录了怀孕历程的书，其中每一个贴心的嘱咐，都将是你最美好的回忆。

目录

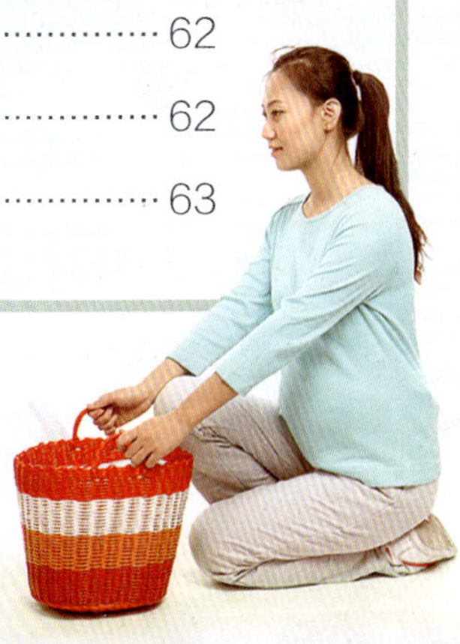

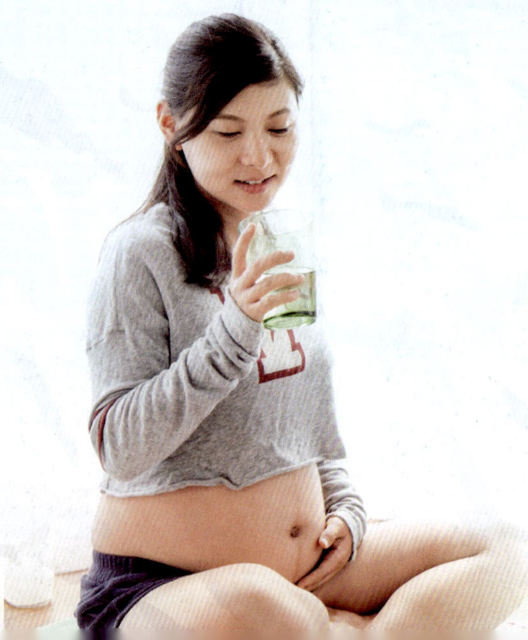

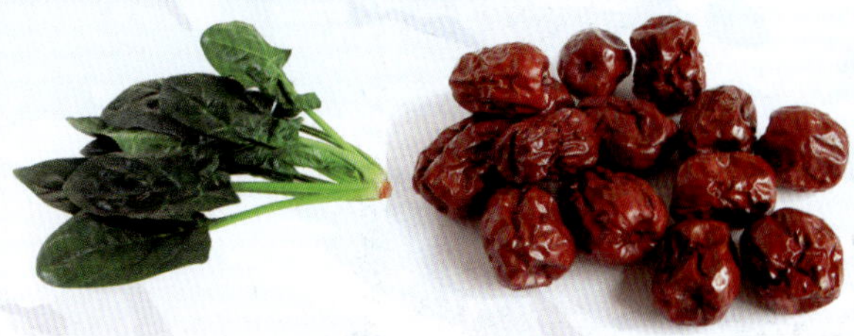

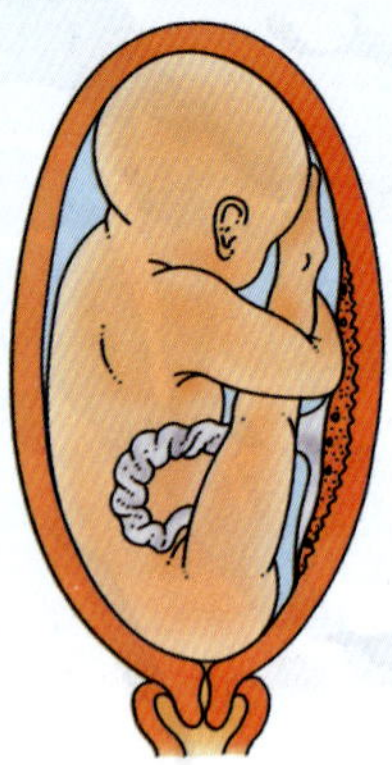

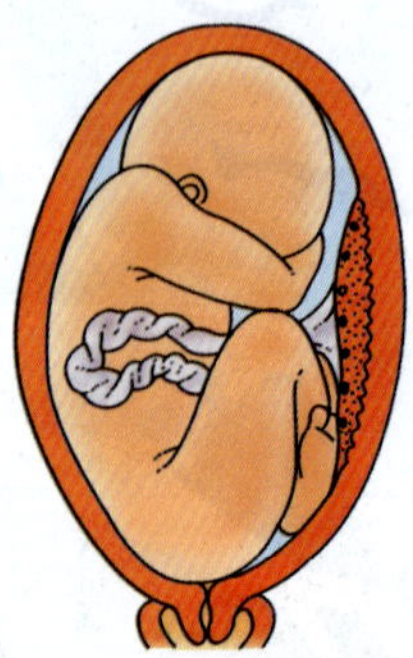

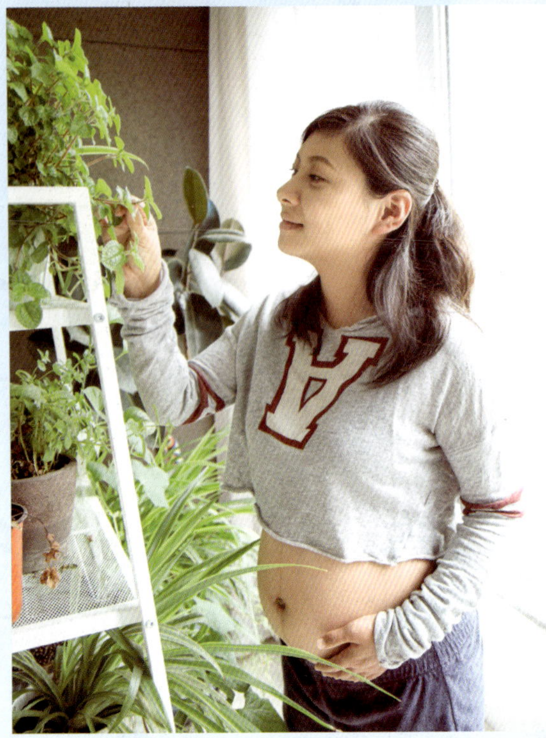

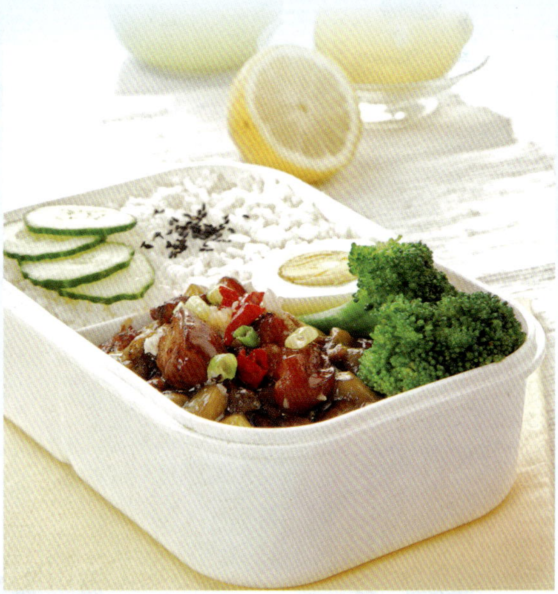

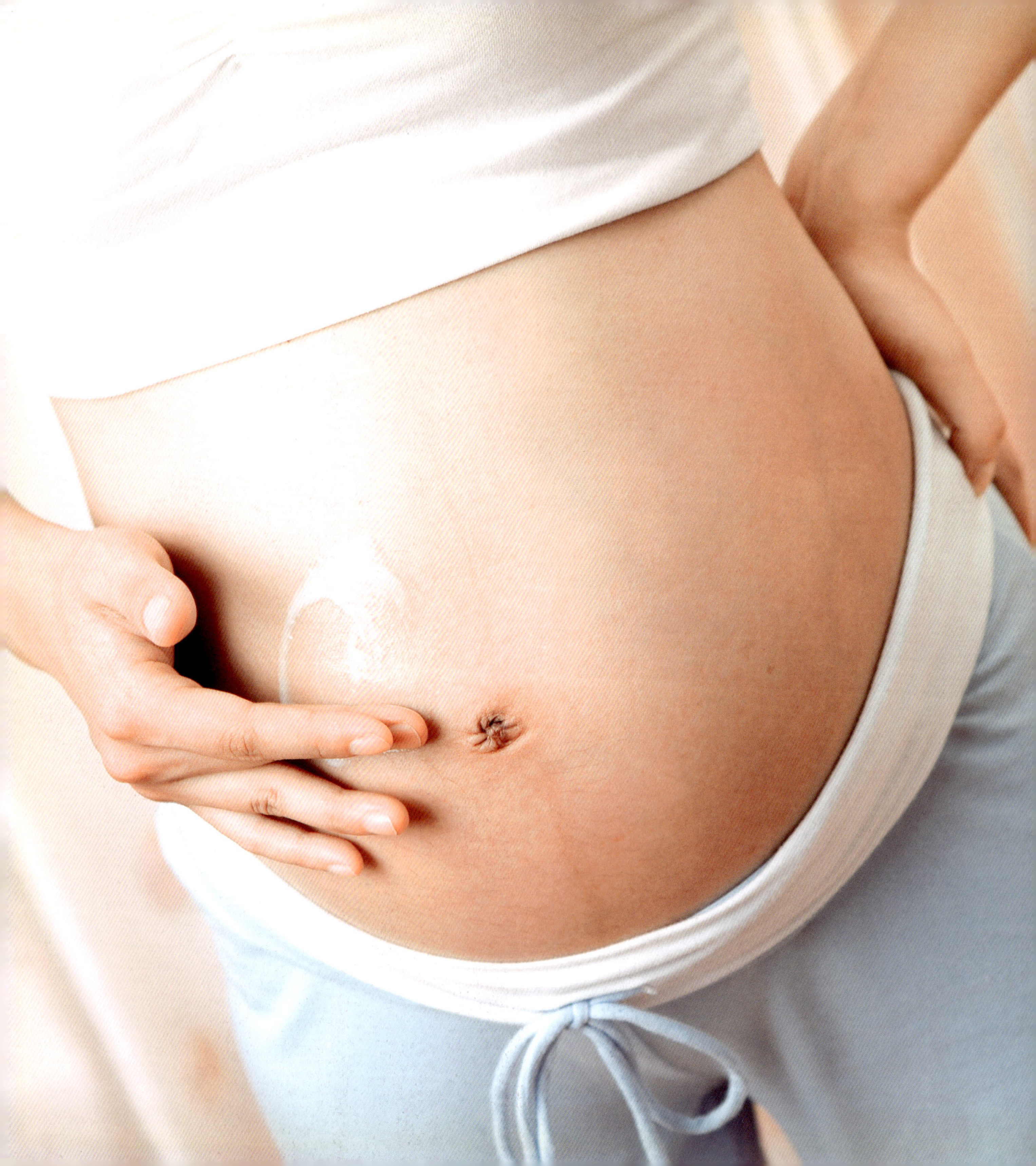

第一章

图解孕妈妈胎宝宝 40 周惊奇的变化

从怀孕的那一天开始，你的身体不再只属于你一个人，因为“他”的到来，你身体每一个部位都在悄悄发生着变化……而他也在你温暖的子宫里从一个小小的受精卵，慢慢变成有模有样的“小小人儿”。看看这 40 周里生命惊奇的变化吧！

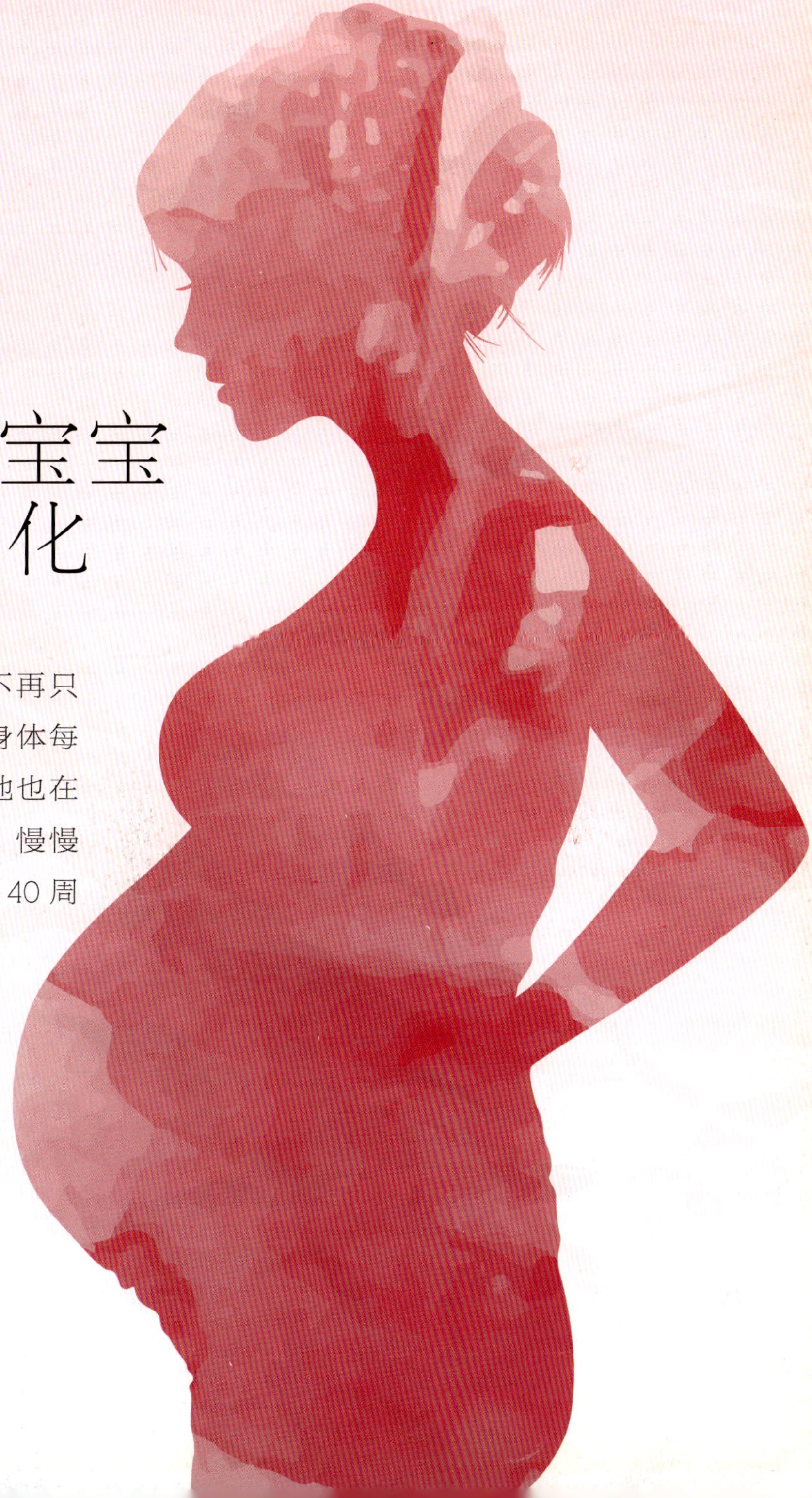

第一周 胎宝宝连个影儿都还没有呢。

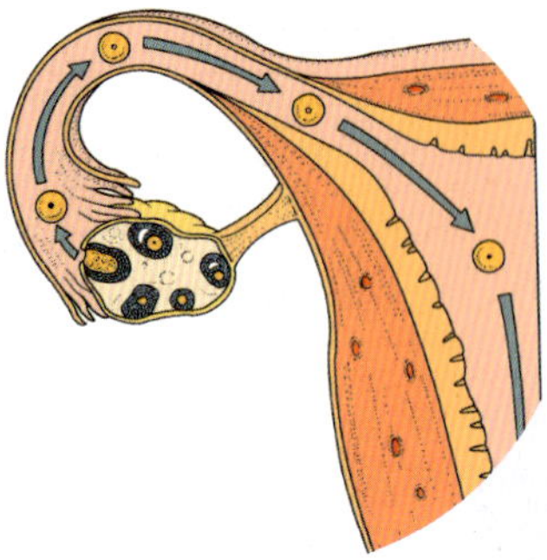

受孕前

卵子和精子分别寄存在夫妻俩的身体内。

备孕女性

末次月经结束后，备孕女性体内新的卵子开始发育成熟。胎宝宝未来的健康有赖于卵子和精子的健康程度。

This week...

轻松度过月经期：记录下月经开始和结束的时间，注意保暖，不吃冷饮，不熬夜，轻松度过。

第二周 新生命宣告诞生。

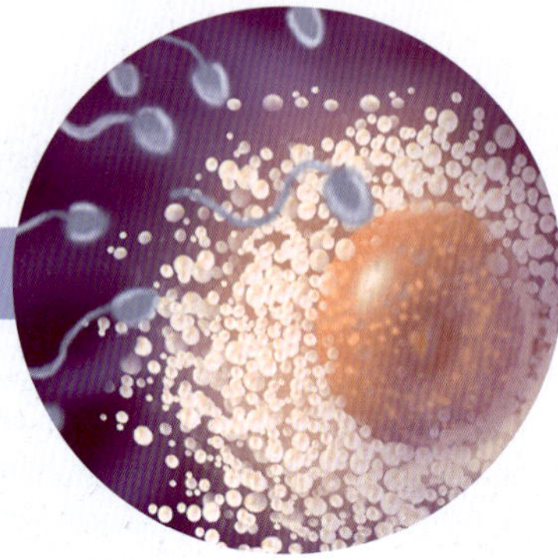

受孕

成熟的卵子从卵泡中排出，有一个最棒的精子也从大约 3 亿个精子中奋力拼出，与卵子结合，形成受精卵。此时的受精卵还未着床。

备孕女性

日常生活要小心，注意不要使腰腹部受到撞击或过度的挤压，以免发生危险。

This week...

有选择地吃零食：记得把零食换成杏仁、核桃、酸奶、麦片、新鲜水果、奶酪片等健康的小零食。

第三周 受精卵快速分裂。

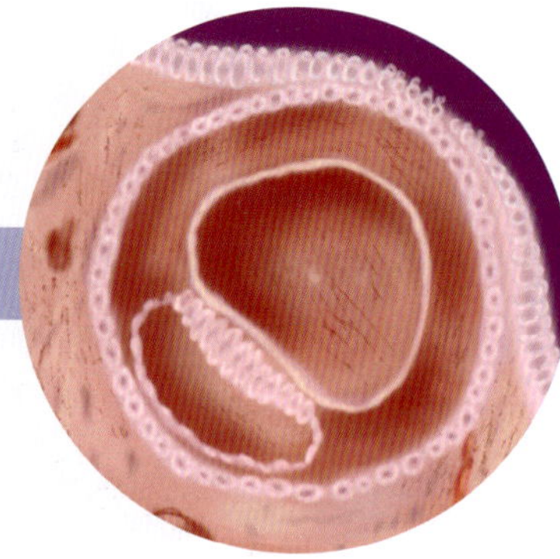

着床

受精卵游进子宫腔，然后在子宫腔内停留 3 天左右，等待子宫内膜准备好后，与子宫内膜接触并埋于子宫内膜里，这一过程称为“着床”。

孕妈妈

仍然没有感觉到任何变化，子宫、乳房大小、形态还和没怀孕时一样，甚至没有意识到自己已经怀孕了。

This week...

如果孕妈妈仔细留意：可能会在内裤上发现淡淡的咖啡色或浅红色污迹，这也宣告胎宝宝正式在妈妈体内安营扎寨了。

第四周

胚胎的植入过程基本完成，形成了胚芽或胚胎。

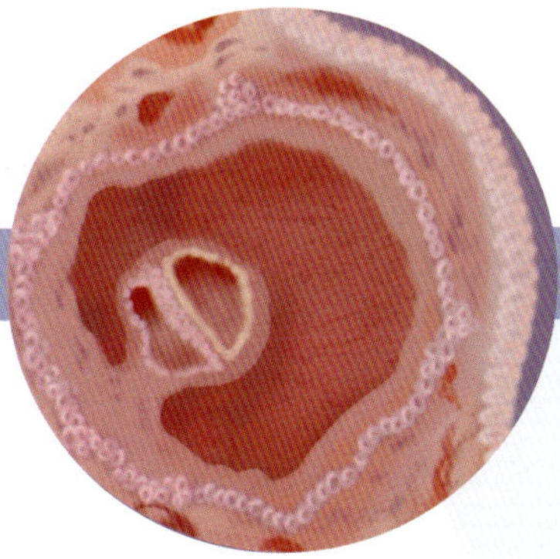

胎宝宝

胚芽或胚胎因得到母体营养迅速成长，出现了将要发育成消化道的卵黄囊。本周末，羊膜绒毛开始形成并发育完成。

孕妈妈

子宫内膜受到卵巢分泌的激素影响，变得肥厚松软而且富有营养，血管轻轻扩张，水分充足，为胚胎植入做好了准备。

This week...

适度运动：每天保持 30 分钟左右的散步，在养成运动习惯的基础上慢慢增加运动量。

第五周

胚胎细胞迅速分化并纵向展开。

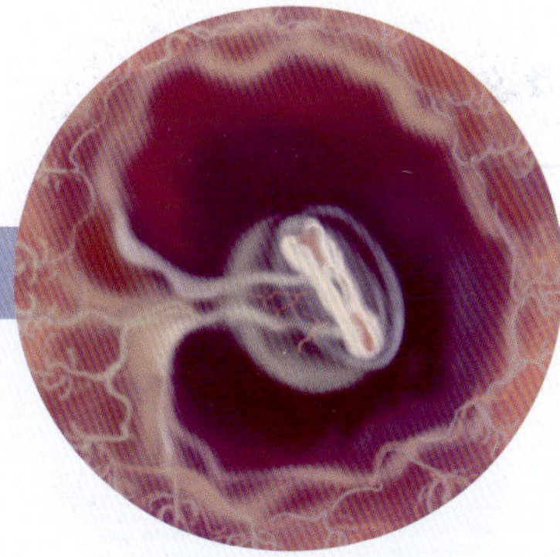

胎宝宝

就像一颗小豆子，胚胎开始分出头部和尾部，中枢神经系统开始发育，呼吸管也开始出现，心脏已经分出了左右心房。这时，胎盘开始为他提供营养。

孕妈妈

与“好朋友”每月例行的会晤时间迟迟未到。此时，月经规律的孕妈妈一定会敏感地意识到自己怀孕了。

This week...

学习一些验孕的方法：可以在家测，也可以去医院，越早知道自己怀孕越好。

第六周

胚胎面部开始发育，持续到第 10 周。

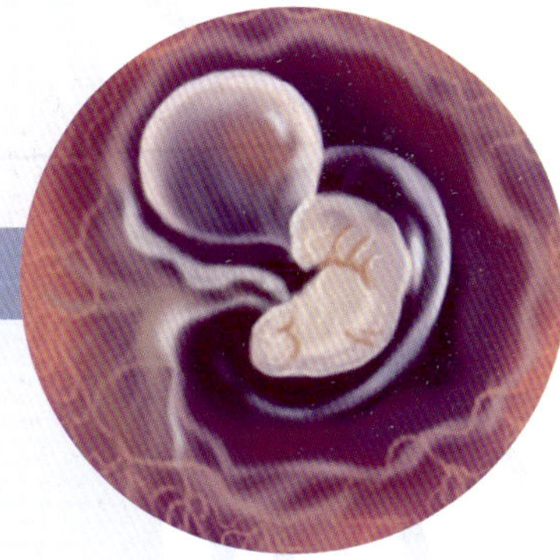

胎宝宝

看起来像个小蝌蚪，已经有了自主的心跳，可达到每分钟 140~150 次。四肢雏形明显了许多，头部形成，头部和身躯的大小有点相似。

孕妈妈

由于雌激素和孕激素的刺激作用，乳房会变得很敏感，如感觉胀痛、乳头触痛等，仔细观察，还会发现乳晕、乳头的颜色变深了。

This week...

感觉疲劳犯困：此时不要强迫自己去工作或运动，保证足够的休息最为重要。

第七周

胚胎的重要器官都开始在这个阶段形成。

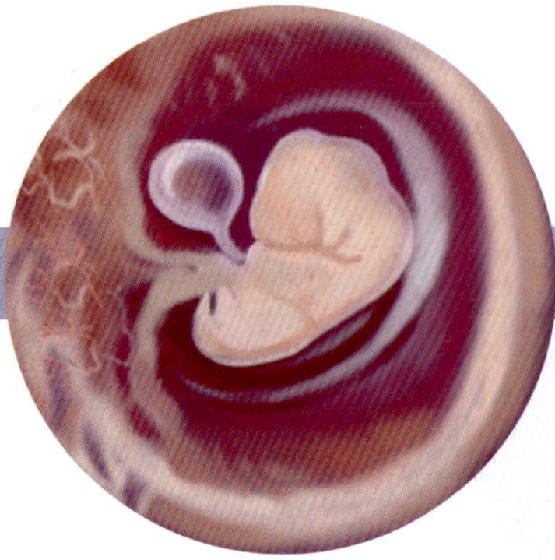

胎宝宝

大脑、身体及头部发育的重要时期，大脑分化得更细，四肢出现，并在本周内长成小“短桨”。生殖腺和乳腺组织也开始出现，肾脏也已经形成，并即将投入工作。

孕妈妈

传说中的妊娠反应开始了，晨起刷牙时的恶心，嘴里莫名的怪味，会一天天加重，直到孕早期结束。

This week...

预防流产：避免过度疲劳和长途旅行，避免高强度或动作幅度较大的工作，不要剧烈运动，不做拉伸及压迫腹部的动作。

第八周

胚胎脑细胞的初级神经已经形成。

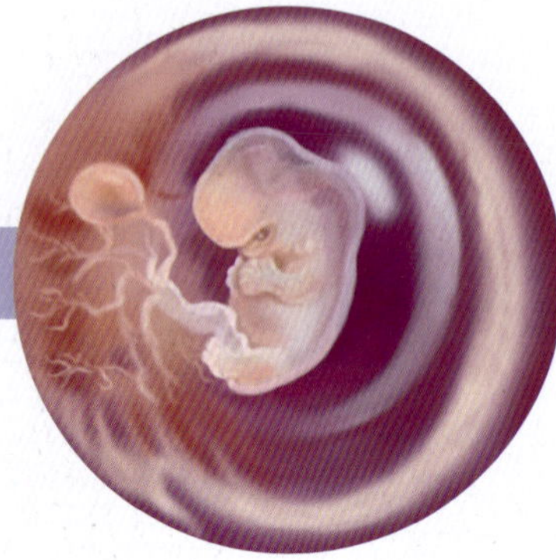

胎宝宝

五官开始形成，心、脑、肝、肺、肾等大部分内脏器官已经初具规模，心跳也已经正常，他的皮肤透明得可以看到下面的血管网。

孕妈妈

皮肤色素加重或沉着，尤其是乳晕和腹部肚脐至耻骨的部位。子宫增大了而且变得很软，当你的子宫成长时，腹部可能会感到有些痉挛，有时会感到瞬间的疼痛，这些都是正常反应，不要紧张。

This week...

不可用药物止呕：出现孕吐反应的孕妈妈切不可用药物止呕，这样会妨碍胎宝宝的生长发育。

第九周

胚胎的尾巴已经消失，所有器官、肌肉、神经开始工作。

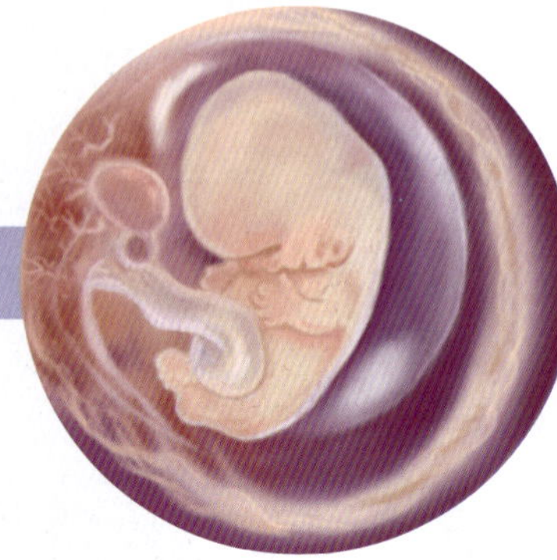

胎宝宝

心脏已分成 4 个腔，四肢完全成形；手指甲、脚趾甲、最初的毛发也依稀可见。五官和大关节已明显可辨。

孕妈妈

子宫已经有拳头大了，乳房更加胀大，乳晕和乳头颜色更暗，不过体重没有增加太多，体形也不会变化很大。

This week...

睡眠质量严重下降：保持睡前放松练习，将室内温度调舒适，不必过分在意睡姿等，保证好的睡眠。

第十周

胎宝宝身体的基本结构已经形成。

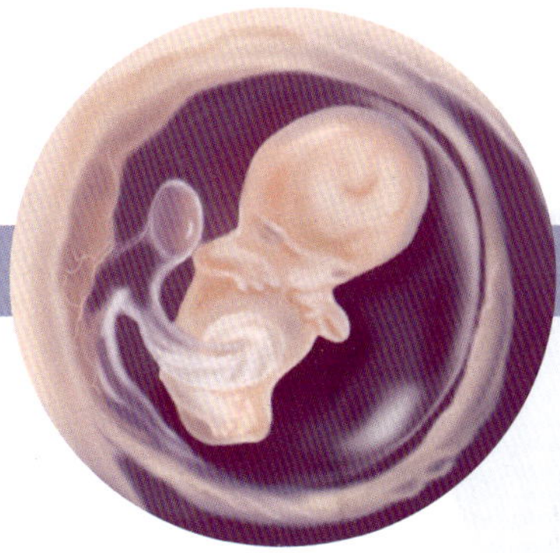

胎宝宝

大脑发育迅速，心脏也完全发育好了，神经系统开始有反应。外生殖器开始显现，但尚分辨不了性别。

孕妈妈

身体开始变形了，体重快速增加，腰更粗了，胸更大了。乳头上可能会长出白色的小微粒，这些微粒内含有白色的润滑剂，提早为母乳喂养做准备呢。

This week...

情绪起起伏伏：受孕激素的影响，这个阶段孕妈妈情绪变化会很剧烈，要调整心情，让自己有一个愉快的孕期。

第十一周

胎宝宝的重要器官都已经发育完全。

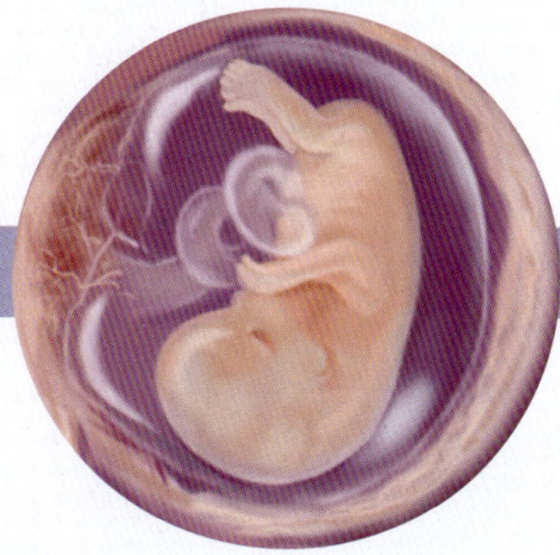

胎宝宝

度过了发育的关键期，药物影响、受感染或患有各种先天性畸形的概率降低了。眼睛的虹膜开始发育，心脏开始供血，脐带和胎盘开始进行血液交换。

孕妈妈

腰身已经开始变粗，已经有一点孕妇的模样了，乳房会更加膨胀，乳头和乳晕的色素加深，阴道仍有乳白色的分泌物。

This week...

注意护理皮肤：在这周你可能会发现在腹部有一条深色的竖线，这是妊娠纹，也许面部也会出现褐色的斑块。

第十二周

胎宝宝开始有了自己的小模样了。

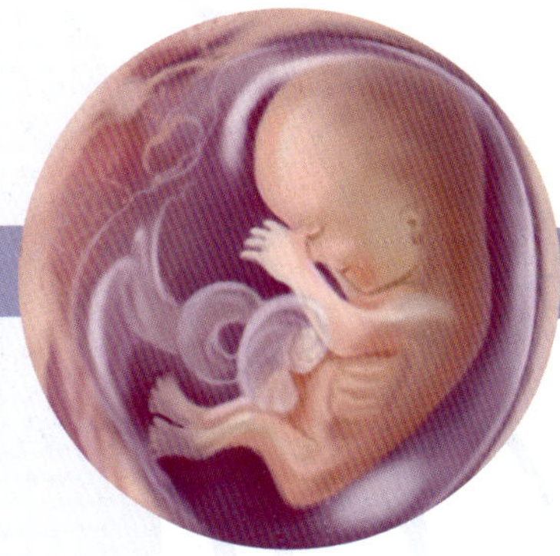

胎宝宝

生殖器官开始呈现出性别特征，垂体产生激素，肝脏开始分泌胆汁，甲状腺和胰岛腺已完全形成。

孕妈妈

乳房会更加膨胀，内衣的尺寸也要比平常大一号。同时臀部正在变宽，如果你白天基本上都是坐着，你会觉得尾骨有些疼痛。

This week...

体温略高：怀孕后身体代谢加快，所以这时候你的基础体温比平时要高些，你可不要以为自己是感冒了，更不能胡乱吃药，否则可能会对胎宝宝造成伤害。只要不超过37.5℃，就属于正常现象。

第十三周 胎宝宝能感受到声音。

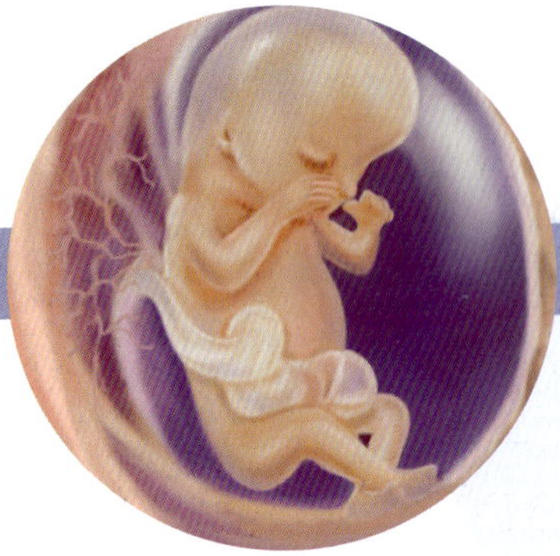

胎宝宝

如果只看外表，现在的胎宝宝已经完全是个“小小人儿”了，只是还有一些细节有待发育。虽然他的耳朵还没有发育完全，但是他已经能够聆听声音了，所谓的聆听，就是感受，如果皮肤有了震动，他就会产生反应。

孕妈妈

腹部开始隆起，臀部也变得更加宽大，已经开始“显怀”了。另外你的腰部、腿部肌肉增加且结实有力，这些部位的脂肪也在增厚。

This week...

添置孕妇装：需要购买号码大的内衣和外套了，千万不要再穿小一号的衣服，尤其是裤装。

第十四周 胎宝宝开始了吸气和呼气的练习，这是在为子宫外的生活打基础。

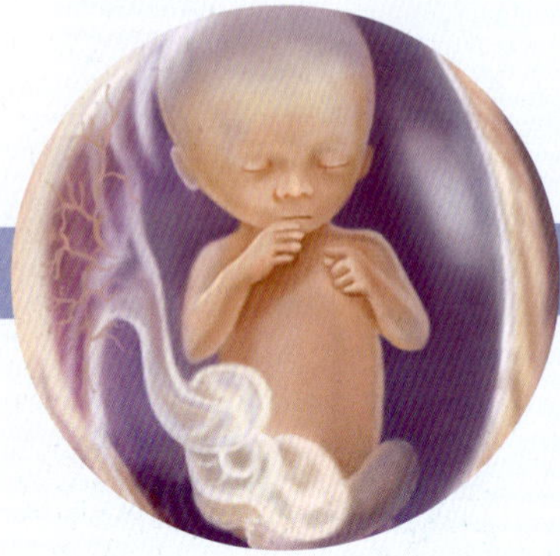

胎宝宝

现在已经能动手动脚、弯曲、伸展手和脚的各个关节了。头发也开始生长了，神经系统的作用也开始发挥。

孕妈妈

子宫增大，腹部隆起，乳头已经可以挤出一些乳汁了；阴道分泌的“白带”增多，它是阴道和宫颈的分泌物，含有乳酸杆菌、阴道脱落上皮细胞和白细胞等，是正常现象。

This week...

舒服的时光别大意：孕早期的疲劳、恶心以及尿频都已经减少，但也别太大意，生活起居、饮食都要格外小心。

第十五周 胎宝宝能通过羊水的震动感受到声音，听到妈妈的心跳。

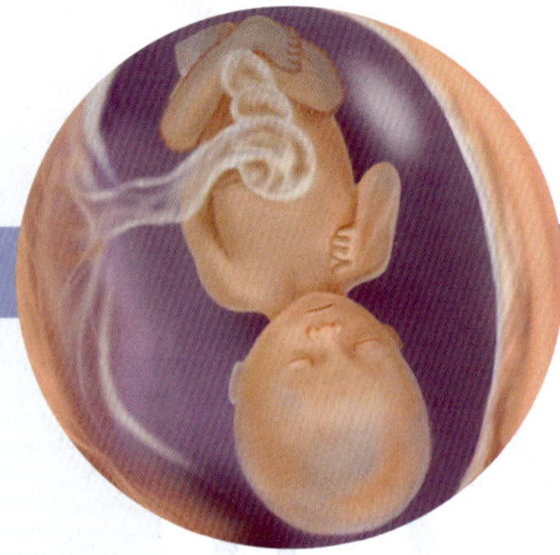

胎宝宝

胎毛已经布满了他的全身，并辅助他调节体温。眉毛也和头发一样在零星地生长，听觉器官还在发育之中，暂时他还听不懂话语的含义。

孕妈妈

骨盆已经装不下胎宝宝啦，他会随着子宫一起逃出来，你的肚脐下会有明显的凸痕，肚脐下方 7.6~10 厘米的位置你会摸到胎宝宝的小房子。

This week...

尿频：现在孕妈妈晚上可能开始起来小便了，而且很频繁，这是因为胎宝宝代谢物增多，肾脏产生了负担。这时千万别不敢喝水，补充水分非常重要。

第十六周

男宝宝女宝宝可以看出来了。

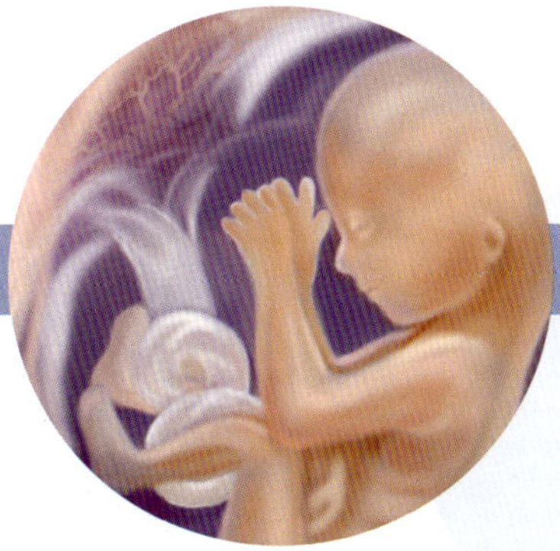

胎宝宝

胳膊和腿已经长成，关节能灵活活动，骨头也硬化，呈现出暗红色。神经系统已经能指挥他协调运动了，但这些激烈的活动孕妈妈可能现在还感觉不到，因为羊水缓冲了他的动作。

孕妈妈

子宫已经约 250 克了，羊水也继续增加，约有 250 毫升。血量和羊水的增加、胎盘和胎宝宝的支撑系统以及变大的胸部使体重大大增加。

This week...

爱出汗勤洗澡：孕妈妈皮肤内血流增加，所以你常会感到发热，会爱出汗，可以每天洗 2 次温水澡，既保证卫生又可及时排汗。

第十七周

胎宝宝对外界的声音做出反应，孕妈妈能感觉到胎动了。

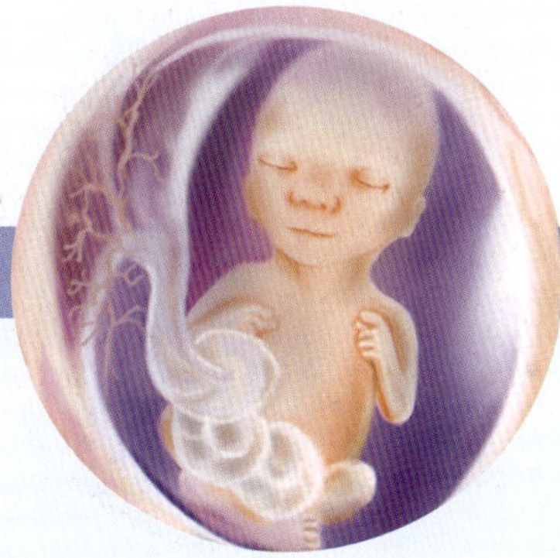

胎宝宝

骨骼开始变硬，循环系统和尿道完全进入正常的工作状态。皮肤依然很薄，开始长脂肪，褐色脂肪正在沉淀，这些脂肪将会帮助他保持体温，促进新陈代谢。

孕妈妈

小腹看起来更加突出，在肚脐和耻骨之间触摸的时候，你能够感觉到有一团硬东西，这就是子宫的上部。

This week...

听到他的心跳：借助听诊器听到胎宝宝强有力的心跳，这说明他很健康，从此就可以通过听胎心音来确定他的健康状况。

第十八周

胎宝宝进入了活跃期，翻滚、跳跃、拳打脚踢无所不能。

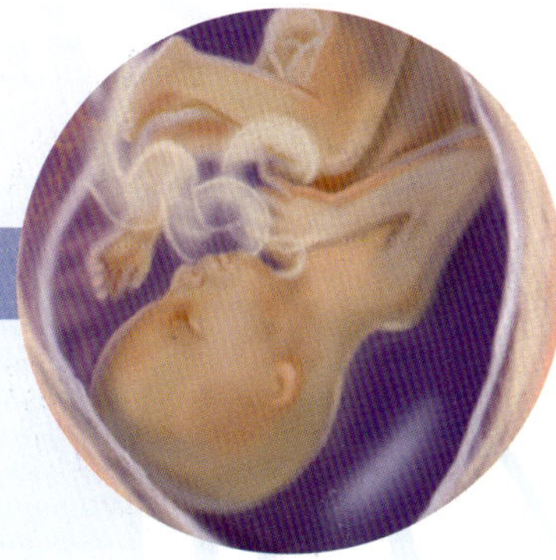

胎宝宝

听力系统的关键部分——大脑与耳朵信号的连接已经形成。男宝宝和女宝宝的外生殖器更加明显，要是男宝宝，开始形成前列腺。

孕妈妈

腹部原本平行连接的左右两束腹直肌逐渐分离，分别向身体两侧伸长，以容纳不断增大的子宫。

This week...

感受胎动：如果是第一次怀孕，可能会在 18~20 周时第一次感觉到胎动，而再次怀孕的孕妈妈有可能在 15~18 周时，就能感觉到了。此时胎动表现为：动作幅度很小、力量较弱，胎动不十分明显。

第十九周

胎宝宝的胃肠已经开始工作，分泌胃液、吸收羊水。

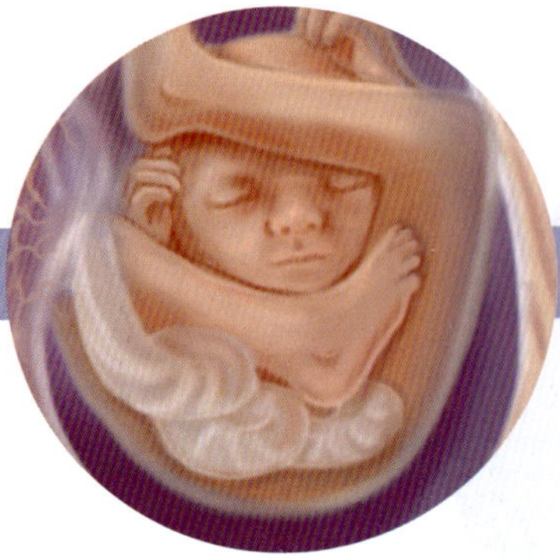

胎宝宝

皮肤分泌出一种具有防水作用的胎儿皮脂，以保护他长时间浸泡在羊水中的皮肤。还产生了一种叫作髓鞘的物质，可以保护他身体内的所有神经。

孕妈妈

子宫逐渐增大，子宫底部已经膨胀到了肚脐下方 2 厘米的位置，你可以很容易在肚脐下面摸到自己的子宫。

This week...

注意乳房的保养：乳晕和乳头的颜色加深了，而且乳房越来越大，乳腺也发达起来，这是在为哺育宝宝做准备。现在你应该注意乳头和乳房的保养。

第二十周

胎宝宝感觉器官发育的重要时期。

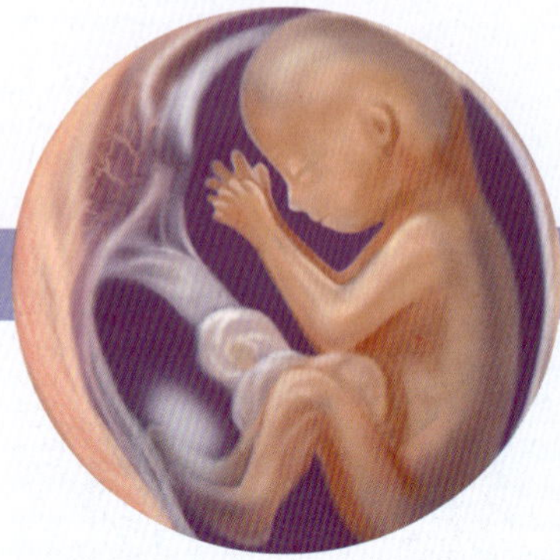

胎宝宝

视网膜形成了，眼睛很活跃，会对光线做出反应；味蕾正在形成，会间接使孕妈妈的饮食口味发生改变。吞咽羊水后，他开始在羊水里尿尿了。

孕妈妈

子宫顶部已经和你的肚脐差不多平行了。水肿会在下午和晚上加重，晨起减轻。

This week...

可以外出旅行：对很多孕妈妈来说，现在这个阶段是最轻松、最有精力的时期。没有早孕反应的困扰，身体也还不算笨重，这段时间是孕期旅游的最佳时段。

第二十一周

胎宝宝的胎动次数大增，逐步有感觉、有意识、有反应。

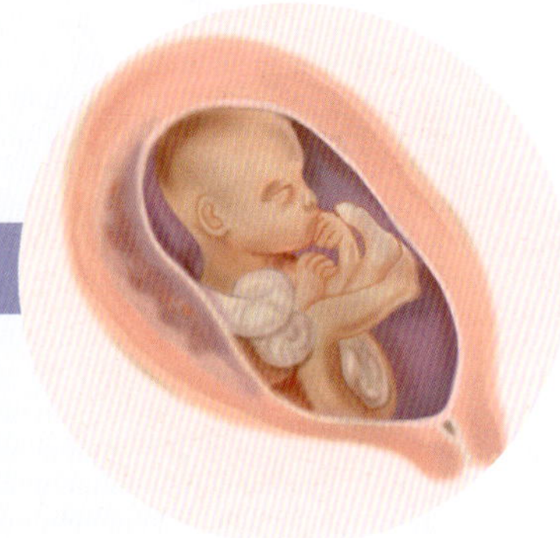

胎宝宝

牙床下坚固组织中已出现犬齿和臼齿；他开始用胸部做呼吸运动了；如果听到的声音非常大，他会从睡梦中醒来；如听到喜欢的音乐，也会做出反应。

孕妈妈

已经分不出哪里是腰哪里是肚子了，由于身体的重心发生了变化，突出的腹部使重心前移，为了保持平衡，你不得不挺起肚子走路。

This week...

走路开始气喘吁吁：日益增大的子宫还会压迫孕妈妈的肺部，这时孕妈妈经常会觉得呼吸变得急促起来，那就走走歇歇吧。

第二十二周

胎宝宝体重大幅度地增加，清醒时间越来越长。

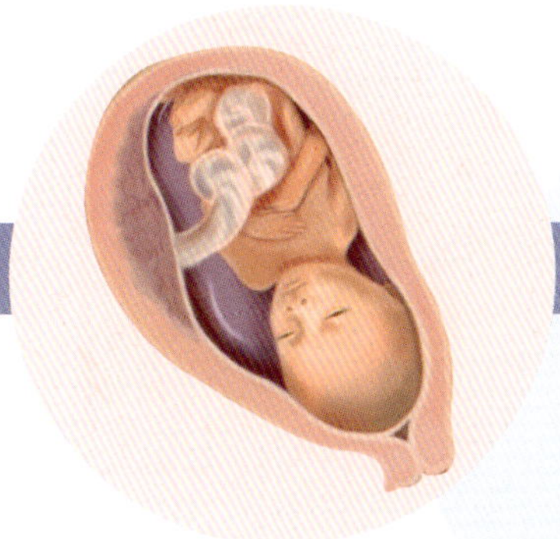

胎宝宝

眉毛和眼睑已经清晰可辨，乳牙开始发育，恒牙的牙胚开始发育；皮下脂肪尚未产生，皮肤依然是皱巴巴的，脸上布满了纤细柔软的胎毛。

孕妈妈

身体会越来越重，体重飞速增加，差不多一个星期长 0.25 千克。

This week...

腹部剧痛：如果你走得快了些，腹部有可能会忽然感到一阵剧痛，这是子宫肌肉伸缩引起的，是这个阶段常见的症状，以后慢慢会有所好转，建议你暂且把行动节拍稍稍放慢。

第二十三周

胎宝宝的肺部组织和血管开始发育。

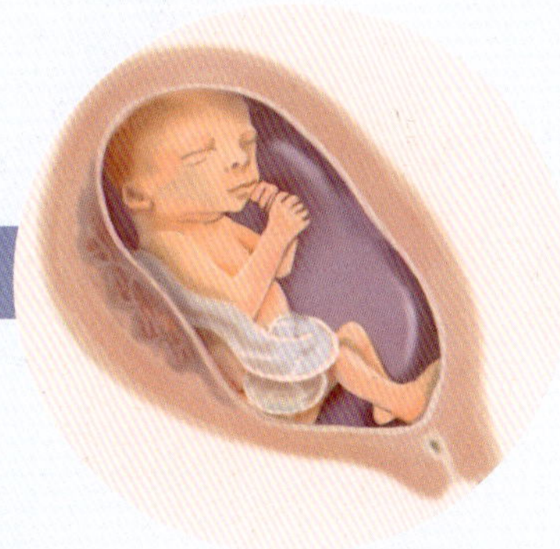

胎宝宝

骨骼、肌肉已经长成，更接近于出生时的状态了；肺部组织和血管正在发育；视网膜也已形成，具备了微弱的视觉，会对外界光源做出反应。

孕妈妈

乳房、腹部的妊娠纹会增多，甚至大腿上也出现了淡红色的纹络，不必担心，这些都会在分娩后慢慢消失的。

This week...

多与胎宝宝交流：现在的胎宝宝听觉敏锐，已经能分辨出子宫内和外界的声音，此时是培养亲子感情的最佳时期，一定要多和胎宝宝说话，准爸爸也要加入呦。

第二十四周

胎宝宝的身体比例越来越匀称。

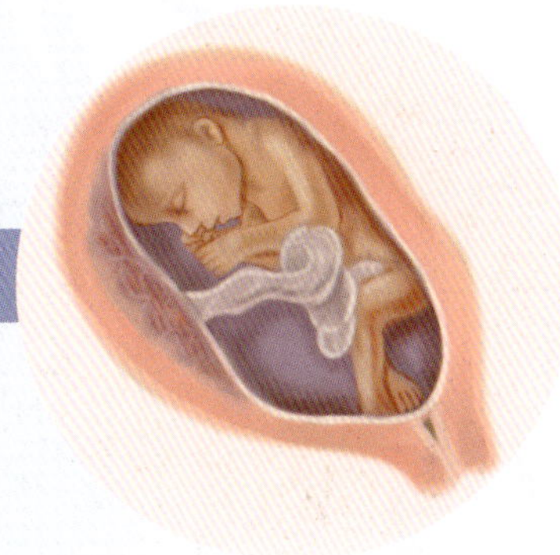

胎宝宝

看起来还比较瘦，但身体的比例开始变得更加匀称；对外界的声音更加敏感，听到声音会用自己的方式来回应；现在依然在不停地吞吐羊水以练习呼吸，气管也已经形成。

孕妈妈

由于子宫增大、加重，体态渐渐会发生慢慢变化，脊椎向后仰、身体重心向前移。

This week...

准备弹力袜：你可能会发现腿上出现了“青丝”，这是静脉曲张的症状，可以准备一双低压的、符合自己腿型的弹力袜，每天穿几个小时。

第二十五周 胎宝宝的大脑神经发育的高峰期。

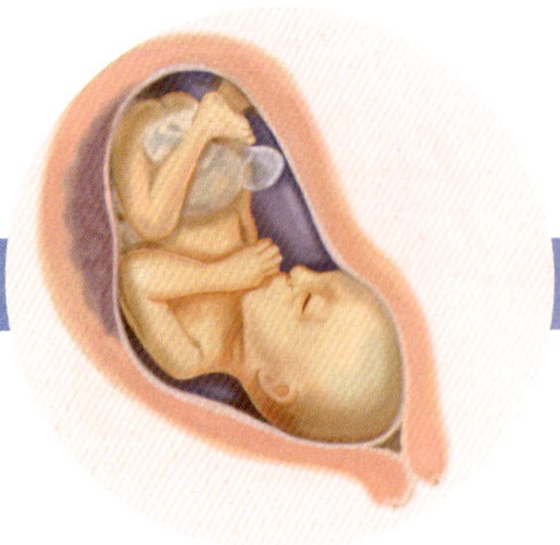

胎宝宝

皮肤比上周舒展很多，也变得饱满了；味蕾正在形成，可以品尝到味道了；大脑神经发育又一次进入了高峰期，大脑细胞迅速增殖分化，体积增大。

孕妈妈

腹部越来越沉重，腰腿痛因而更加明显。另外随着腹部的不断增大，肚子上、乳房上会出现一些暗红色的妊娠纹，脸上的妊娠斑也明显起来。

This week...

不要偏食：胎宝宝舌头上的味蕾正在形成，所以小家伙这时就能通过你尝到食物的味道了，所以孕妈妈不要偏食和挑食哟。

第二十六周 胎宝宝的听力和视力发育取得了“里程碑”式的进展。

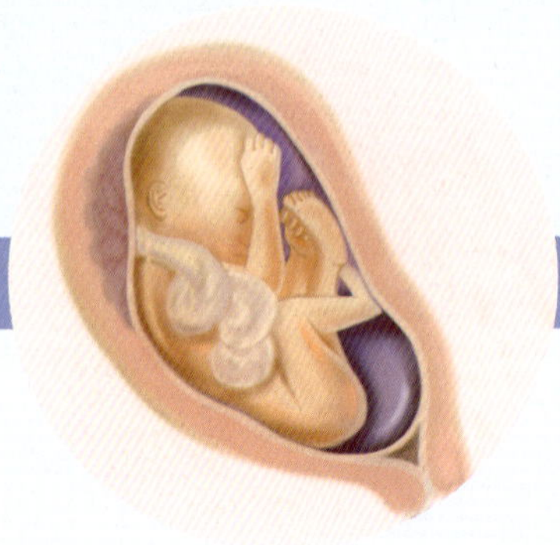

胎宝宝

听力系统，包括外耳感觉末端感受器和大脑神经连接，已经完全形成，对声音更加敏感；可以睁开眼睛，视觉神经开始工作。

孕妈妈

身体重心移到了腹部下方，可能会出现腰酸腹痛、腿发麻等症状，坐下起身不灵活也很常见。

This week...

玩玩光照游戏：当孕妈妈用手电筒照腹部时，胎宝宝会把头转向光亮的地方，所以可以和他玩玩光照游戏，但时间要控制在 2 分钟之内。

第二十七周 胎宝宝越来越胖，可爱极了。

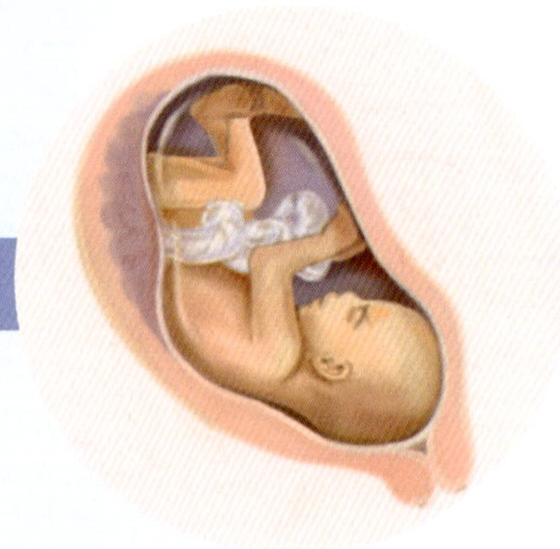

胎宝宝

大脑活动异常活跃，大脑皮层表面开始出现沟回，脑组织也快速增长；头上已经长出了短短的胎发；眼睛已经可以睁开和闭合了；睡眠也变得非常规律。

孕妈妈

由于身体负荷继续加重，乳房胀痛、后背和腿部的疼痛感会变得更强烈。

This week...

日常生活有些不便：现在孕妈妈很难看到自己的脚，洗脚、系鞋带也都开始成为难题，准爸爸一定要时刻关注，积极提供帮助。

第二十八周 胎宝宝的脂肪层继续积累。

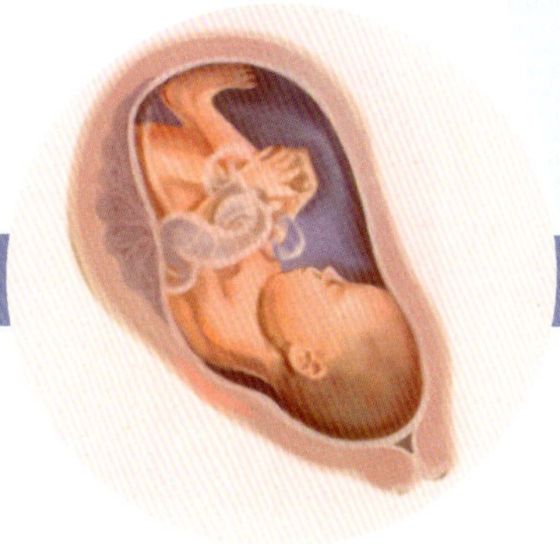

胎宝宝

体内脂肪可能会占到他体重的2%~3%；他几乎充满了整个子宫，因为空间有限，活动次数变少了；睫毛已经完全长出来了。他努力地练习呼吸运动，但他的肺叶还没有发育完全。

孕妈妈

腹部向前倾得更加厉害，身体重心已经移到腹部下方，只要身体稍微失去平衡，就会感到腰酸背痛或腿痛。

This week...

睡姿有讲究：因为腹部变得更加沉重，休息时如果孕妈妈平躺会感觉喘不过气，所以最好采用侧卧睡姿。

第二十九周 胎宝宝对光线、声音、味道更敏感了。

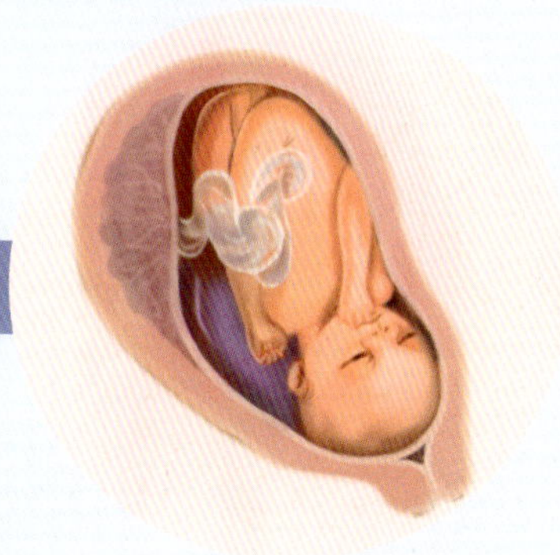

胎宝宝

胎宝宝的大脑和内脏器官继续发育中，因为脑的沟回增多，神经细胞之间的联系使得脑的作用加强了，还能控制呼吸和体温。对光线、声音和味道的感觉更强了。虽然他爱运动，但日益增大的身体已经限制了他在子宫内的活动范围。

孕妈妈

有时可能会觉得肚子偶尔一阵阵地发硬发紧，不要太担心，这是假宫缩，是这个阶段的正常现象。

This week...

喜欢爸爸妈妈的声音：胎宝宝现在最喜欢的就是你们的声音，如果你们和他对话，他会以胎动来回应。

第三十周 胎宝宝喜欢头朝下的姿势。

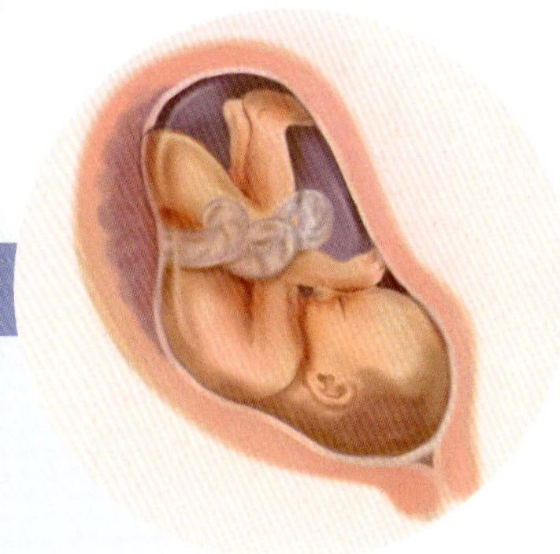

胎宝宝

眼睛能够睁合，骨髓开始造血，脚趾也在生长，头发越来越密；大脑和肺继续发育。

孕妈妈

会感到呼吸困难、胃部不适，吃不下太多的东西，而且还可能出现烧心和打嗝的情况。因为子宫上升到了肚脐和胸口之间的横膈膜。

This week...

少吃多餐：吃下食物后总是觉得胃里不舒服，因此也影响了食欲，孕妈妈这时最好少吃多餐，以减轻胃部的不适。

第三十一周

胎宝宝的身高增长变缓，而体重快速增加。

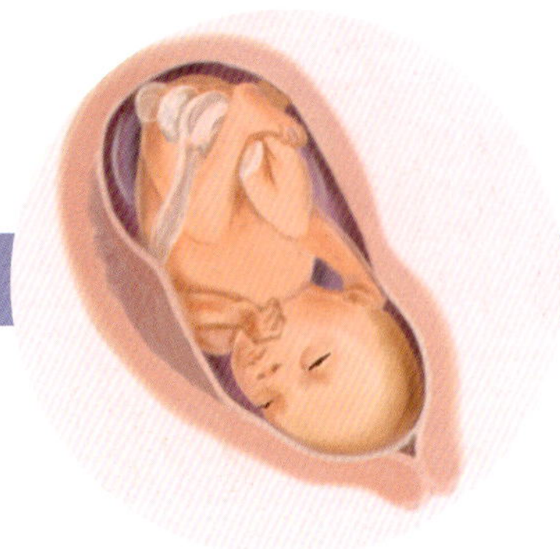

胎宝宝

由于大脑和神经系统的发育，胎宝宝控制肌肉、四肢的活动更加熟练，能够把头从一侧转向另一侧。各个器官继续发育完善。

孕妈妈

每周体重增长 0.5 千克是很正常的，因为胎宝宝在出生前最后的生长阶段需要大量的营养。肚脐周围、下腹及外阴部的颜色越来越深。

This week...

放轻松别乱想：要注意休息，尽量避免长时间站立或者走太远的路，重要的是思想上要放轻松，不要胡思乱想。

第三十二周

胎宝宝的肺和肠胃功能接近成熟。

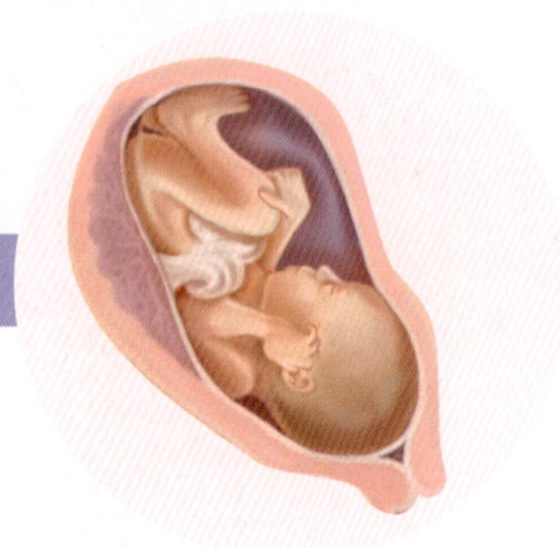

胎宝宝

胎宝宝的内脏器官已经发育成熟，脚趾甲和头发也长得差不多了。最重要的是，他的五种感觉器官已经完全发育好并开始运转了。

孕妈妈

感到下背痛或臀部及大腿部的疼痛，这是由于这个时期腹部肌肉受到拉伸，激素让你的韧带变得更加松弛，增大的子宫甚至还会压迫到一些神经。

This week...

胎教还得继续：胎教还是很重要的哦，多听听音乐，多和他聊天，可以促进胎宝宝大脑的发育。

第三十三周

胎宝宝的呼吸系统、消化系统发育已近成熟。

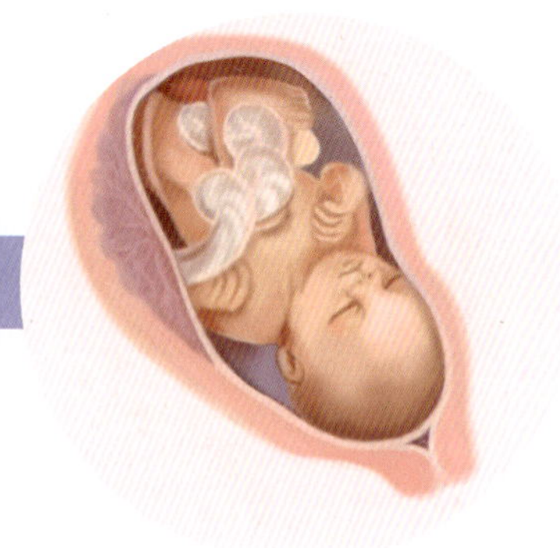

胎宝宝

大多数胎宝宝都是头下臀上的正胎位了，而且在接下来的 6 周里，他的头会下降至骨盆，为分娩做好准备。他的头骨没有闭合，还非常软，这种生理特点有助于分娩。

孕妈妈

胎宝宝头部下降，压迫膀胱，尿意频繁。由于关节和韧带逐渐松弛，你可能感到手指和脚趾的关节胀痛，腰痛也会更加严重。

This week...

记录胎动：因为胎宝宝的迅速增长，子宫内已经没有多少活动空间了，这时需要每天数胎动的次数。

第三十四周

胎宝宝大多数时间都会沉睡。

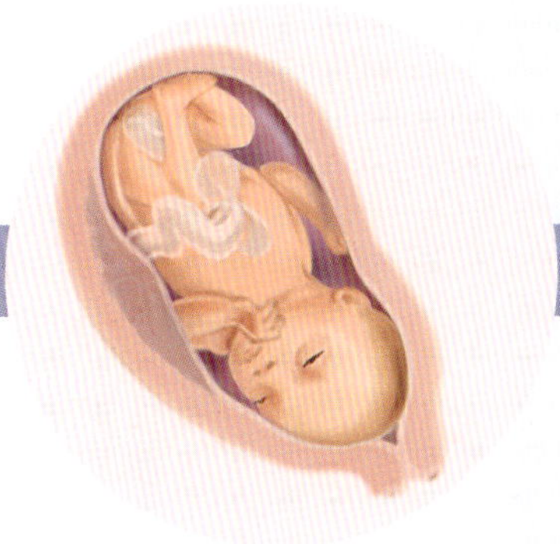

胎宝宝

运动起来更加困难，甚至已经不能漂浮在羊水中了。他的免疫系统正在发育，为抵抗轻微的感染做准备。

孕妈妈

由于胎宝宝下降，会觉得呼吸顺畅了很多，食欲也增加了不少，但脚、脸、手肿得更明显，特别是脚踝部肿得很高。

This week...

纠正胎位：大多数胎宝宝基本上是头朝下的姿势，如果胎位不正，可以在此时期纠正，但一定要在专业医生的指导下进行。

第三十五周

胎宝宝基本发育完全，胎动变少。

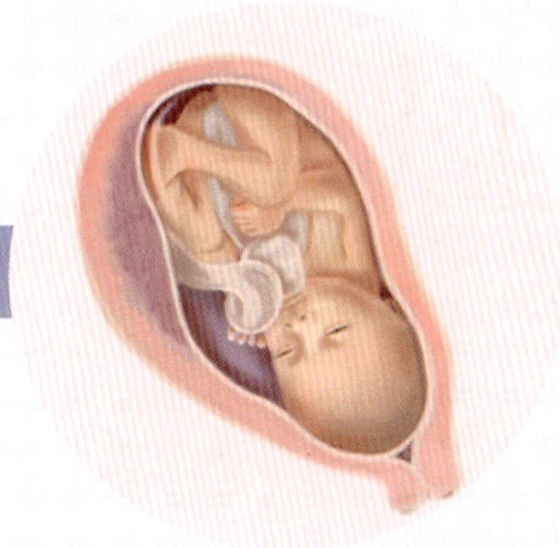

胎宝宝

这时胎宝宝的肺、中枢神经系统、消化系统都基本上发育成熟，头发到脚趾甲的发育基本完成，肾脏、肝脏已经工作了一段时间，但他的神经系统和免疫系统仍在持续发育。

孕妈妈

子宫壁和腹壁变得很薄，可以在胎宝宝活动时看到宝宝手脚、肘部在腹部突显的样子。

This week...

作息规律：胎宝宝的作息规律与你的一样，到了晚上会休息，有光亮的时候会活动，所以你一定要有良好的生活习惯，不熬夜，宝宝出生后才不容易睡颠倒。

第三十六周

胎宝宝的胎脂开始脱落，皮肤变得细腻柔软。

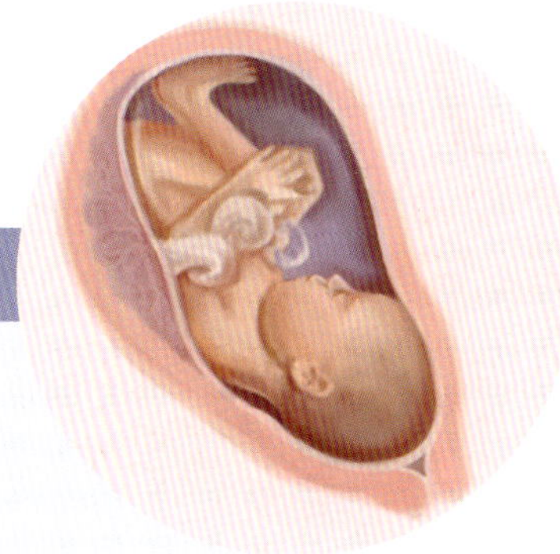

胎宝宝

覆盖着全身的绒毛和胎脂开始脱落，皮肤更加细腻柔软；肺部已经完全成熟，但还不能靠自己的力量呼吸。

孕妈妈

肚脐已变得又大又突出，行动越来越不方便，甚至时时会有宝宝要出来的感觉，这些都是正常现象，不必担心。

This week...

控制体重：医生已经可以通过 B 超或触诊估计出胎宝宝的体重，但这并不是最后结果，最后 4 周内胎宝宝体重可能还会增加不少，要控制体重。

第三十七周

胎宝宝已经可以称作是足月儿了。

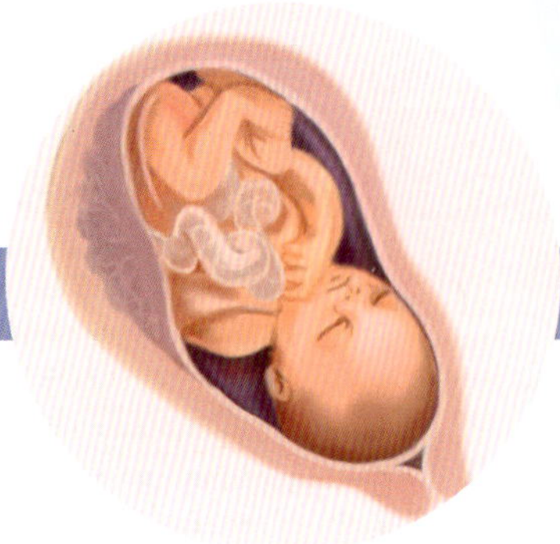

胎宝宝

本周胎宝宝的肺和其他呼吸器官都已经发育成熟，头发也变得更加浓密。胎宝宝的免疫系统继续发育。

孕妈妈

感觉下腹部的压力越来越大，突出的肚子逐渐下坠，这就是通常所说的胎儿开始入盆，即胎头降入骨盆，是在为分娩做准备。

This week...

准备待产包：列好清单，和准爸爸准备好你住院分娩及宝宝出生后所需要的东西。

第三十八周

胎宝宝的胎头在骨盆腔内摇摆。

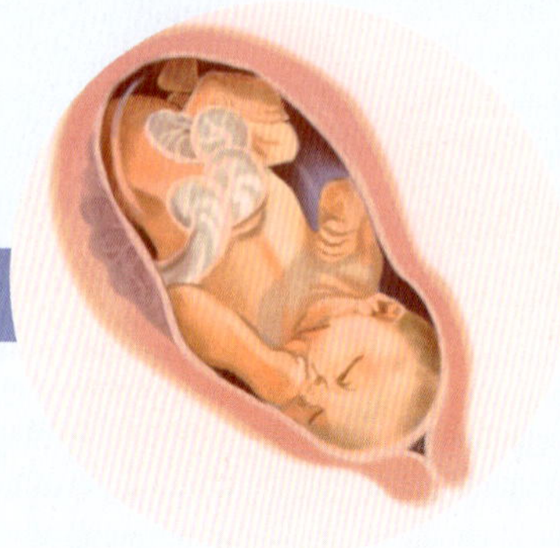

胎宝宝

各器官进一步发育成熟，一种黑绿色物质聚集在胎宝宝的肠道内，出生后将在宝宝第一次大便中排出，这就是胎便。

孕妈妈

本周开始你会感到上腹部的闷胀有所缓解，食欲变得逐渐好起来。在分娩时真正的子宫收缩之前，会经历假阵痛收缩。

This week...

与医生讨论分娩方式：此时如果胎位不正，要考虑剖宫产。不要因为害怕疼痛，明明有良好的条件进行顺产，而选择剖宫产。

第三十九周

胎宝宝变得更安静，胎头已固定在骨盆中了。

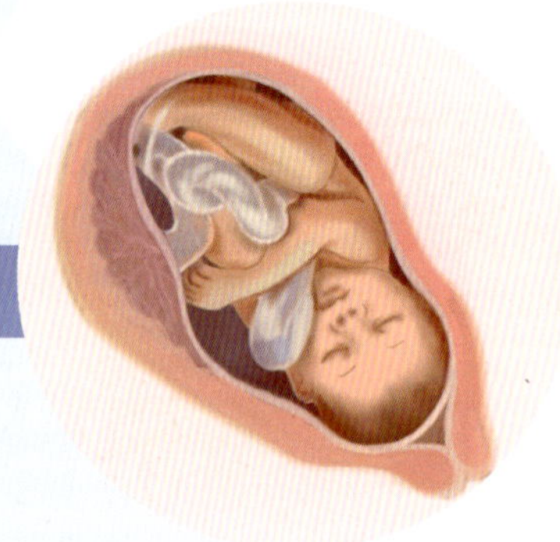

胎宝宝

身上的胎脂逐渐脱落，胎宝宝皮肤变得更加光滑；胎宝宝的胎动越来越少；肺部虽已发育成熟，但还没有开始真正的呼吸，在胎宝宝出生后，肺才能建立正常的呼吸方式。

孕妈妈

胎头部已固定在骨盆中，他更多地将会向下运动，压迫你的子宫颈。

This week...

心情紧张可以理解：通过各种方式熟悉产程，了解每一个阶段的身体变化，做到心中有数，做好充分的思想准备。

第四十周 胎宝宝随时都有出生的可能。

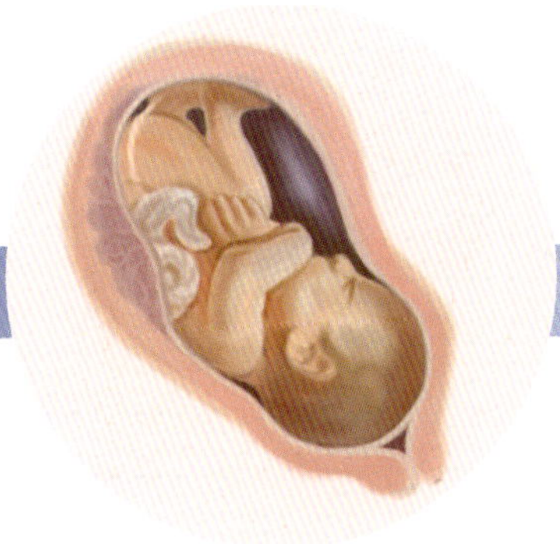

胎宝宝

已经具备了七十多种不同的反射能力，内脏和神经系统功能已经健全，胸部会变得更凸出，由于肝在血红细胞生产中的特殊作用，他的肝脏会自然变大。

孕妈妈

原来的羊水是清澈透明的，现在由于胎宝宝身体表面绒毛和胎脂的脱落，及其他分泌物的产生，羊水变得有些混浊，呈乳白色。

This week...

预产期只是预估：对于这周还没有“动静”的胎宝宝，孕妈妈也不要太着急。据统计，真正能准确地在预产期出生的婴儿只有 5% 左右。

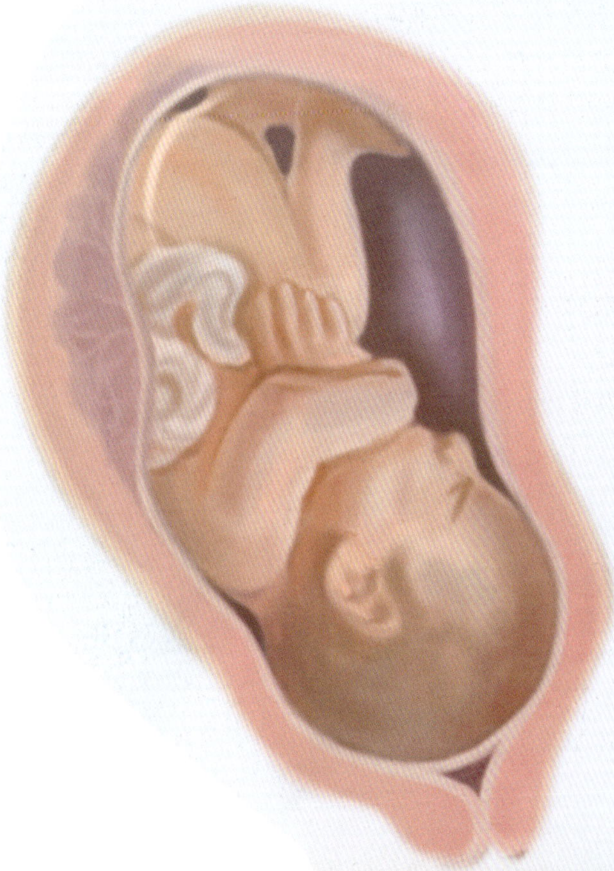

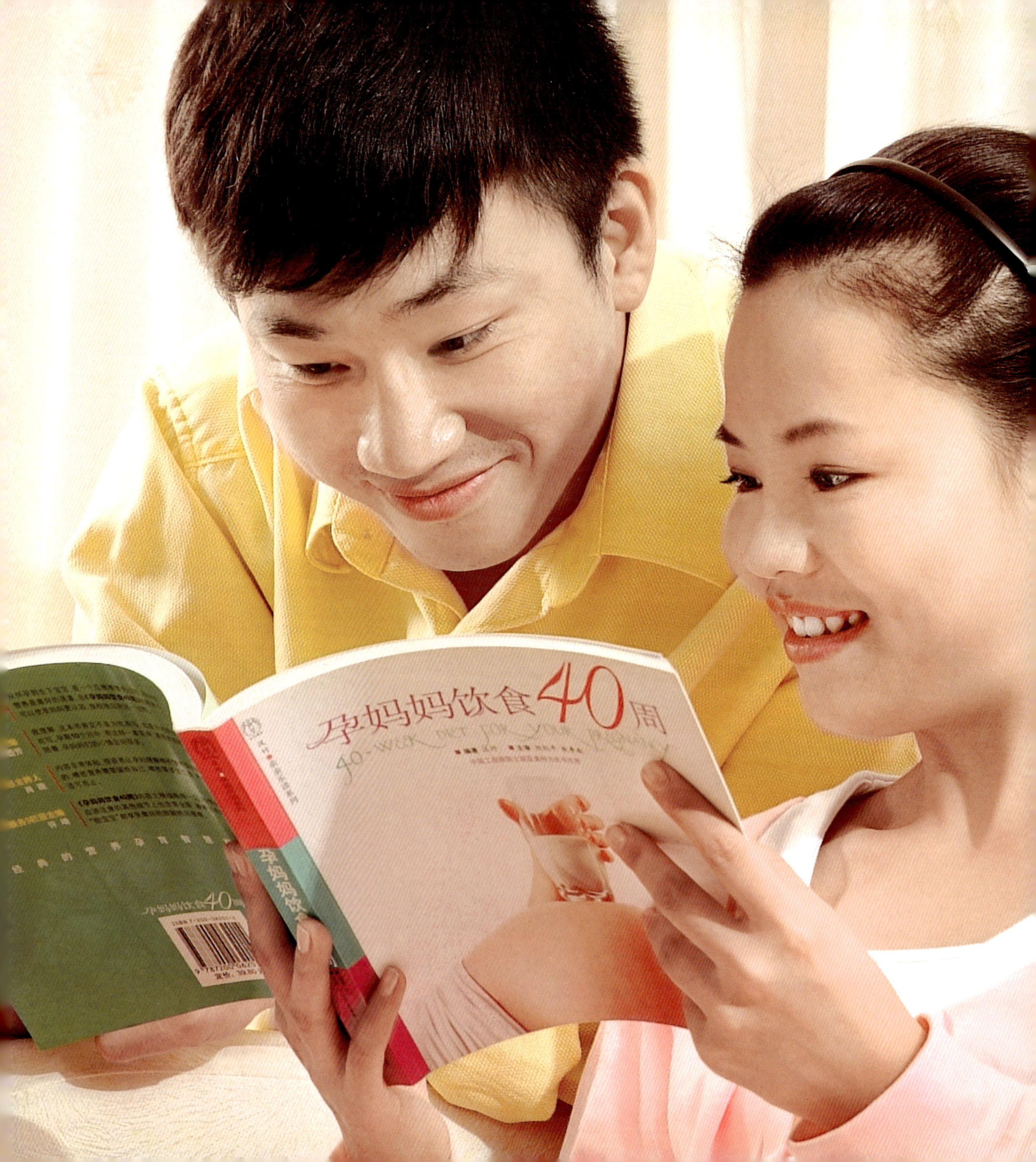
孕妈妈饮食40周
40-WEEK DIET FOR YOUR PREGNANCY

第二章

孕早期

孕早期是指怀孕的前三个月，是胚胎着床发育的重要时期，胚胎在此时会急剧改变、发展。约有半数女性在停经6周左右出现畏寒、头晕、乏力、嗜睡、食欲缺乏、厌恶油腻、恶心、晨起呕吐等症状，在孕期里是相对比较辛苦的阶段。

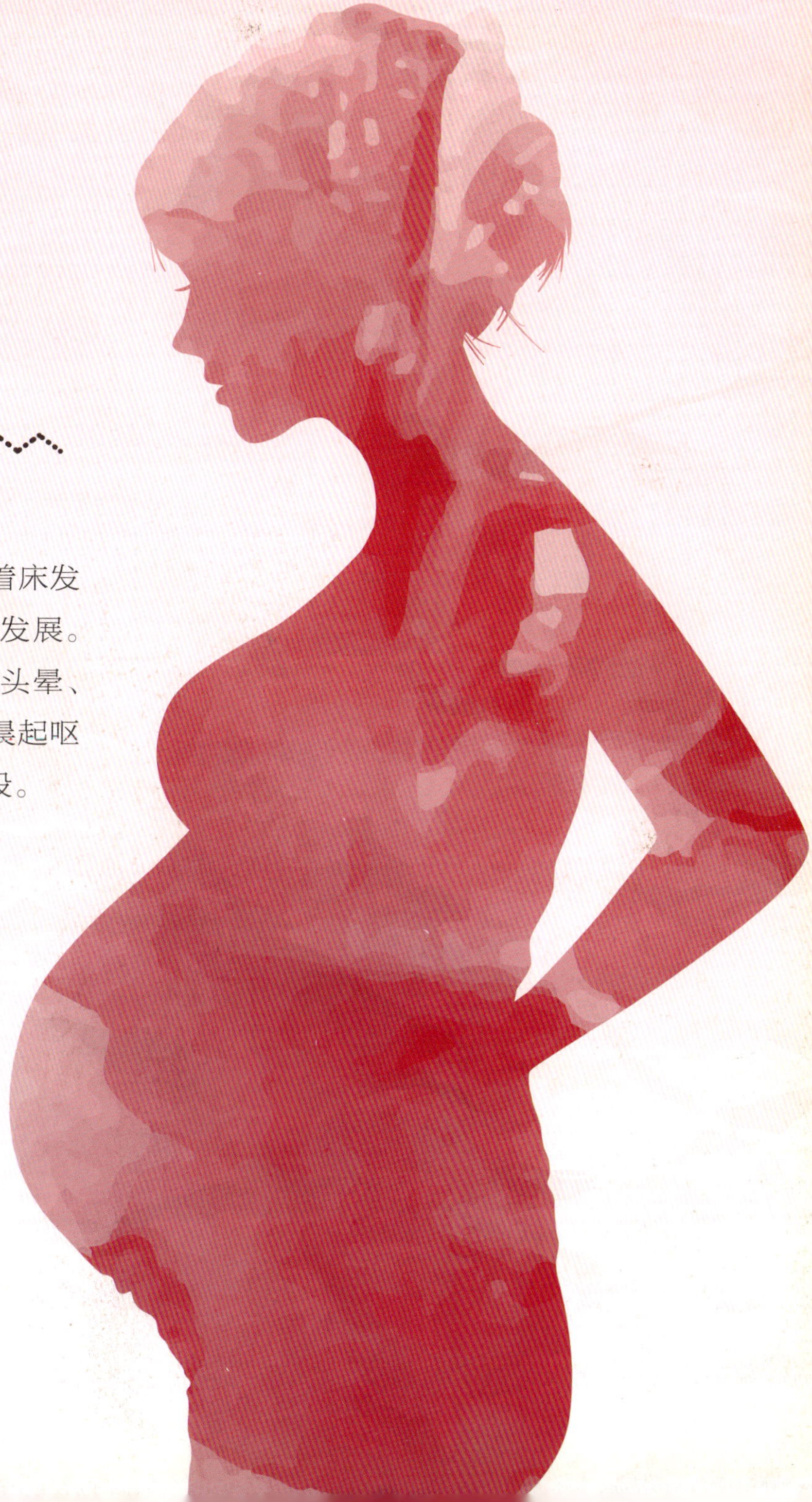

孕 1 月

本月大事记

补充叶酸

整个孕期对叶酸的需求量是怀孕前的 1.5~2 倍，每天应服用叶酸 400 微克，可大大降低胎宝宝神经管畸形的发生率，预防新生儿出生缺陷。从怀孕前 3 个月到怀孕后 3 个月都应该补充叶酸。

计算排卵日

女性 1 个月只排一次卵，一般情况下是在下次月经前的 14 天左右的一两天内。通常会在这几天有小腹坠痛及乳房胀痛感，而且阴道变得越来越湿润，分泌物不但增多，而且像鸡蛋清一样清澈、透明。

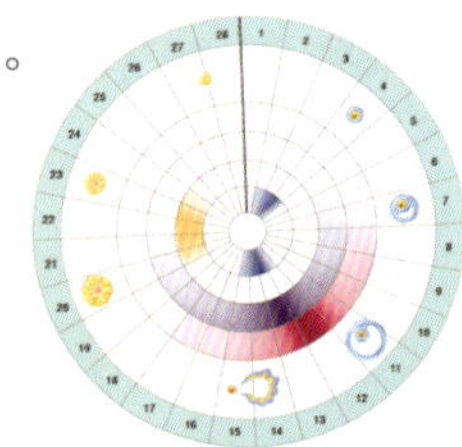

准爸爸的行动力

锌、硒等参与男性睾丸酮的合成和运载的活动，同时帮助提高精子活力以及促进受精等生殖生理活动。锌可以调节免疫系统的功能，改善精子的活动能力。含锌较高的食物有贝壳类、动物内脏、胚芽、芝麻等；含硒较高的食物有海带、墨鱼、虾、紫菜等。

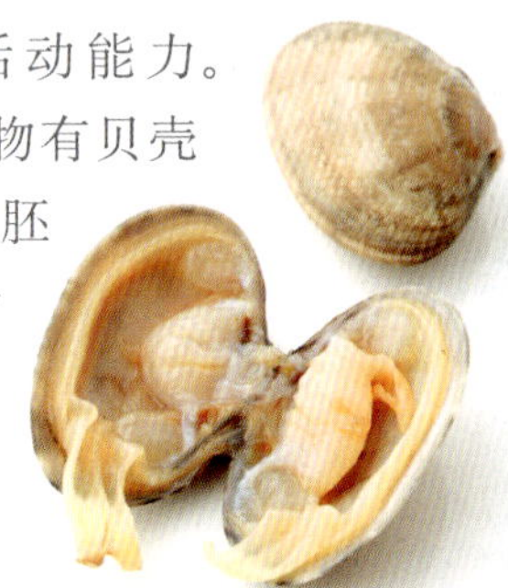

胎宝宝还是受精卵，长约 0.2 毫米，被叫作“胚芽”或“胚胎”。孕妈妈外形上并没有太大变化，子宫、乳房大小形态还看不出有什么变化，孕 4 周时子宫约有鸡蛋那么大。

0.2 毫米

孕 1 月，胎宝宝像一颗小小的苹果子。

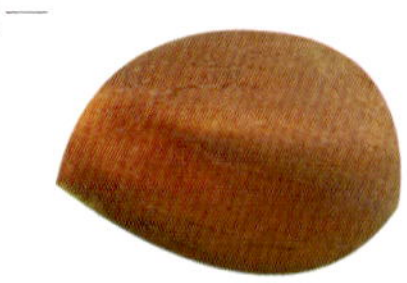

孕2周

成熟的卵子从卵泡中排出

避开受孕不利因素

* 避开身体劳累：新婚、旅游、长时间紧张工作，如此疲劳对怀孕均无益处。

* 避开不良心情：不要在情绪压抑时受孕，双方一旦处于焦虑抑郁的精神状态，会影响精子或卵子的质量。

* 避开某些药物：夫妇任何一方如长期服药的话，不要急于怀孕。

* 避开香烟和酒：如果丈夫抽烟，妻子也会间接吸入二手烟，对于胎宝宝的发育十分有害。

* 避开 X 光检查：医用 X 线的照射能杀伤人体内的生殖细胞，孕前 3 个月应避免接受 X 线透视。

* 避开早产、流产半年：由于宫内环境不良，对胎宝宝十分不利，也不便于女性身体特别是子宫的恢复。

除了生理上，更大的变化是心理上，你可能会担心孕前做过一些会伤害宝宝的事情，别紧张，一般情况下，如果受精卵不健康，就不会着床。

这个月，❤应该这样做：

- 了解双方家族病史，如有异常要认真记录。
- 晚餐尽量在家吃，食材要新鲜应季，鱼类、五谷杂粮类、绿叶蔬菜都要有。
- 孕妈准爸放轻松，营造浪漫的家庭氛围。
- 性生活之后女性可以在臀下垫个枕头，增加受孕的概率。
- 如果是二胎孕妈妈，跟大宝提前做沟通，让全家人心理上都有所准备。
- 怀孕时间在医学上通常是以最后一次月经来的第一天算起的，预产期也是从这天开始算的，共 280 天。记录末次月经时间，为医生推测准确的预产期、修正孕期 B 超监测数值和结果意义很大。
- 研究表明，运动不仅可以保持健康，还是有效的减压方式。准爸爸每天运动 30 分钟，并调整工作时间，不熬夜不加班，不长时间打游戏，都能增强精子活力。

第 1 周

创造良好的受孕环境

调整好身体的内环境与生活的外环境。内环境是指保持健康的身体和心态，严禁烟酒，以防精子和卵子畸形。在此期间绝对不可以接触有毒物质，如麻醉剂、农药、铅、汞、镉等，不要照射 X 光，也不要接触放射性物质。此阶段要保持身体轻松，不做高强度运动，防止过度疲劳。

外环境是指生活居室要保持清新爽洁，家庭环境布置得浪漫温馨，生活氛围和谐愉快。良好的居住生活环境可以让生活在其中的人心情愉快而轻松，从而达到调节身心的目的。

要注意的生活细节

生活居室要保持干净整洁，尽量把小家庭布置得浪漫温馨，营造一个良好的氛围，轻松平和的心态会提升受孕的机会。从现在起孕妈准爸一定要让生活作息规律起来。

生活要有规律：早睡早起，睡眠时间应适当延长一两个小时。不要熬夜，那样易影响胎宝宝的生长发育。

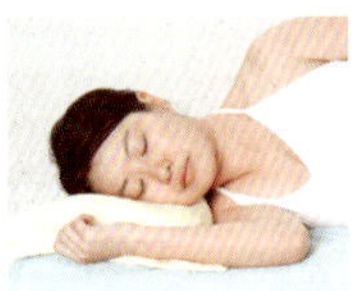

有条件的话应进行短时间午睡，一般 1 个小时即可。

保持情绪稳定：情绪起伏会刺激神经系统分泌不同的激素，透过血液进入胎宝宝体内，从而影响他的身心健康。

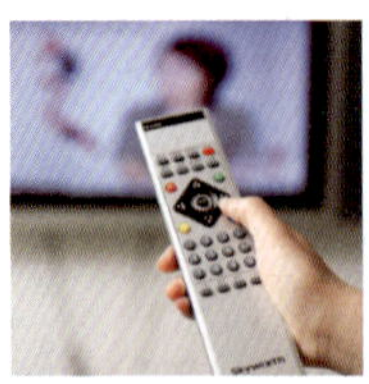

不要观看暴力、恐怖的节目，避免精神状态突然变化。

家务重新分配：做家务对孕妈妈的心理和生理都有好处，但要掌握一定的尺度，做些轻体力劳动，如做饭、收拾屋子等。

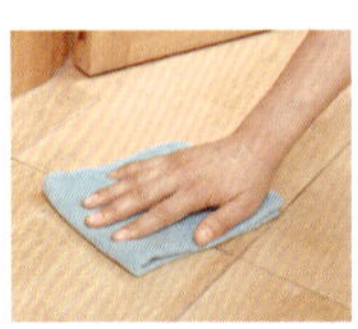

不搬重物、动作幅度不宜过大、不宜压迫腹部。

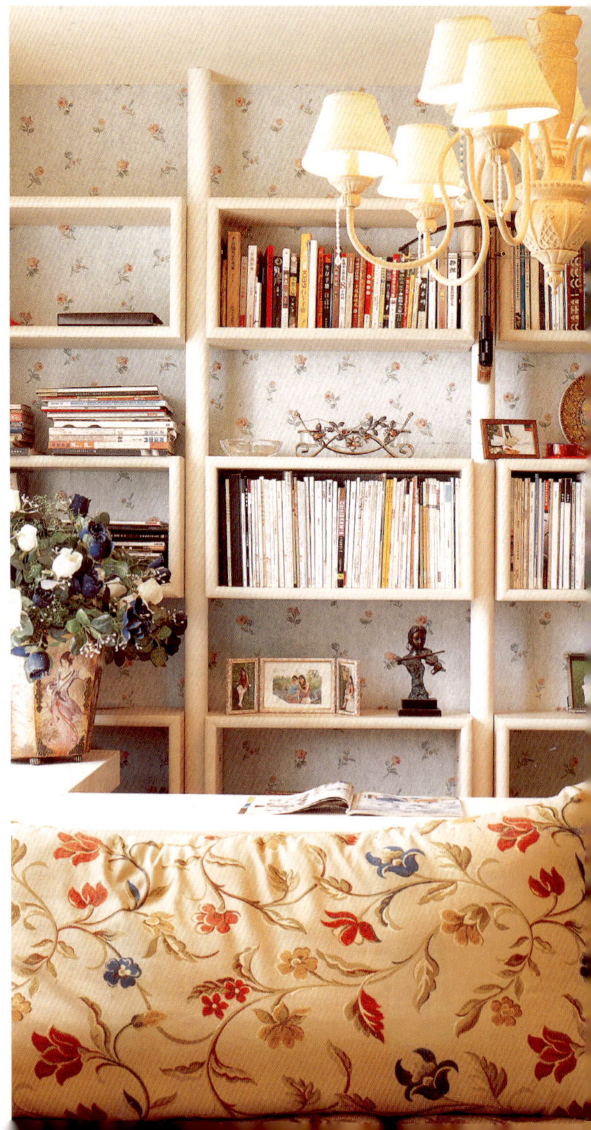

警惕家里的辐射源

家里的辐射源你留意过吗？了解一下这方面的知识，就能更好地避免它们对身体的辐射伤害，孕妈妈以后要和这些家电保持“安全距离”哦！

电动剃须刀 辐射指数★★★★★

剃须刀打开时辐射值瞬间达到 19.59 μT（安全辐射标准值是 0.2 μT，越高辐射越大），辐射值远超微波炉、电磁炉等电器。

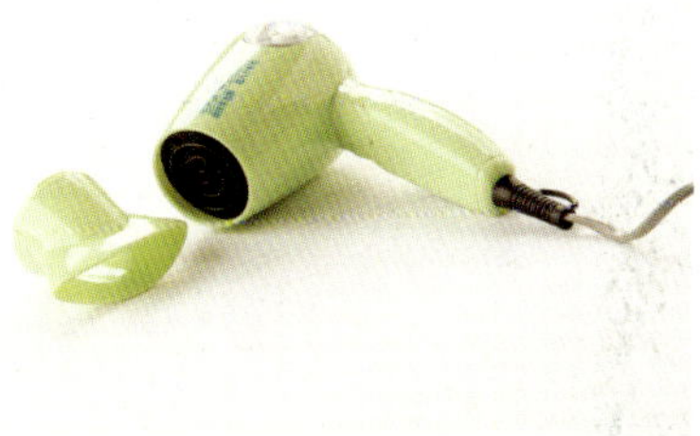

电吹风 辐射指数★★★★★

在距离电吹风风口 5 厘米的地方，辐射值为 15.48 μT。靠近电吹风机身部分，辐射值达到 18.49 μT。

电热毯 辐射指数★★★★☆

电热毯打开的时候辐射值为 16.69 μT，运行的时候也会产生很大的辐射。

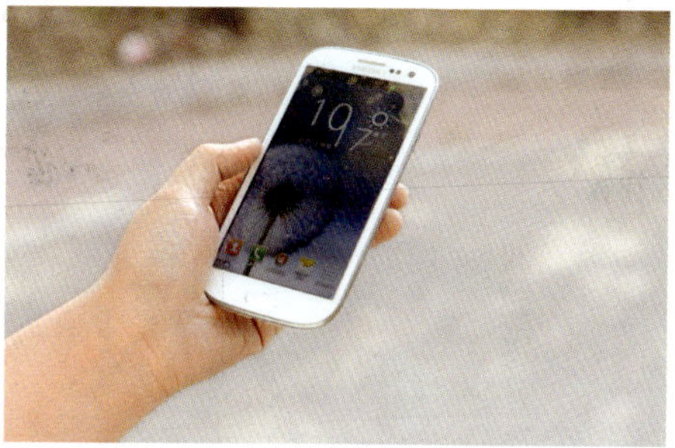

手机 辐射指数★★★★☆

在待机情况下，手机的辐射值基本为 0，在呼叫的过程中，手机辐射瞬间达到约 3 μT，大于 0.2 μT 的安全值，由于一般接听电话手机会近距离贴到头部，长时间通话影响更大，建议孕妈妈使用耳机接听。

电磁炉 辐射指数★★★★☆

电磁炉在运作的时候距离 40 厘米以内都超出了安全辐射标准，其中 10 厘米处为 19.74 μT，但是随着距离的拉远，电磁辐射迅速衰减，在 40 厘米处已经符合安全标准。

微波炉 辐射指数★★★☆

微波炉在运行时，距离正门 65 厘米处的辐射数值急剧减小，距离正门 70 厘米处辐射值已经为零，所以建议在使用微波炉的时候，尽量站在微波炉一米之外，这样就可以有效避免微波辐射所带来的危害。

液晶电视 辐射指数★★★☆

距离液晶电视屏幕 20 厘米远时，辐射值为零，距离 10 厘米远的时候辐射值为 0.03 μT，贴近屏幕则会达到 16.04 μT。

台式电脑 辐射指数★★☆

测试液晶显示屏，在距离屏幕 10 厘米处辐射值为零，贴近屏幕处为 0.23 μT，基本符合安全标准，所以液晶屏幕的辐射可以忽略不计。

在距离机箱 20 厘米处辐射值为零，不过贴近机箱处辐射值大于 10.03 μT，高出了安全辐射标准，所以在日常使用时，至少要离机箱 20 厘米，才能保证安全。

加湿器 辐射指数★☆

距离加湿器 10 厘米处辐射值为零，贴近加湿器则会达到 5.35 μT，超出了 0.2 μT 的安全标准。

笔记本电脑 辐射指数★☆

距离笔记本电脑 30 厘米处，辐射值显示为零，慢慢靠近笔记本，15 厘米处辐射值显示依然为零，当贴近笔记本边缘的时候，辐射显示为 1.6 μT，辐射量符合安全标准。

第 2 周

先与小动物暂时分开

猫猫、狗狗是弓形虫常见的携带体，其中又以猫最为突出。弓形虫是一种肉眼看不到的小原虫，一旦感染上，就会引起弓形虫病。这种疾病对孕妈妈而言非常危险，孕妈妈一旦受到感染，病原可以通过胎盘感染给胎宝宝。研究表明，一只猫的粪便中每天可以含有数以万计的弓形虫卵囊，甚至接触了猫的唾液或者饮用了受污染的水、食用受污染的食物，都有被感染的危险。即使不养宠物的孕妈妈，在外面也不要乱摸小动物。应在孕前至少 3 个月，将心爱的宠物暂时寄养。而且要做相应的体检，如不小心感染了弓形虫病，应在病愈后再怀孕。

计算排卵期，把握受孕时机

优质的宝宝最先源于一个充满活力的受精卵。想做妈妈的女性掌握好自己的排卵期，能为早点迎接健康的宝宝打好先天基础。

月经周期规律可推算：从月经来潮的第一天算起，倒数 14±2 天就是排卵期。

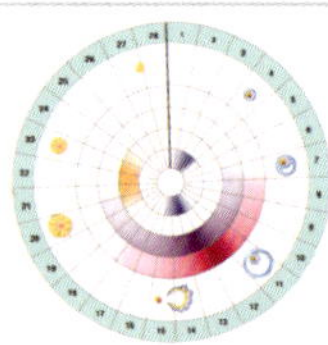

月经不规律的女性不适合此方法。

观察阴道黏液变化：到了排卵前一两天，阴道分泌物不仅增多，而且像鸡蛋清一样清澈、透明。

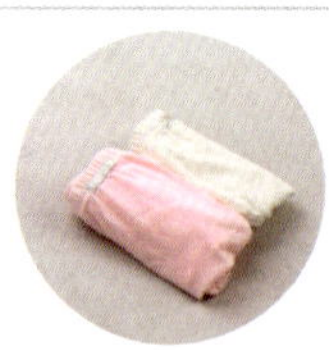

注意观察内裤。

体温变化：排卵后由于黄体素的分泌，使体温在排卵后略有升高，坚持在每天清晨测量基础体温。

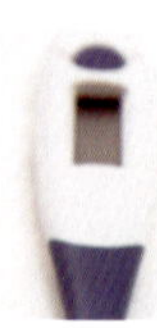

将一个月的数据做成曲线表。

排卵试纸：用洁净、干燥的容器收集尿液，不可使用晨尿，测试纸插入尿液深度不可超过 MAX 标志线。

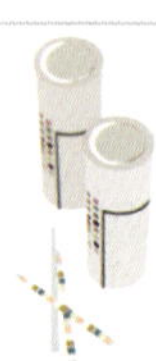

测出试纸上端只有一条线，表示未到排卵期或排卵高峰已过。

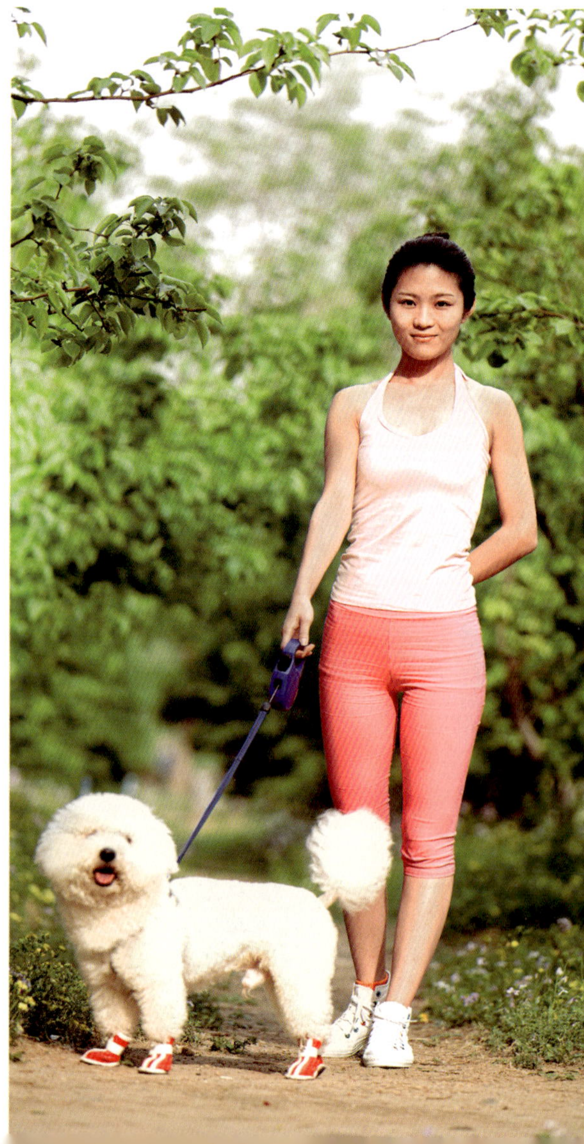

排卵期避免受到疾病侵扰

女性在排卵期，身体常会出现一些自己意识不到的改变，如食欲降低，释放更吸引异性的信息，阴道黏液变得稀薄，鼻腔黏液会减少，身体抵抗力下降等，这时候要做好防护措施，以防感染病菌，导致生病。当然，夫妻选择在排卵期同房，能够提高受孕概率。

排卵期保持精神愉快，避免精神刺激和情绪波动，不必过分紧张，别有“造人”必须成功的压力。

卫生用品的选择要留意，少用含有除臭成分的护垫。此外，不用肥皂液或是沐浴乳等清洗阴道，由于普通沐浴液和香皂大都呈碱性，pH 在 7 以上，会轻易破坏阴道的弱酸环境，易导致妇科疾病。

最好穿着吸收力强且透气的全棉内裤，在炎热的季节，最好不要穿紧身裤袜。

勤换干净内裤，平时分泌物很多时，可以把吹风机调成温风，在洗完澡后吹干阴部，洗完澡后要在阴部较干之后再穿内裤。

内裤的清洗要与其他衣服分开，并且用温和的洗衣剂清洗。一些去垢剂或是柔顺剂或许会引起过敏反应，假如觉得不对劲，最好不要用。

排卵期的自我护理

▷ 注意个人卫生：要有自己专用的毛巾，尤其在排卵期不能使用他人的毛巾，以防受到感染。在淋浴时用流动的水清洗私处。

▷ 清洗下部：每次排泄后，最好养成用温水清洗的习惯，以免肠道细菌趁机进入阴道，引起炎症。

▷ 喝足够的水：天天都要饮用足够的水，这样可以减少在尿道滋生的细菌。

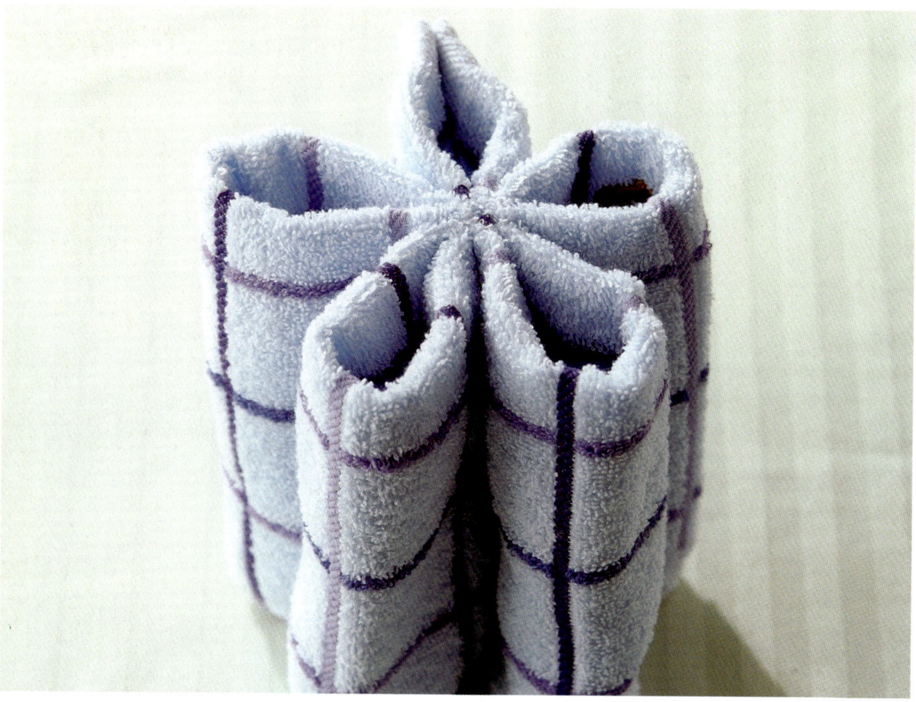

在这个时期一定要注意各种安全防护措施，不要让自己受到疾病侵扰。

第 3 周

好心情有利于受孕

女性的生殖内分泌系统受大脑皮层的影响和调控。如果长期精神紧张、焦虑等，就会扰乱内分泌系统，可能造成排卵期提前、推迟或者是不排卵，这自然会大大降低受孕概率。心情愉快时，脑下垂体就会分泌脑内啡，使流向子宫的血流量增加，使“土壤”更加肥沃，有利于受精卵顺利着床。

情绪不稳定时，可能通过参加社交活动、布置家居、进行锻炼、与丈夫多交流沟通等方式改善心情。

用药要谨慎再谨慎

到底服用药物对妊娠影响有多大，孕期用药是否会对胎宝宝造成不良影响，关键取决于两个方面，药物本身和用药的时间。

安全的孕 3 周（停经 3 周）以内：服药不必为致畸担忧。若无任何流产征象，一般表示药物未对胚胎造成影响。

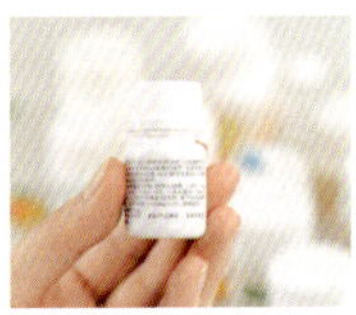

停经后 2 周稍有不适，别自行吃药。

高度敏感的孕 3 周至 8 周：胚胎对于药物的影响最为敏感，致畸药物可产生致畸作用，此时要特别留意。

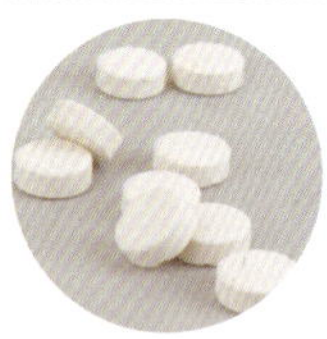

按时产检，必要时按医生要求进一步排查。

中度敏感的孕 8 周至孕 4~5 个月：胎宝宝对药物的毒副作用较为敏感，致畸程度也难以预测。

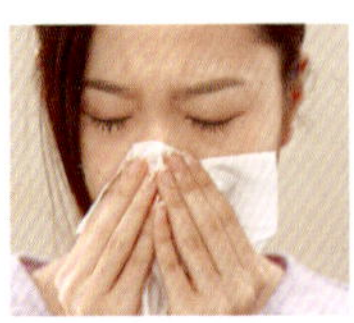

要弄清是普通感冒还是病毒性感冒。

低度敏感的孕 5 个月以后：胎宝宝对药物的敏感性较低，用药后一般不会出现明显畸形，但可出现程度不一的异常。

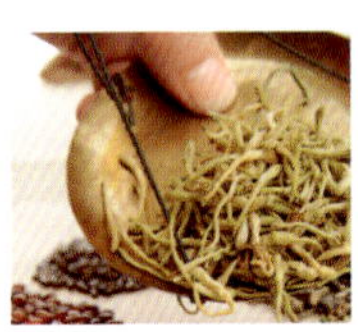

一定要认真阅读药品的说明书，并遵医嘱。

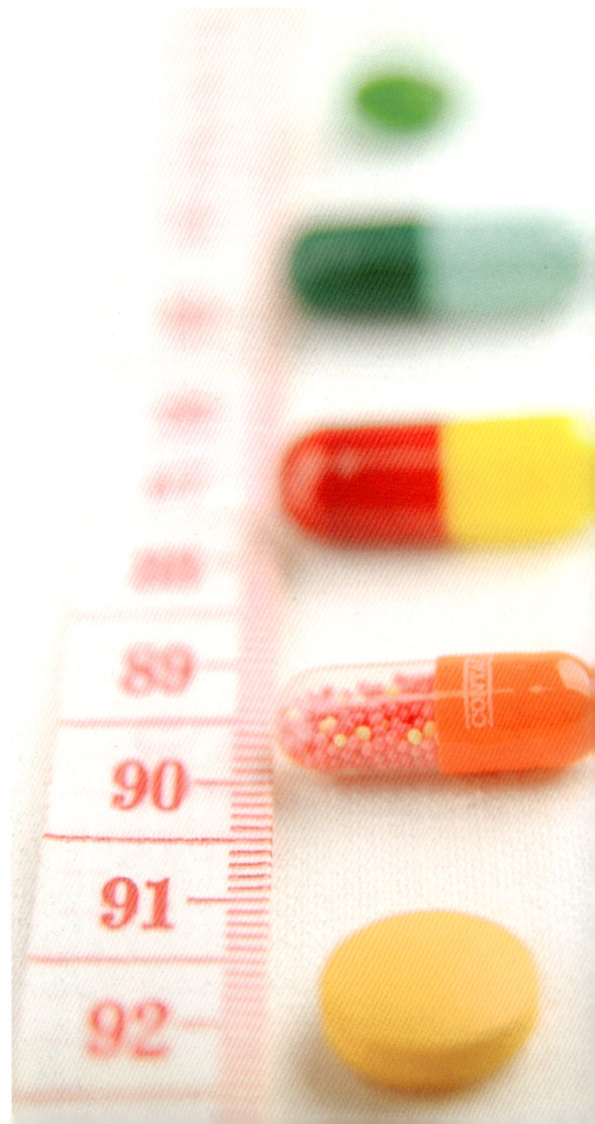

预防病毒感染

在已知与人类有关的三百多种病毒中，至少有十余种病毒会危害胎宝宝。主要通过三种方式危害健康：一是直接感染精子和卵子，可导致早期流产；二是通过胎盘或脐带血侵入胎宝宝体内；三是分娩时通过产道感染。

注意各种生活细节

早期的胎盘由于发育尚未完全，病毒很容易通过发育还不完善的胎盘进入胎儿体内。宫内病毒感染，会给妊娠前3个月的胎宝宝带来致畸伤害，严重时还可造成胎儿宫内死亡、流产等不良后果。为了预防病毒感染，在日常生活中要做到以下几点：

通过锻炼和饮食增强身体抵抗力，保证夫妻双方身体健康，为胎宝宝打好先天的基础。

孕期尽量少去公共场所，避免接触传染病患者，注意卫生，减少感染机会。

家中卫生常打扫，勤消毒，勤开窗，保持通风透气。

勤洗手，养成从外面回到家中就洗手的习惯，外出时常备洗手皂片或者消毒湿巾。

瓜果蔬菜要洗净，没有完全煮熟的食物不吃，切生熟食要分开砧板和刀具。

碗筷常消毒，灶台、抽油烟机等要及时清洁。

饭前便后要洗手，接触过钞票要及时洗手。

不吃腐烂变质的食物，比如不吃泛青的土豆、发红的甘蔗，如果食物有部分损坏，就要舍弃，因为没有坏的部分已经受到感染，不能因为去掉变质部分就放心食用了。

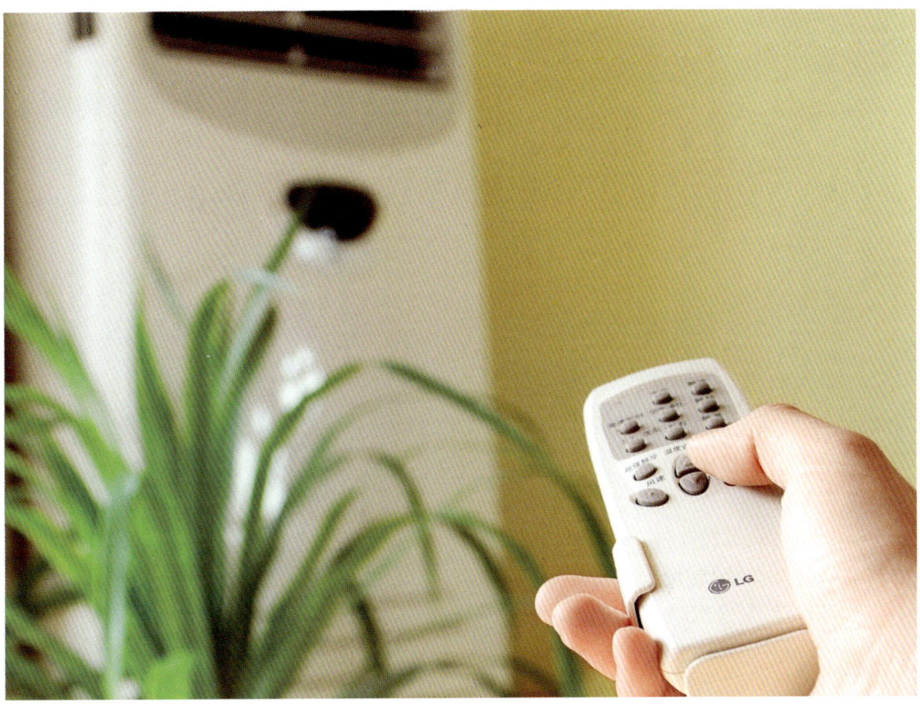

Do

空调室内机的一些部件需要定期清洁，特别是空气过滤网，要及时去除灰尘以及附着在上面的尘螨和细菌。空调连续使用2小时后，最好关闭空调，打开门窗，更换一下室内的空气，至少10分钟以上。

第 4 周

香水、清凉油都不要再用了

香水和精油含有挥发性的化学物质，这些物质可对人体神经系统产生影响，劣质香水、精油对人体危害更大。孕妈妈处于怀孕的特殊时期，应谨慎对待身边不良因素对胎宝宝的影响，最好不要再用香水或精油了。

清凉油、风油精一样有害处，孕妈妈不宜经常使用清凉油、风油精等具有刺激气味的用品，因为这些用品中往往含有薄荷、樟脑、桉叶油等成分。这些成分可通过皮肤渗透进入人体内，并通过血液作用于胚胎，可能会影响胎宝宝正常发育。

散步继续，剧烈活动要停止

每天晚饭后，休息半小时，孕妈妈和准爸爸可以一起在小区的街心花园里散步 1 小时，速度不必太快，以孕妈妈舒适为宜。孕妈妈和准爸爸一边散步，一边可以聊一聊最近发生的事儿；遇到盛开的小花儿，看见树上长出的小芽，还可以和胎宝宝说一说，这也是一种胎教。晚饭后散步，不仅帮助消化、促进血液循环，还能增进心肺功能，对顺产也是非常有益的，散步运动是整个孕期都可以进行的。

禁止跳跃：需大力跳跃、震动性很大的运动，如跳绳、踢毽子、骑自行车等。

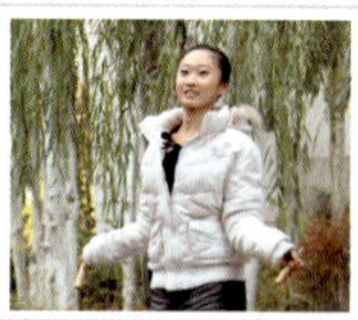

以前骑车上下班的孕妈妈要改换其他交通工具。

不可跑跳过多：快速移动或者突然改变方向的运动，如快跑、网球、羽毛球、乒乓球等。

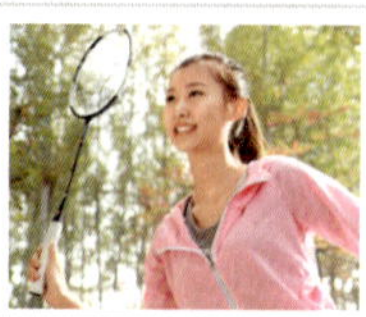

跳跃多的运动禁止做。

不可参与竞技运动：如骑马、跆拳道等，以及压迫腹部的运动，如仰卧起坐、屈腿上抬等。

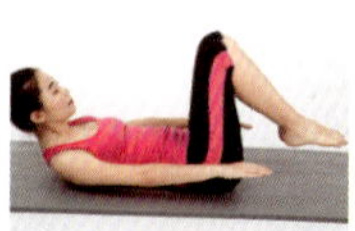

孕期瑜伽可以先从练习呼吸开始。

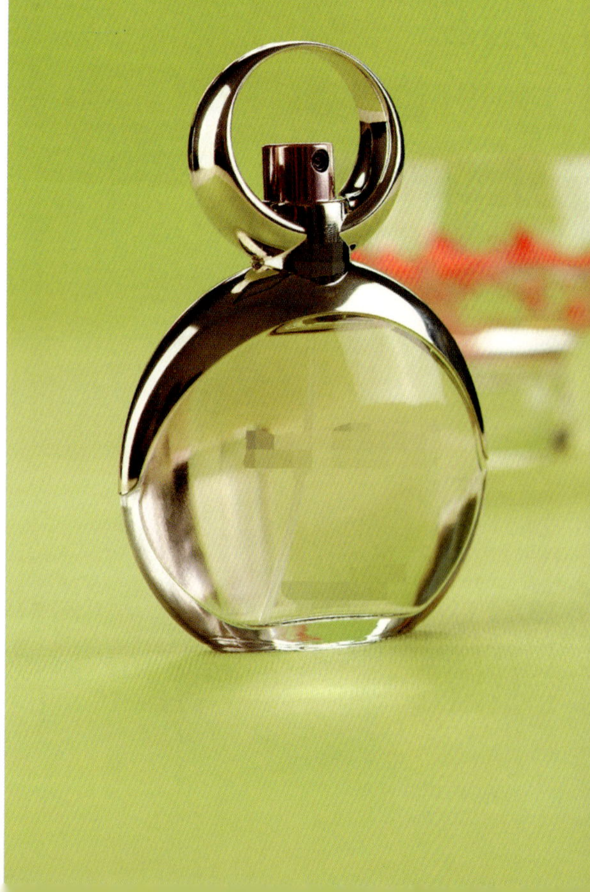

孕早期，孕妈妈的身体很敏感，容易受到香水中人工芳香剂的刺激而引起过敏反应。

远离烟、酒、茶、咖啡

怀孕初期，受精卵对外界刺激极敏感，所以孕妈妈在饮食和生活习惯上要格外注意，一些不良习惯所造成的伤害在孕期很可能被放大，最终会波及到胎宝宝。尤其是喜欢吸烟、饮酒、喝浓茶和咖啡的孕妈妈，要改掉这些不良习惯。

孕期酗酒、吸烟、喝含咖啡因饮料的危害

	对胎宝宝的危害	对孕妈妈的危害
酗酒	女性酗酒，可能会伤害胎宝宝，发生流产、早产，而幸存下来的胎宝宝也易有发育不良等问题，智力、体力都会明显低于正常婴儿	过度饮酒会导致身体免疫系统抵抗力下降，对肝脏尤其不利
吸烟（包括主动吸烟和被动吸烟）	会增加胎宝宝先天畸形的发生率；可能会引起胎宝宝缺氧，造成流产、早产；还有可能造成胎宝宝发育迟缓、智力低下	无论是主动吸烟或被动吸烟，都会提高患呼吸道感染的概率
过量喝含咖啡因的饮料（包括咖啡、可乐、茶等）	咖啡因对胎宝宝也有着很大的危害，会影响胎宝宝的骨骼发育	咖啡因可在一定程度上改变女性体内雌激素、孕激素的比例，可能会影响受孕

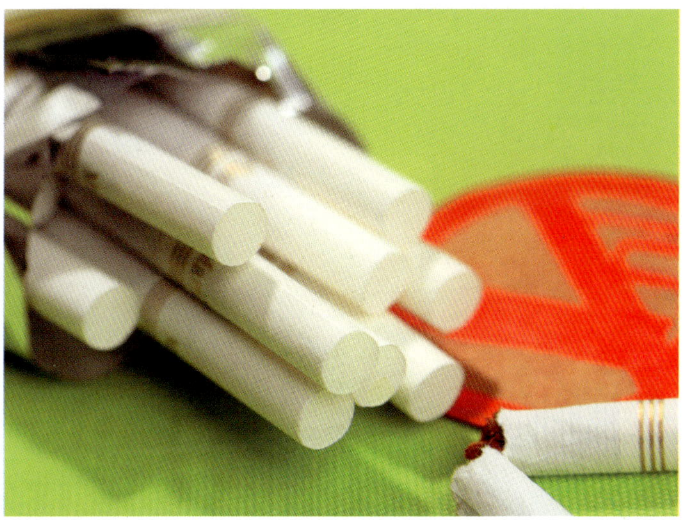

Do

白开水是最好的饮料，准爸爸给孕妈妈准备一个漂亮的保温杯。每次出门前装满温开水，让她随时带在身边，并提醒她多喝水。

营养饮食宜忌速查

关键营养素——叶酸

叶酸是一种水溶性 B 族维生素，叶酸虽然在体内的总量只有 5~6 毫克，却是身体必不可少的物质，参与人体新陈代谢的全过程，尤其是蛋白质和 DNA 等重要物质的合成，是促进胎宝宝神经系统和大脑发育的重要营养素。孕妈妈补充叶酸，可以有效防止胎儿神经管畸形，还可以降低胎儿眼、口、唇、腭、胃肠道等器官的畸形率。

❤ 从怀孕前 3 个月开始补充叶酸

女性在服用叶酸后，要经过 4 周以上的时间，体内叶酸缺乏的状态才能得以纠正。因此在计划怀孕的前两个月就要开始补充叶酸，而且要在怀孕后的前 3 个月敏感期中坚持服用，才能起到最好的预防效果。和丈夫一起补叶酸，这个也很重要。

当然，如果你还没有意识到就已经怀孕了，或者没有及时去产检从而错过了补充叶酸的关键期，也不用懊悔。据统计，我国约 30% 的孕妈妈缺乏叶酸，大多是因为饮食习惯的影响，多在偏远的山区。

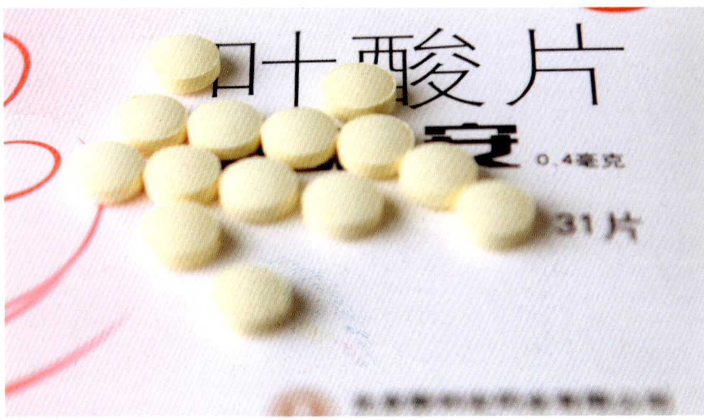

❤ 补充适量，过犹不及

补充叶酸也要适量，如果过多也会影响其他维生素和微量元素的吸收。正常情况下，每天叶酸最低需要量为 50 微克，孕妈妈为 400 微克，一般孕妇专用的叶酸增补剂一片的含量即为 400 微克。

❤ 富含叶酸的食物

种类	叶酸含量多的食物
蔬菜	莴笋、菠菜、西红柿、胡萝卜、菜花、油菜、小白菜、扁豆、蘑菇等
水果	橘子、草莓、樱桃、香蕉、柠檬、桃子、杨梅、石榴、葡萄、猕猴桃、草莓等
家禽类	动物的肝脏、肾脏、禽肉及蛋类，如猪肝、鸡肝、鸡肉、鸡蛋、鹌鹑蛋等
谷物、豆类	大麦、米糠、小麦胚芽、糙米等，黄豆、红豆等，以及豆皮、豆腐等豆制品
坚果	核桃、腰果、栗子、杏仁、松子等

一日科学食谱推荐

早餐：小米粥 1 碗，鸡蛋 1 个，蔬菜 1 盘

加餐：酸奶 1 杯，苹果 1 个

午餐：菠菜蛋汤 1 碗，清炒西蓝花、虾仁豆腐各 1 份，米饭 1 碗

加餐：果汁 1 大杯，开心果、花生各适量

晚餐：玉米粥 1 碗，清蒸鲤鱼、清炒山药各 1 份

加餐：蔬果沙拉适量，牛奶 1 杯

宜补充卵磷脂促进大脑发育

人类脑细胞由大约 150 亿个细胞构成，其中有 70% 的脑细胞早在母体中就已形成，卵磷脂具有使这些脑细胞活化的功能，是胎宝宝非常重要的益智营养素，因此孕妈妈要充分摄取卵磷脂。它主要存在于蛋黄、大豆、芝麻、蘑菇、山药、木耳、动物肝脏、玉米油等食物中，每天补充 500 毫克为宜。

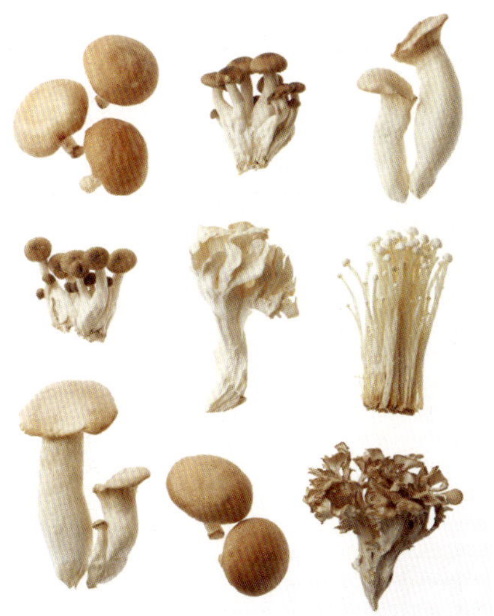

宜吃好早餐

孕早期会让孕妈妈的口味稍稍发生变化，尤其早餐，因为没胃口而最容易被忽视。现在，孕妈妈在早餐中所摄入的营养可以说是孕期的黄金营养，所以早餐不但要吃，还要吃得有质有量。最理想的早餐时间为 7-8 点。从食物搭配的角度讲，最好有 50 克面包或杂粮饼、豆粥等主食，1 个鸡蛋（或几片酱牛肉），250 毫升牛奶或豆浆，少量蔬菜和水果。最好提前定好一周早餐食谱，这样早晨起来就不会为吃什么而发愁了。

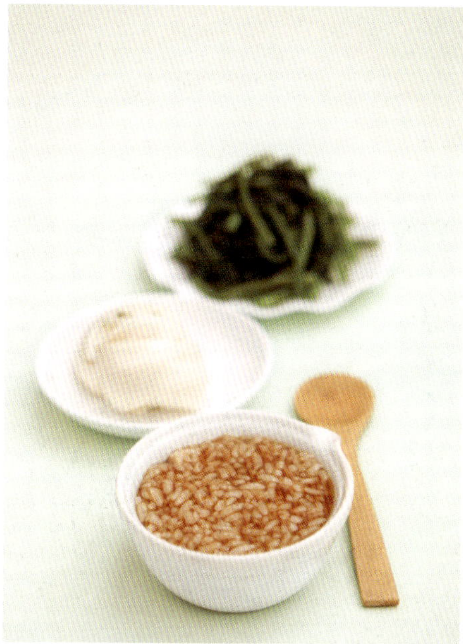

宜多吃天然酸味食物

不少孕妈妈在孕早期嗜好酸味食物，但要注意一定要选择天然酸味食物。加工过的酸味食物中含有某些有害物质，母体摄入过量可影响胚胎细胞的正常分裂增生，孕妈妈不宜多吃。生活中有很多天然酸味食物，如葡萄、橘子、酸枣、草莓、西红柿、樱桃、杨梅、石榴、海棠果、葡萄等，孕妈不妨多吃这些天然食物。

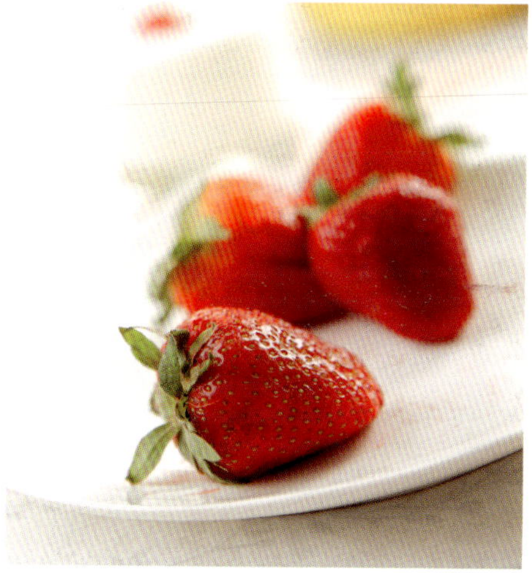

不宜多吃生冷食品

生冷食物因没有经过高温加热，其中可能会有细菌，孕妈妈食后易引起肠胃不适。此外，生冷食物温度低，女性在怀孕期间肠胃对冷刺激非常敏感，常吃生冷食物易引起肠胃血管收缩，造成食欲不振、消化不良，对健康不利。

胎宝宝对冷刺激也很敏感。有研究显示，孕妈妈喝冷饮时，胎动会变得频繁，预示着胎宝宝在子宫内的躁动不安。虽然孕 1 月大部分孕妈妈还没有感觉到身体的变化，但从卫生和自己健康方面考虑，都应少吃或不吃生冷食品。

特殊妊娠讲堂

自然受孕全过程

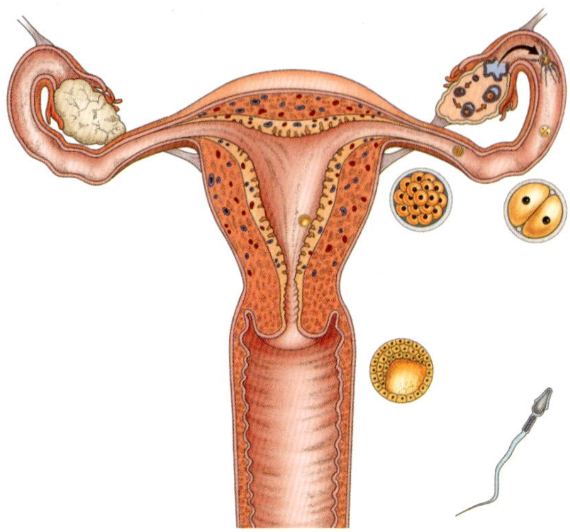

精卵相遇

女性在正常情况下每个月都会有一到两个卵泡发育长大，大约在月经中期卵子成熟排出。一个妇女一生约排出 400 个卵子，最多也不过 500 个卵子，存活时间为 12~24 小时。

正常的性生活，男子一次射精排出数千万甚至高达 2 亿左右个精子，精子通过女性阴道、宫颈和子宫一直游到输卵管的远端——壶腹部，这些精子大部分在生殖道的酸性环境中失去活力而死亡。历尽艰难旅程最强壮的那一颗精子才能找到卵子。

卵子排出后，要经过大约 15 厘米长、狭窄的输卵管向子宫游动，它周围的营养细胞像一串串美丽的光环围绕着它。卵子精挑细选，最后打开心扉，只允许一颗精子进入心怀，两者融合成为一枚受精卵，这就是人类生命的开始。

受精卵的植入

受精卵是如何回到子宫的呢？这要归功于输卵管蠕动和输卵管管腔内表面纤毛的微微摆动，受精卵在输卵管内发育成桑葚样的胚胎，最后在子宫腔内发育成囊胚，这个过程需要四五天。此时的子宫内膜环境适宜，营养丰富，囊胚慢慢植入子宫内膜。血液循环建立后，胚胎从子宫汲取营养，成功怀孕。

但这里面还有个非常重要的条件：子宫内环境必须适合受精卵着床和发育，它温暖又不能受到任何侵害。

激素促使身体变化

怀孕需要大量激素的推动，一些是孕妈妈体内原有的激素，一些则是为了适应孕期而特别分泌出的激素。

人绒毛膜促性腺激素（HCG）

这是一种由胎盘分泌的激素，专门为妊娠而产生，所以被称为“妊娠激素”。早孕测试就是通过试纸或仪器来测定它是否在尿液或血液中存在，如果有，就会被确定为怀孕。恶心、呕吐等一些早孕反应也是因它而起，这种激素会刺激孕期其他激素，共同维持妊娠的进行，并阻止月经来临。

黄体酮

黄体酮可维持早期的胚胎发育，并使孕妈妈体内与分娩相关的韧带和肌肉松弛，虽然它的这种作用会使孕妈妈的身体感到一些不适，如便秘、烧心及静脉曲张，但它可以帮助宝宝顺利出生。

雌激素

雌激素是女性体内原有的一种激素，它在很早的时候就刺激子宫内膜增生，为受精卵“着床”做好了准备。它会增加体内的血容量，也会使孕妈妈面色红润，容光焕发。

怀孕的征兆

怀孕了，孕妈妈的身体会出现各种征兆，仔细观察身体向你发出的各种怀孕信号，第一时间了解并掌握怀孕的讯息，才能做好充分的孕育准备。

重要的事说三遍：停经停经停经

怀孕的第一个信号是月经停止来潮。结婚或有性生活的女性，平时月经规律，一旦月经过期10~15天，就有可能是怀孕。停经是怀孕后最早，也是最重要的征兆，但不是特有的，其他原因也可引起停经。当该来月经时，月经未来，同时有少量浅褐色的血流出，这是子宫在少量出血，是怀孕初期的一种可能出现的现象。

有极少数女性，虽然已经怀了孕，但是在该来月经的时候，仍然行经一两次，不过来的经血比平常要少，日期也短些，这在中医上称为“漏经”，真正原因尚不十分清楚。

有感冒的症状

由于孕激素带来的变化，使身体出现疑似“感冒”的症状，如体温升高、头痛、精神疲惫、脸色暗黄等，有时候还会感觉特别怕冷。

恶心、呕吐

恶心、呕吐是大多数孕妈妈都会有的经历，孕早期的恶心、呕吐，可能会发生在一天中的任何时间。

困倦

昏昏沉沉，好像总是睡不醒的样子，做什么事都没有精力。出现这种情况的原因是，此时体内的变化正在消耗你身体的能量。

口渴

口渴是你身体的正常信号，表示你和胎宝宝需要更多的水分。

乳房变化

乳房发胀，好像变大了，有点刺痛的感觉，乳头颜色也会变深，出现小结块。这是随着受精卵的着床，

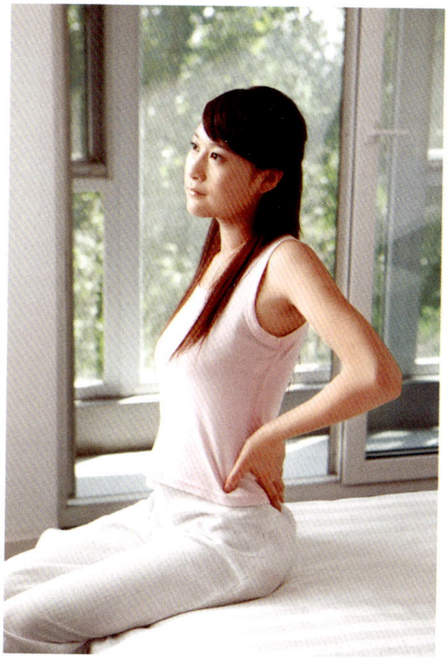

体内激素发生改变，乳房也做出相应反应，为以后的哺乳做好准备。

腹胀

下腹总是胀胀的，有点难受。

尿频

孕早期，会因为增大的子宫压迫膀胱而变得尿频。

孕 2 月

本月大事记

停经验孕

一向很准的生理周期出现停经现象，去医院验孕前，也可在家用早孕试纸或者验孕棒是测试一下，如果比较确定，再去医院进行确认。

暂停性生活

孕早期易流产，不宜有性生活，早孕反应也会使孕妈妈性欲和性反应减弱。

不要随意使用药物

使用药物前一定要征询医生的意见，避免接触刺激性物质或有毒化学物质，以免对胎宝宝造成影响。

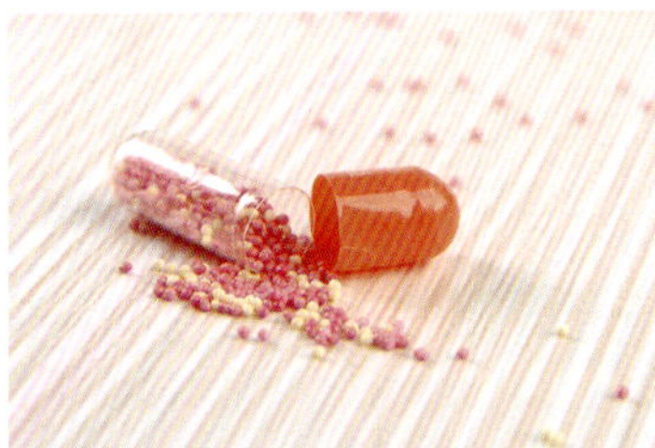

准爸爸的行动力

怀孕会引起孕妈妈嗅觉更加敏感，并且改变以往的嗅觉喜好。比如对某种食物突然厌烦，或者喜欢上某种特殊的食物或气味。准爸爸要理解孕妈妈，给她准备好新鲜的水果和点心，方便她随时取用，学做可口的饭菜给她吃。如果妊娠反应严重，应当陪护她看医生。

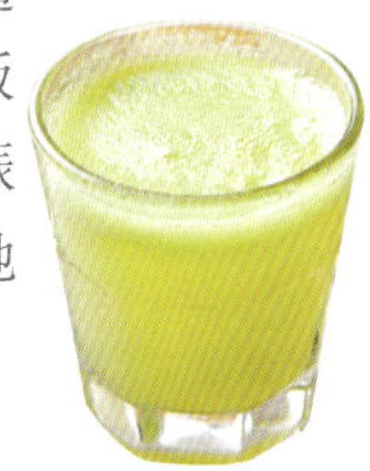

胎宝宝现在约为 1.2 厘米，胎重约 6 克。孕妈妈体重因人而异，有的会略微增长，不过一般不会超过 0.2 千克，有些则不增反降。子宫差不多已经有一个拳头大了，长短 5 厘米左右。

6克

孕 2 月，胎宝宝像一颗葡萄。

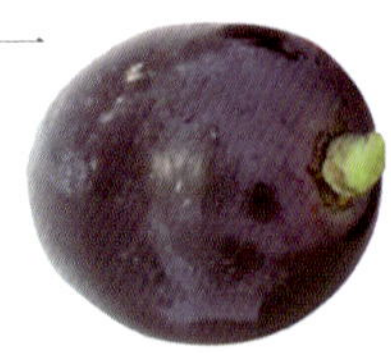

孕6周

胎宝宝心跳是孕妈妈的 2 倍

本月可能要做的产检项目

*血液检查：如果在血清中检测出 HCG（人绒毛膜促性腺激素）的数值符合怀孕标准，即表示受孕成功了。

*血压检查：时刻监测孕妈妈的血压值。

*超声波（B 超）检查：通过超声波可计算出胎囊大小，根据胎儿头至臀部的长度值即可推算出怀孕周数及预产期，此外还能监测有无胎心搏动及卵黄囊等，及时发现胚胎发育异常情况。

*血色素及血细胞比容的检查：是否贫血。

*妇科检查：子宫是否增大，是否变得柔软，宫颈是否着色发蓝，阴道黏膜是否充血并着色加深。

*体重检查：随时监测体重增长情况。

*尿常规检查：尿检有助于肾脏疾患早期的诊断。

第一次 B 超起码孕 6 周以后，因为胎芽、胎心跳都需要 6 周以后才可能检测到，过早的 B 超没有意义。

这个月，❤应该这样做：

- 不要胡思乱想，别担心不小心吃了什么、做了什么。
- 积极学习孕产知识，了解一些孕期术语，向身边有经验的人请教。
- 带着你的问题去医院，别盲目、没有重点地咨询医生。
- 突然浑身犯懒，不愿意动弹，早上醒来变得迟了，那就“任性”地睡久一点。
- 准爸爸要主动给孕妈妈添置防辐射用品，并提醒孕妈妈继续补充叶酸。多承担一些，多付出一些，让妻子感受到你对她的爱。

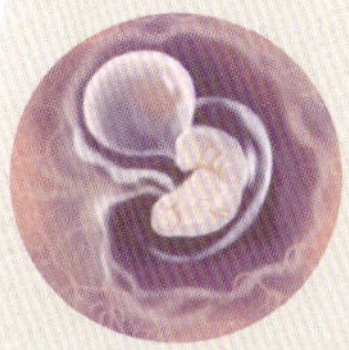

第 5 周

做好自我监护

从怀孕开始，孕妈妈就要做好自我监护，关注自己的腹围、体重、血压、基础体温等，从这个月开始，孕妈妈还可以自我监测小便的次数和数量，白带的颜色和状况，并用心记录下来。

如果是头胎，这些数据可以和将来产检数据对比，更加准确地反映身体状况，并为生二胎保留珍贵的原始数据。如果是二胎，这些数据可以让你回想起一些头胎的情况，如果有哪个数值出入较大，还可以提前避免一些状况的发生。

常见的验孕方法

怀孕初期，身体会有一些细微的反应，只要了解这些，就可避免不良后果的产生，多了解一些验孕的方法也是十分有必要的。

早孕试纸和验孕棒：按照包装盒上的说明书操作，只要方法正确，就可以达到 99% 的准确率。

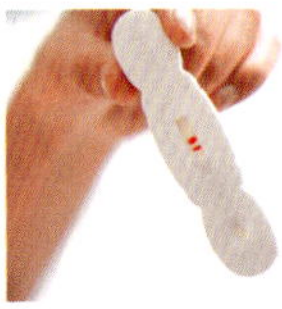

验孕棒上的二道杠说明怀孕的可能性大。

尿检法：如果化验太早，结果可能还是阴性的，再过几天做一次可能就是阳性的了。此方法在受精 7~10 天后进行。

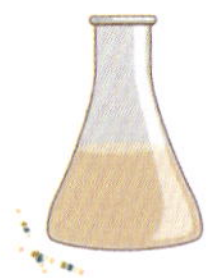

这项检查不需要空腹。

血检法：受精一周后可去医院做此化验，两三天后取结果，准确率是 100%。

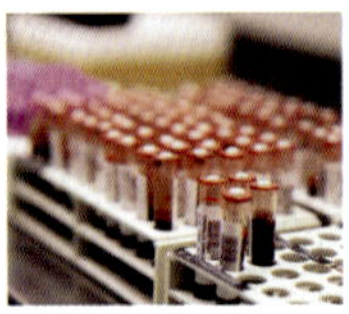

保留好化验单，这也是建档很重要的依据。

B 超检查：如果有必要，在孕 6 周之后，医生会用超声波检查出确切的怀孕时间。

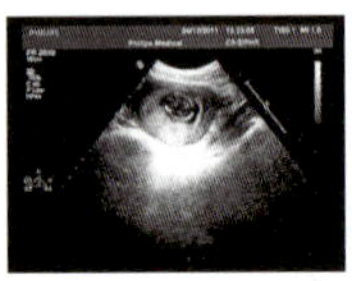

一般在孕早期只做一次 B 超检查。

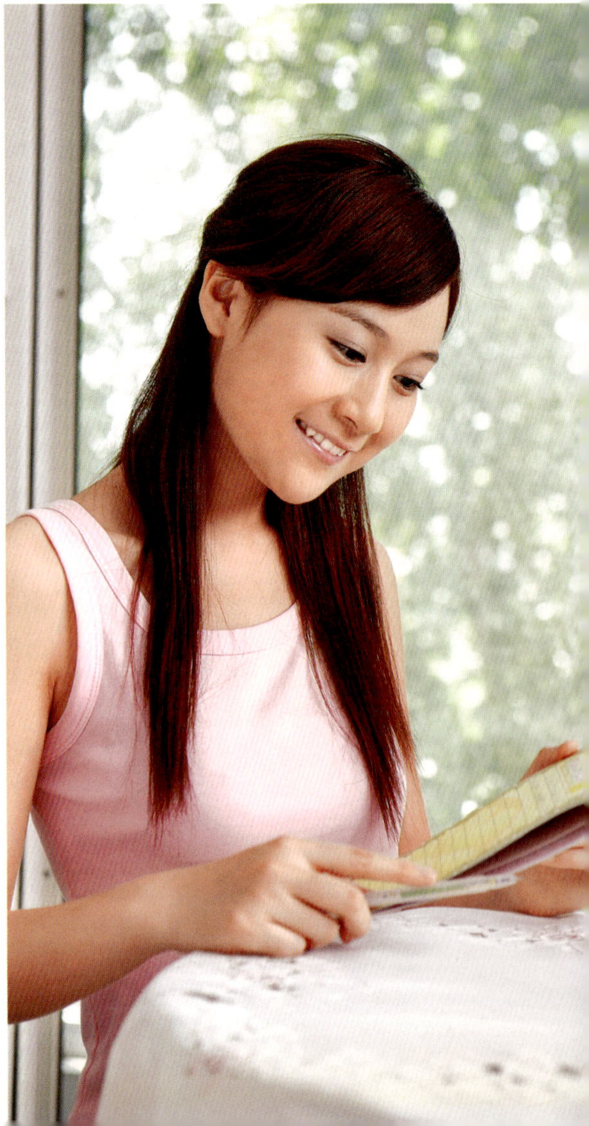

看懂第一次 B 超报告

第一次做 B 超，拿在手上的检查报告像是天书，基本看不懂，别急，对着下面给出的攻略，对照着一起寻找答案。

胎囊：只在孕早期出现，位于子宫的宫底、前壁、后壁、上部或中部，形态圆形或椭圆形、清晰的为正常；不规则形、模糊，位于子宫下部的为异常。伴有腹痛或阴道流血时，则有流产的征兆。

胎芽：孕 2 月做 B 超检查，可以看到胎芽为正常。

胎心：有、强为正常，无、弱为异常。胎心频率正常为每分钟 120~160 次。

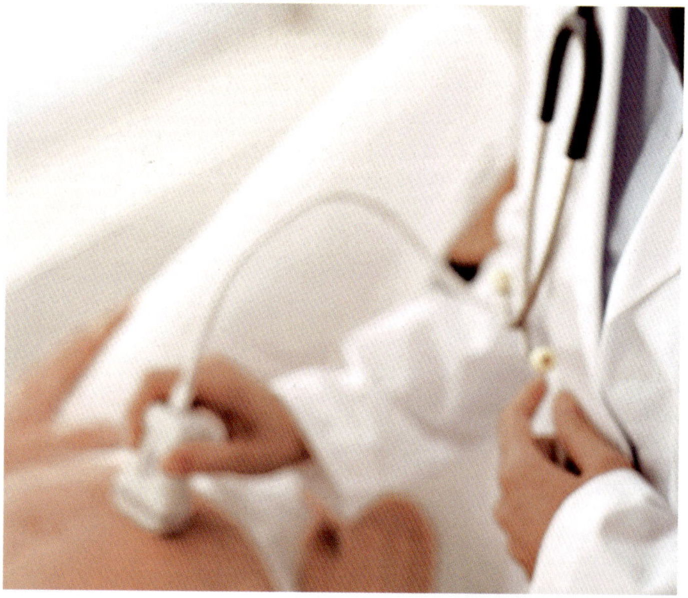

胎盘：胎囊消失后，见到月芽形的胎盘形成为正常。

子宫：通过医生触摸或 B 超检查，可看到子宫是否增大，是否变得柔软。

此外，孕妈妈拿到检查单子时，会发现上面都是字母或数字，这些数字或字母都代表了什么，看看这里就知道了。

胎囊	GS	主要用于判定孕 7~12 周胎龄
胎头	FH	主要看轮廓是否完整、正常，脑中线位置和大脑大小
胎头双顶径	BPD	孕 40 周时应达到 9.3 厘米或者以上
胎盘	PL	往往看位置，从而预测顺产机会
胎盘分级	GP	有 4 个级别，有助于孕晚期观察胎盘成熟度

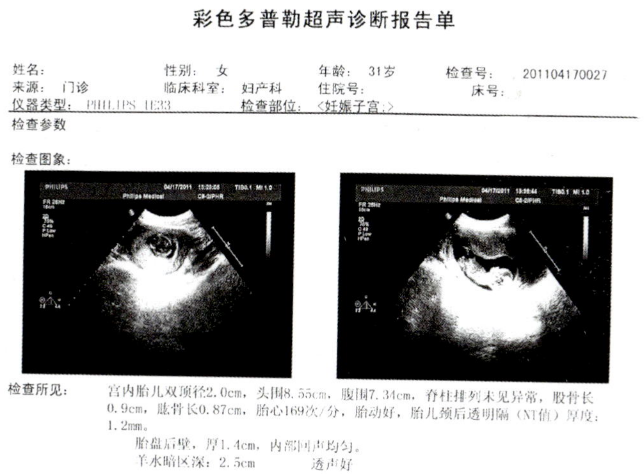

彩色多普勒超声诊断报告单

姓名：　性别：女　年龄：31岁　检查号：201104170027

来源：门诊　临床科室：妇产科　住院号：　床号：

仪器类型：PHILIPS IE33　检查部位：<妊娠子宫:>

检查参数

检查图象：

检查所见：宫内胎儿双顶径2.0cm，头围8.55cm，腹围7.34cm，脊柱排列未见异常，股骨长0.9cm，肱骨长0.87cm，胎心169次/分，胎动好，胎儿颈后透明隔（NT值）厚度：1.2mm。

胎盘后壁，厚1.4cm，内部回声均匀。

羊水暗区深：2.5cm　透声好

第 6 周

推算预产期

还记得你最后一次来月经的日子吧，可以根据你的末次月经日期推算预产期。这种方法适用于能清楚记住自己最后一次月经，并且月经周期正常（28~ 32 天）的孕妈妈。一般医院发的预产期计算册，用的都是这种计算法。

预产期的月份 = 末次月经第一天的月份 +9 或 -3。

预产期的日期 = 末次月经第一天的日期 +7。

如末次月经在 3 月份之后，则在此月份上减 3，相当于第 2 年的月份；如末次月经在 3 月份之前，则在此月份上加 9，相当于本年的月份。

孕吐是胎宝宝在传递信息

孕吐是胎宝宝传递给妈妈的一种信息，孕早期他还没有外力来表达他的存在，因此用这种方式提醒妈妈要保护好自己。

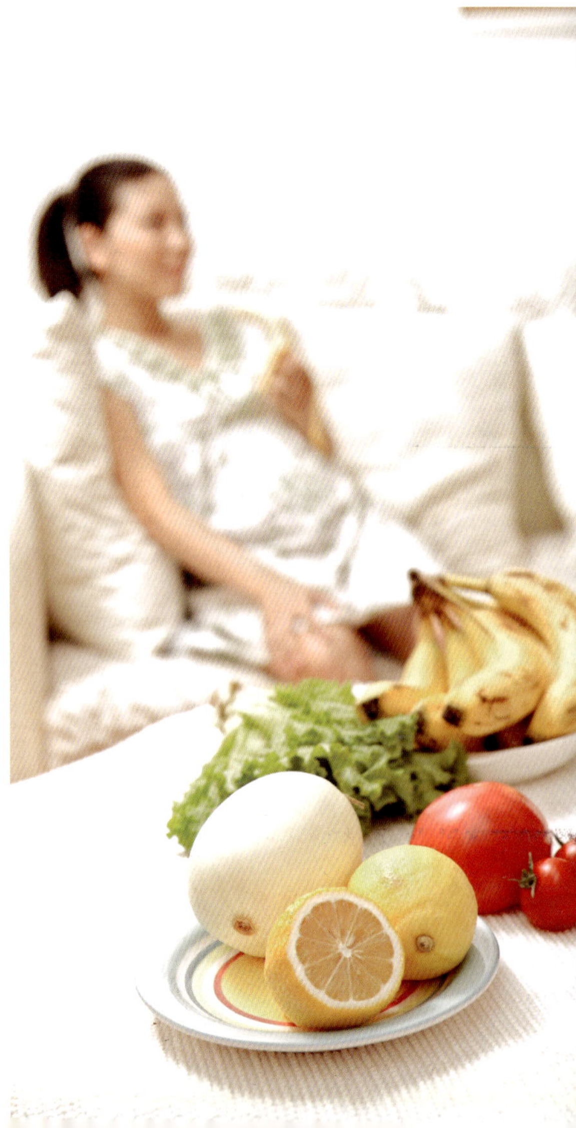

激素的作用：在激素的影响下，胎盘会分泌大量绒毛膜促性腺激素，抑制胃酸的分泌，大大降低消化酶的活性。

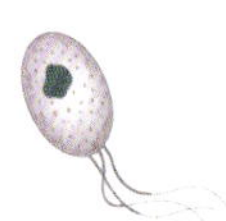

晨吐持续一段时间后会自然消失。

孕吐是本能：胎宝宝不能容忍母体对食物中轻微毒素的无视，分泌激素，增强孕妈妈嗅觉和呕吐中枢的敏感性。

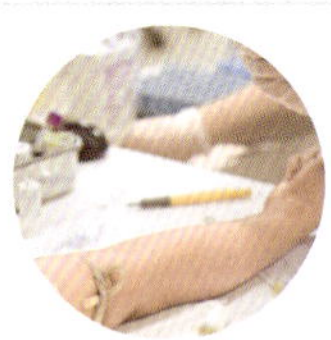

孕吐是将毒素拒之门外。

孕吐程度因人而异：从孕 5 周开始出现孕吐现象，这种反应可能会持续到孕 14 周左右。

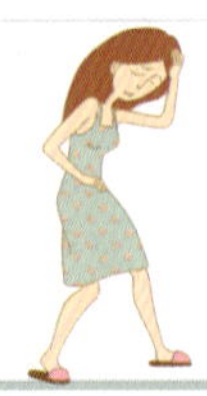

若妊娠反应严重，则需要去医院就诊。

吃酸快速止吐：酸的食物有助于缓解孕吐，酸味能够刺激胃液分泌，提高消化酶的活力。

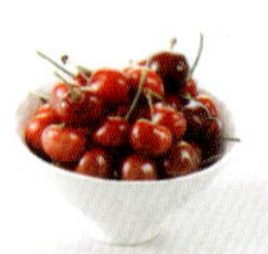

可以吃西红柿、樱桃、葡萄、青苹果等。

准生证的办理

别光顾着兴奋，也别把百分百的精力用在对付妊娠反应上，有件大事还得抓紧时间做——准生证要办理好。

准生证就是计划生育服务证，这是宝宝的第一个证件，当你计划想要第一个宝宝或者在刚刚怀上宝宝的时候就应该着手去办理了。这张证明是宝宝降临到这个世界的合法“通行证”，宝宝的出生、上户口及其他的福利都和它有密切关系。

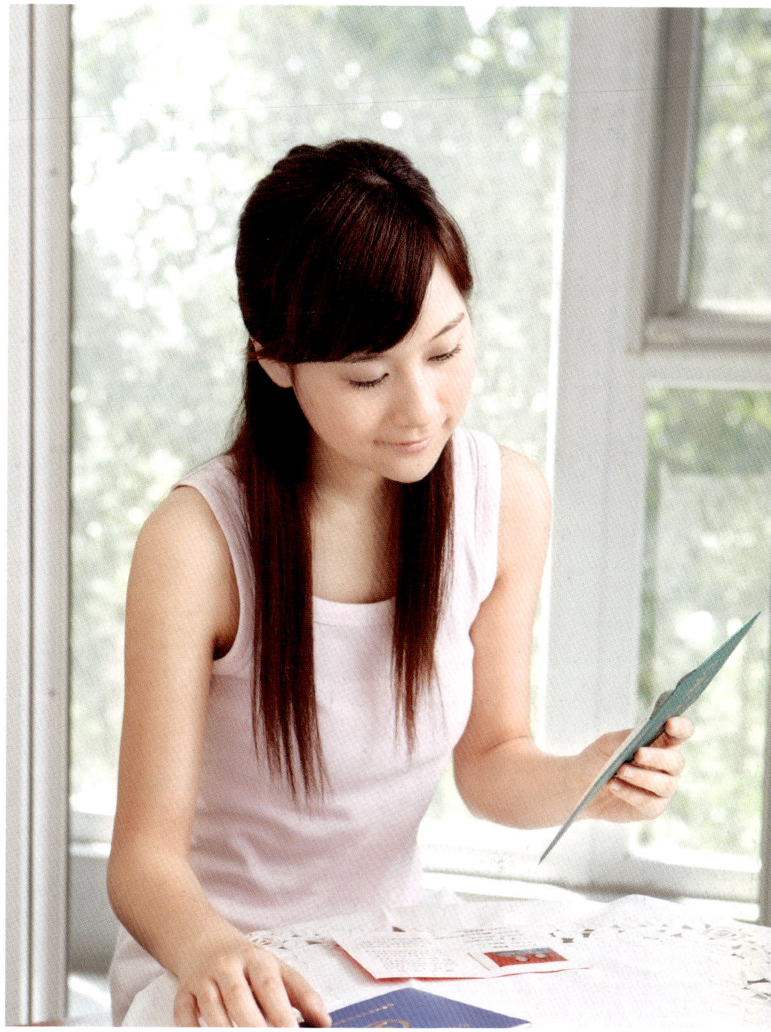

男女双方结婚之后应当及时到户籍所在地，拿着结婚证把婚姻状况由未婚改成已婚。

❤ 所需材料

①夫妻双方户口本。

②夫妻双方身份证。

③结婚证原件和复印件。

④夫妻双方的初婚初育证明，可以由工作单位或户口所在地居委会开具，加盖公章。

⑤女方 1 寸免冠照片 1 张。

女方到指定地点去检查，开怀孕化验单或诊断证明，办理前询问女方单位计生管理部门，无工作者可以去询问居委会。

❤ 办理单位

准生证男女双方均可办理，只要双方证明齐全，在哪一方办准生证都不是问题，需要注意的是各地办理准生证所需材料、要求、流程可能会有差异。二胎准生证的办理流程各地也有所不同。

以上信息仅供参考，还要以当地政策为准。

第 7 周

注意坐卧行走

怀孕后孕妈妈的一举一动都应该格外小心，虽然老人说“皮实”点好，但也别太大意。

将椅子高度调整到 40 厘米为宜；椅面宜选稍微硬一些的。深坐椅中，后背笔直靠椅背，大腿和膝关节成直角，这样不易发生腰背痛。不要猛然从座椅上起身。

行走应稳，不宜快速急行，上楼梯时要慢慢一阶一阶迈，并且用全脚掌踩地。搭乘扶梯时一定要手扶护栏。

避免长时间站立，若站立时间较长，则将两脚一前一后站立，并每隔几分钟变换前后位置，使体重落在伸出的前腿上，可以缓解久站的疲劳。

好习惯减少流产危险

怀孕是一个特殊的生理时期，孕妈妈为了保证自己和胎宝宝的健康，要特别注意饮食起居等细节，这样早期流产是完全可以避免的。

不要过度劳累：要避免重体力劳动，尤其是避免增加腹部压力的劳动，如提重物、搬重物等，家务活要量力而行。

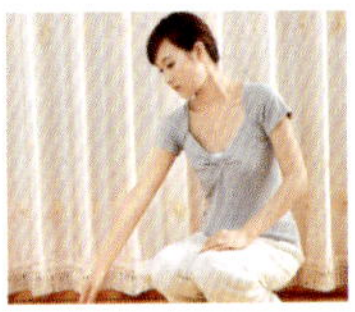

去超市不要买太多东西。

孕早期避免性生活：性生活时局部血液循环加速，腹部受到挤压和宫颈受到刺激，均会诱发宫缩。

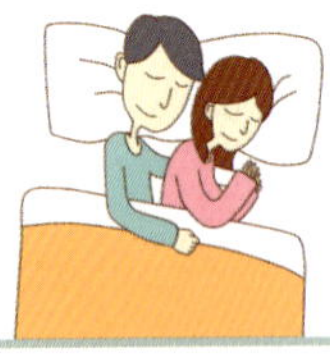

孕中期可以有适当的性生活。

注意阴道清洁：生殖道炎症也是诱发流产的原因之一，所以要特别注意阴部清洁，防止病菌感染。

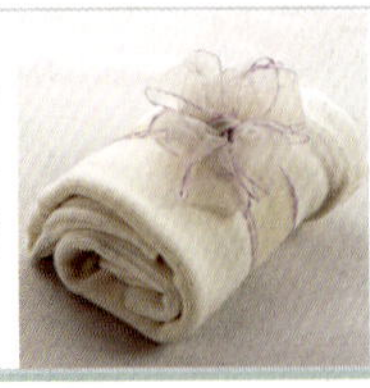

每天用温水清洗外阴，毛巾也要暴晒。

远离噪音：噪音可影响孕妈妈中枢神经系统的机能活动，会使心肺负担加重。

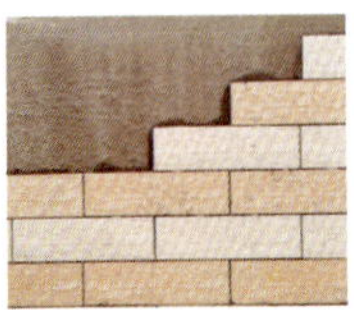

家附近有装修或者工程建设的，可以暂时搬离。

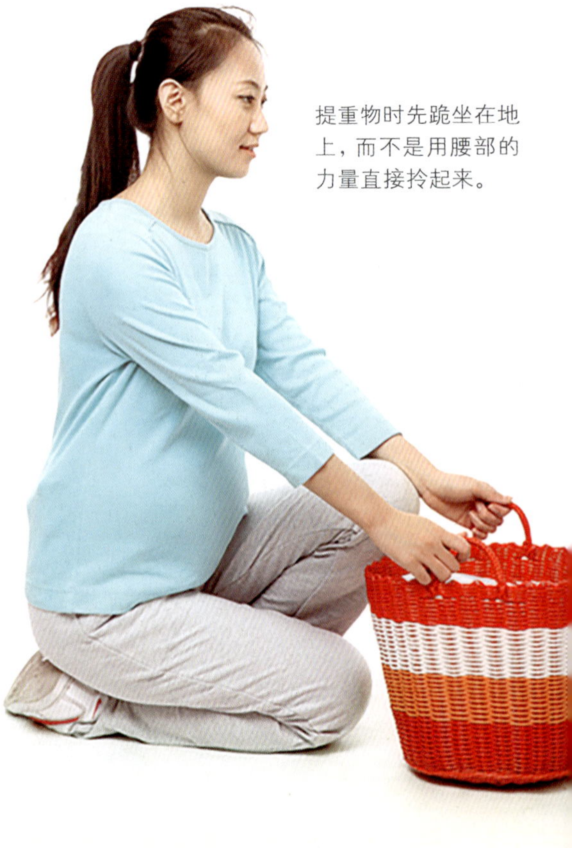

提重物时先跪坐在地上，而不是用腰部的力量直接拎起来。

孕早期腹痛不要掉以轻心

怀孕初期，许多孕妈妈都会有下腹隐隐作痛的感觉。初遇这种情况，孕妈妈会非常担心：这正常吗？哪些腹痛是正常的生理反应，哪些是身体提出的疾病警告，孕妈妈应谨慎对待。

❤ 生理性腹痛

怀孕初期，许多孕妈妈都会有下腹隐隐作痛的感觉。一般来说，孕初期子宫因怀孕而变大，会由于其韧带受拉扯产生轻微的腹痛，这种疼痛不伴有或者轻微伴有阴道出血，这种情况通常会在两三周后消失。

❤ 病理性腹痛

在孕早期出现腹痛，特别是下腹部疼痛，首先应该想到是否是妊娠并发症。常见的并发症有先兆流产和宫外孕（异位妊娠）。

如果出现阵发性小腹痛或有规则腹痛、腰痛、骨盆腔痛，问题可能就比较复杂。如果同时伴有阴道点状出血或腹部明显下坠感，那可能预示着先兆流产。孕妈妈应该少活动、多卧床、不要行房事、勿提重物，并补充水分，及时就诊。如果疼痛加剧或持续出血，需要立即就医。

如是出现单侧下腹部剧痛，伴有阴道出血或出现昏厥，可能是宫外孕，应立即到医院就诊。

宫外孕指的是受精卵在子宫腔以外的其他位置着床、生长发育。这种胚胎除了因发育位置不对而无法正常成长之外，也会引起母体的病变和伤害。宫外孕症状可归纳为三大症状，即停经、腹痛、阴道出血。但其症状常常是不典型的。当孕妈妈出现以上症状时应考虑是否发生了宫外孕，一定要及时处理与治疗。

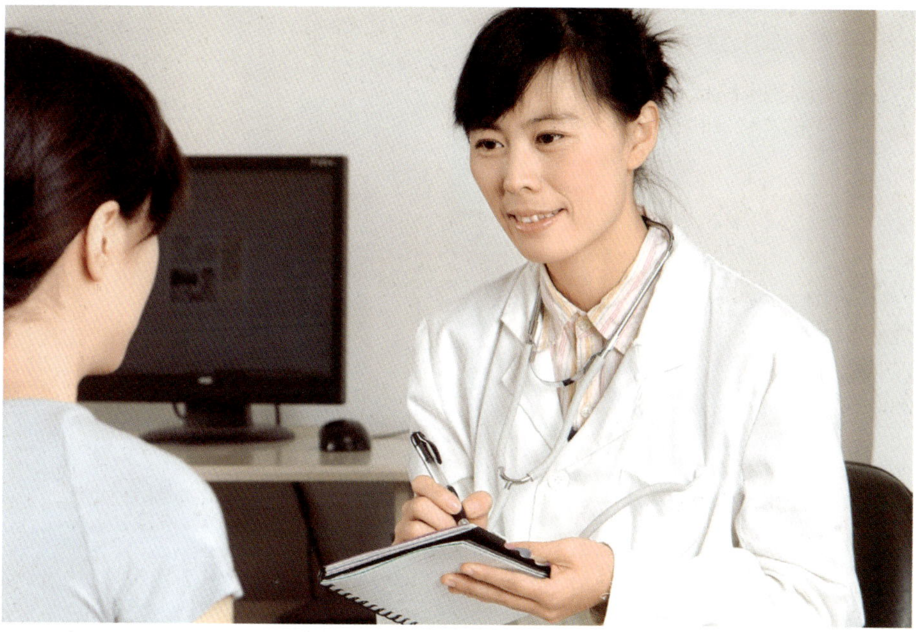

排除异常腹痛后，偶尔地、轻微地腹痛时，孕妈妈不要放在心上。

第 8 周

工作和怀孕快乐并行

孕早期孕妈妈容易劳累，因身体变化而导致的犯困、思维不敏捷等易使工作和怀孕之间产生冲突，也会使孕妈妈更加辛苦。所以孕妈妈宜尽早调节工作和怀孕之间的“矛盾”，提前做好工作安排。

孕妈妈可以选择合适的时机和领导说，而这个合适时机最好是在一项工作圆满结束后。孕妈妈也不必过于娇气，工作期间自己能做的事情尽量自己做，提拿重物或高位置取物时，可以请同事帮忙。

孕妈妈不适合从事长时间站立及体力劳动，若孕妈妈工作中有此类工作内容，宜早作安排或调整。

创造良好的工作环境

孕妈妈要注意保护自己和胎宝宝，在工作的间隙也要加强保健，并把自己的工作间整理得井井有条，这样才能确保母子的健康。

清洁办公区域：简单清理一下办公区域，用抹布擦拭一下灰尘比较多的地方，每天打扫卫生后，还要记得洗手。

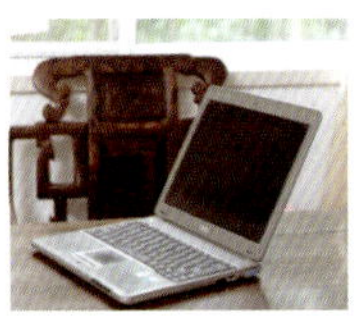

电脑、电话是清洁重点。

每隔 2 小时休息一下：建议每隔 2 小时花 5 分钟时间做一次大脑舒压的呼吸放松法，深呼吸的同时什么都不去想。

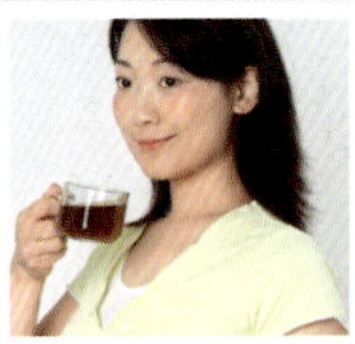

离开电脑活动一下，或者是打杯水。

减少与复印机打交道：如果办公室里有一台复印机的话，可以和同事商量，把它放在一个空气流通比较好的地方。

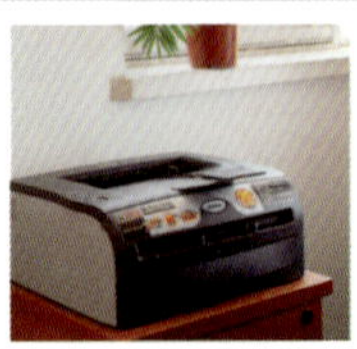

不要操作复印机了，请同事代劳吧。

在办公室放一些防辐射植物：孕妈妈应在电脑旁摆放一盆仙人掌、波士顿蕨这样的植物，能有效吸收电脑辐射。

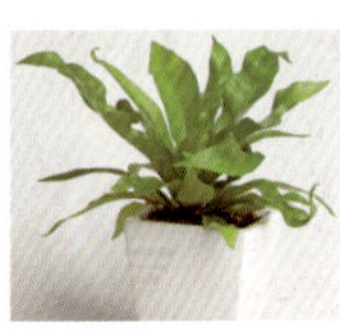

多养些植物，并给它们勤浇水。

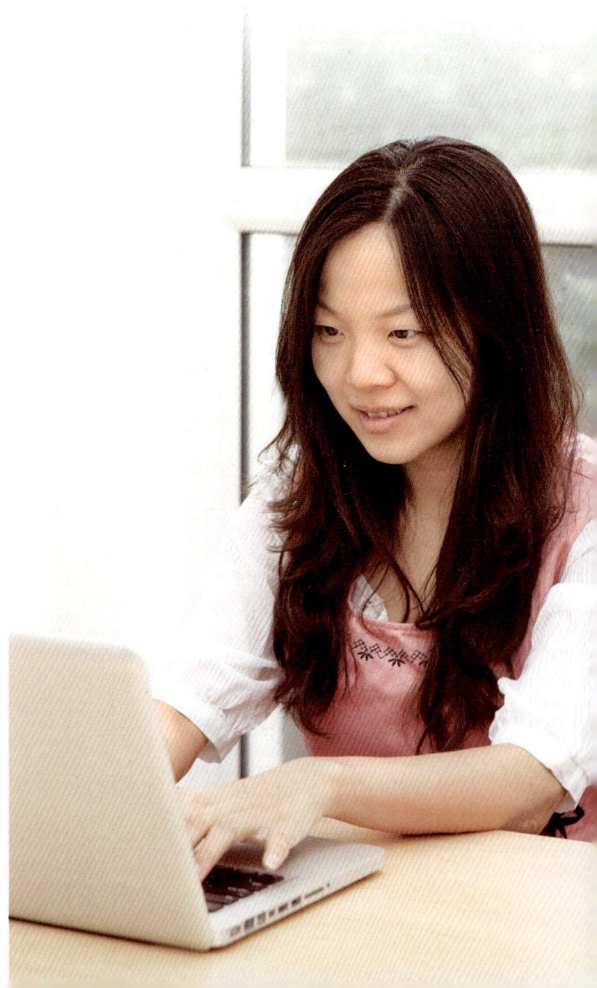

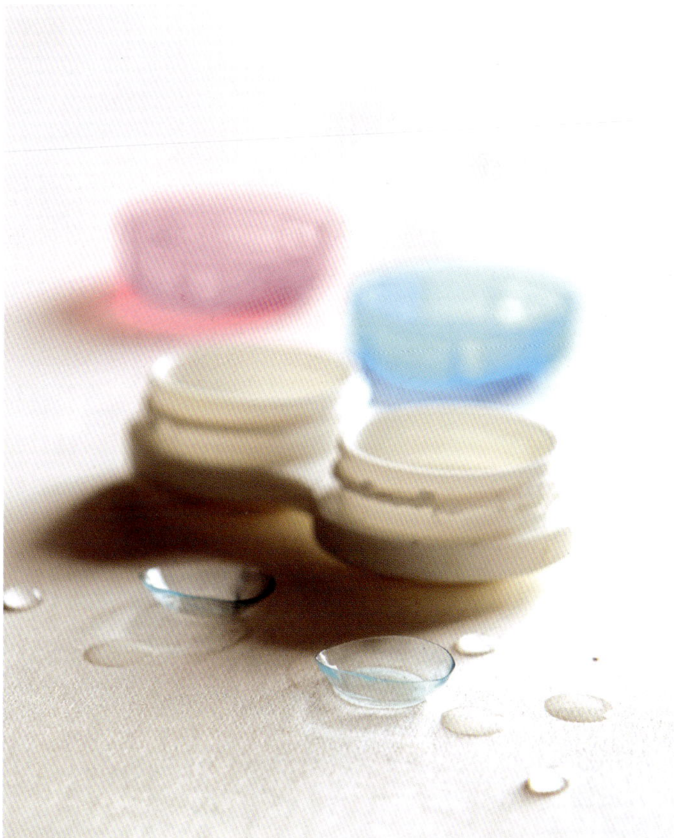

暂时告别隐形眼镜

怀孕之后，孕妈妈戴隐形眼镜会使眼睛出现异物感、干涩感，如果此时勉强戴隐形眼镜，容易造成眼球新生血管明显损伤，所以最好暂时告别隐形眼镜，等产后3个月再戴。如果孕妈妈非戴隐形眼镜不可，可使用日抛型隐形眼镜，用完就扔。如果稍有不适，就要尽快找眼科医生诊治。

一般来说，高度近视的孕妈妈要提前咨询医生是否需要做眼底检查，以检查视网膜的情况。很多专家认为，高度近视的孕妈妈在自然分娩时容易使视网膜脱落，所以要根据眼底检查的情况来确定分娩方式。

换掉高跟鞋

从知道怀孕起，孕妈妈就不要穿高跟鞋了，长期穿高跟鞋容易产生腰痛、脚痛等不适症状，而且可能会改变骨盆的形状，会对胎宝宝的生长发育造成不利影响。当穿高跟鞋走路、站立时，腹部需要用力，孕早期胚胎着床还不稳，很容易造成意外。

孕妈妈从怀孕开始应该穿平跟、透气性好、材质轻、舒适的鞋，如轻便的运动鞋、布鞋、休闲鞋或软皮鞋，冬天的雪地靴也是一个不错的选择。

带上大眼镜，穿上平底鞋，感觉在职场中太朴素了，其实孕期着装不凑合，一样可以穿得优雅又大方。

长裙具有拉长线条，美化视觉的效果，外面搭一件开衫外套，会显得整体造型更加完整更有层次感；冬季可外搭一条厚实的围巾或穿着一件厚实的及膝大衣，既提升时尚指数，又保暖实用。

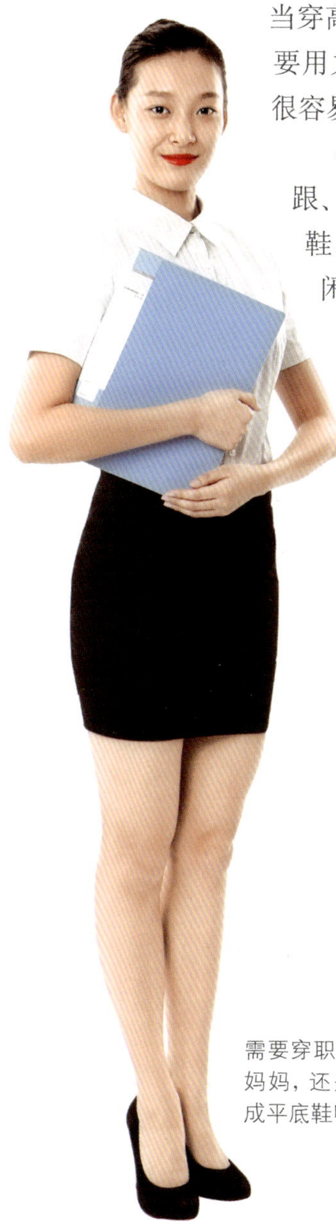

需要穿职业装的孕妈妈，还是暂时换成平底鞋吧。

营养饮食宜忌速查

蛋白质——成长发育的基础

怀孕之后，孕妈妈身体的变化、血液量的增加、胎宝宝的生长发育以及孕妈妈每日活动的能量需求，都需要大量蛋白质。而且优质蛋白质可以帮助胎盘生长，并支持胎宝宝脑部发育，帮助胎宝宝合成内脏、肌肉、皮肤、血液等。

孕早期蛋白质要求达到每日 70~75 克，比孕前多 5 克；孕中期蛋白质每日 80~85 克，比孕前多 15 克；孕晚期是胎宝宝大脑生长发育最快的时期，蛋白质要增加到每天 85~100 克，比孕前多 20~30 克。

❤ 最佳食物排行榜【每 100 克可食部分含量（克）】

食物	含量	最佳吃法	营养菜谱
猪蹄	22.6	猪蹄与茭白炖汤，可以为孕妈妈提供丰富的蛋白质，避免胎宝宝生长发育迟缓，出生体重过轻	猪蹄茭白汤 花生炖猪蹄
牛肉	19.9	牛肉与大米一起煮粥，再添点枸杞子，可以强健孕妈妈的脾胃，为胎宝宝的成长发育打好基础	牛肉粥 甜椒炒牛肉 酱牛肉 西红柿炖牛腩
鲫鱼	17.1	炖制鲫鱼汤时，先用油将鲫鱼煎一下，然后倒入凉水用小火慢炖，使整个汤呈现乳白色，食用起来味道会更鲜美	鲫鱼豆腐汤
鸡腿肉	16	鸡腿肉较厚实，不易入味，可先用刀划几道，腌制后再烹制；香菇与鸡肉同食可为孕妈妈补充丰富的蛋白质，还可以健体养颜	香菇鸡肉汤 红烧鸡腿 炒鸡丁

一日科学食谱推荐

早餐：豆浆 1 杯，蒸饺 5 个，拌黄瓜 1 份

加餐：牛奶 1 杯，饼干适量

午餐：西红柿牛肉汤 1 碗，瘦肉炒芹菜、五香鸡肝各 1 份，米饭 1 碗

加餐：酸奶 1 杯，腰果、核桃各适量

晚餐：绿豆粥 1 碗，炒蘑菇、糖醋排骨各 1 份，小馒头 1 个

加餐：牛奶 1 杯

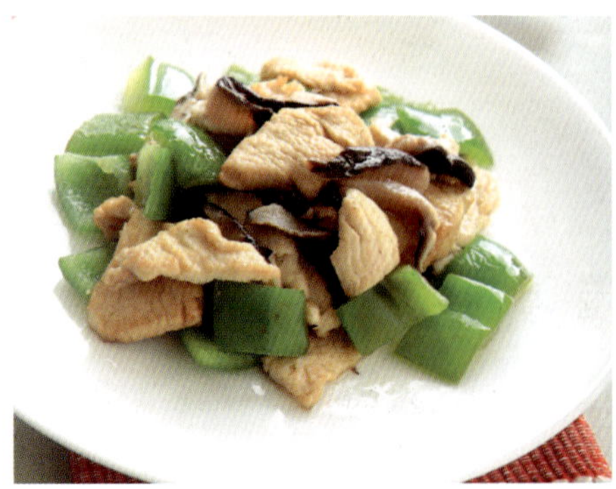

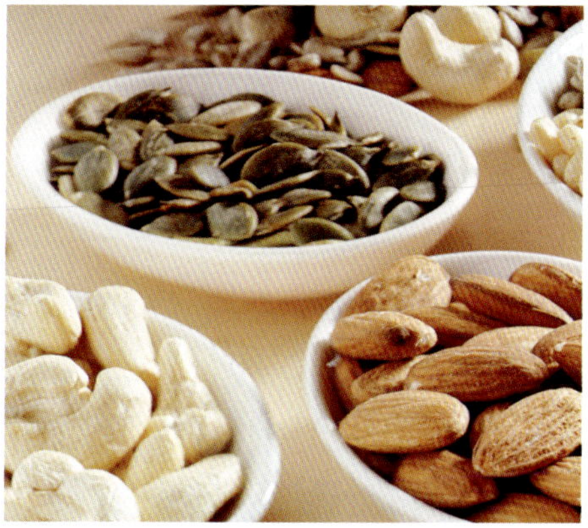

宜随身备一些小零食

孕早期，孕妈妈可能会经常感到饥饿，还有胃部灼热的难受感。为了避免这种情况，孕妈妈要准备一些零食，如苏打饼干、粗粮面包、坚果等，饿的时候食用。恶心、想吐时也可以试着吃一些水果或者蔬菜条，出门前洗净切好，放在保鲜袋里，既卫生又方便。

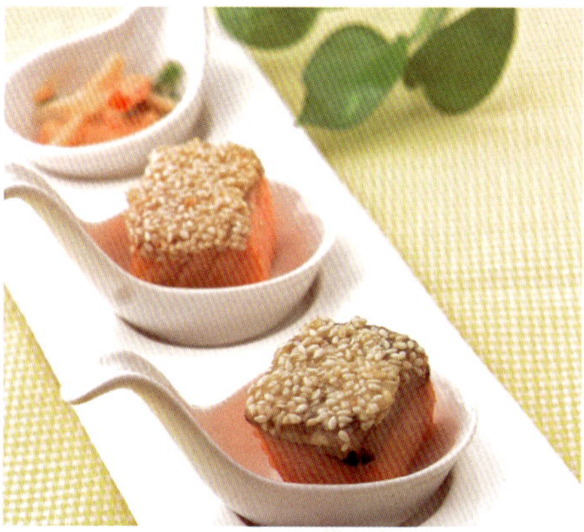

宜换着花样和品类吃鱼

鱼肉富含蛋白质、维生素，以及卵磷脂、钾、钙、锌等营养素，这些是胎宝宝发育，尤其是神经系统的发育所必需的营养物质。另外，鱼肉还富含不饱和脂肪酸——二十碳五烯酸。二十碳五烯酸有利于孕妈妈将充足的营养物质输送给胎宝宝，促进胎宝宝的发育，还能有效预防妊娠高血压综合征的发生。所以，孕妈妈多吃鱼对胎宝宝的发育十分有利。

需要注意的是，孕妈妈应尽量吃不同种类的鱼，不要只吃一种，以满足不同的营养需求。淡水鱼里常见的鲈鱼、鲫鱼、草鱼、鲢鱼、黑鱼，深海鱼里的三文鱼、鳟鱼、左口鱼、黄花鱼、鳕鱼、鳗鱼等，都是不错的选择。让准爸爸收集一些食谱，换着花样做，红烧、清蒸、焖酥鱼、煲汤都可以。

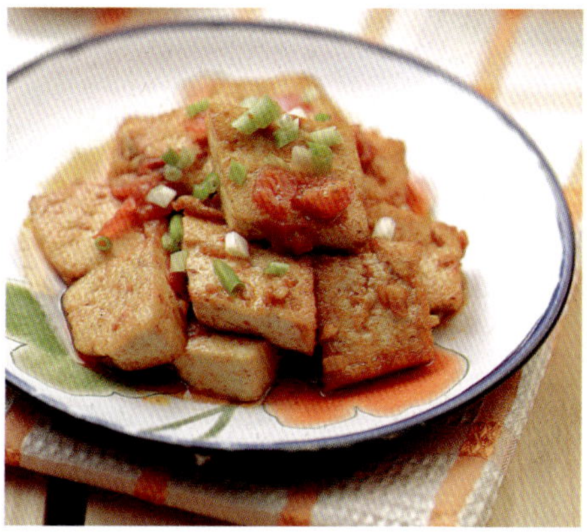

不宜只吃素

孕妈妈这个月的妊娠反应会比较大，不喜欢荤腥油腻，只是全吃素食，这种做法可以理解，但是孕期长期吃素会对胎宝宝产生不利影响。母体摄入营养不足，势必造成胎宝宝的营养不良，胎宝宝如果缺乏营养，如缺乏蛋白质、不饱和脂肪等，会造成脑组织发育不良，出生后智力低下。素食一般含维生素较多，但是普遍缺乏一种叫牛磺酸的营养成分。人类需要从肉类食物中摄取一定量的牛磺酸，以维持正常的生理功能。牛磺酸对儿童的视力也有重要影响，如果缺乏牛磺酸，会对胎宝宝的视网膜造成影响。鸡肉、牛肉适当补充一点也是有必要的。

不宜马上进补

有的孕妈妈知道自己怀孕之后，为了让胎宝宝“吃”得更好，马上就开始进补。其实现在胎宝宝还很小，对营养需求也不大，孕妈妈只要维持正常饮食，保证质量就可以了。

不宜多食辛辣食物

为了顾及孕妈妈口味的改变和爱好，各式酸、甜、苦、辣的食物，孕期都可以酌量食用，但应避免食用过于辛辣的食物，以免令肠胃无法负荷。有些孕妈妈吃太多麻辣或过于生冷、不够新鲜的食物，会导致剧烈腹泻或者便秘，两种情况都不好，对身体的伤害也不轻。

特殊妊娠讲堂

得知自己怀孕之后的孕妈妈，都会关心自己的状况是否正常。了解及掌握自己的怀孕状况，认识可能发生的异常妊娠现象，是每一位孕妈妈必须学习的课题。听到下面有点熟悉的专业名词，不要太担心，只要放松心态，尊重优胜劣汰的原则就好了。

流产征兆

流产是指孕 28 周以内，由于某种原因而发生妊娠终止的现象。如果发生在孕 12 周以内称为早期流产，如果发生在孕 12 周以后，则称为晚期流产。流产最主要的信号就是阴道出血和腹痛（主要是因为子宫收缩而引起腹痛），出血的颜色可为鲜红色、粉红色或深褐色，主要根据流量和积聚在阴道内的时间的不同而有所变化。

如果孕妈妈发现自己阴道有少量流血，下腹有轻微疼痛和下坠感或者感觉腰酸，可能就是流产的先兆，也是胎宝宝传递的“危险信号”。这时孕妈妈不必太紧张，最好的方法就是卧床休息，不要再走动。如果情况没有改善，反而严重，则需要及时就医。

胚胎停育

医学上将妊娠早期胚胎停止发育的现象称为胚胎停育。造成胚胎停育的原因有很多，内分泌失调、子宫异常、生殖道感染、母胎之间免疫不适应，以及染色体问题都可能导致胚胎停育。若孕妈妈不幸被确诊为胚胎停育，最好在医生的指导下做人工流产处理。胚胎停育不宜采用药流，否则不易完全排净。

宫外孕

正常妊娠情况下，受精卵是在子宫内膜上着床、生长发育的，如果它在子宫体腔以外的地方生长发育，就是异位妊娠，俗称“宫外孕”。 宫外孕可归纳三大症状，即停经、腹痛、阴道出血。如果怀疑为宫外孕，应立即到医院确诊治疗，通常要进行急诊手术。发生宫外孕时，即使是输卵管破裂，只要治疗及时，就不会对母体产生很大的影响。但如果治疗不及时，就会因大量出血导致危险。

孕妈妈一定要注意的是，急性腹痛一定要马上去医院就诊。但如果只是少量出血，而没有腹痛，孕妈妈大可不必着急，这是受精卵在子宫内膜上着床时引起的“点状出血”，并无危险。

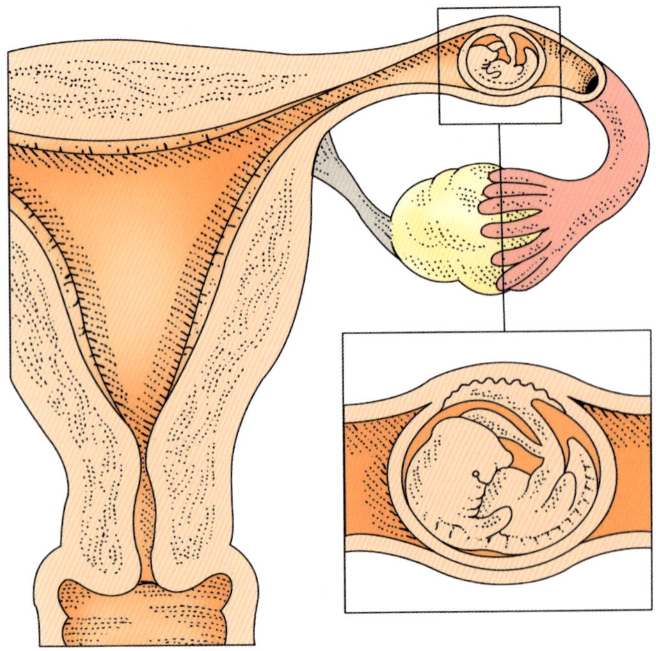

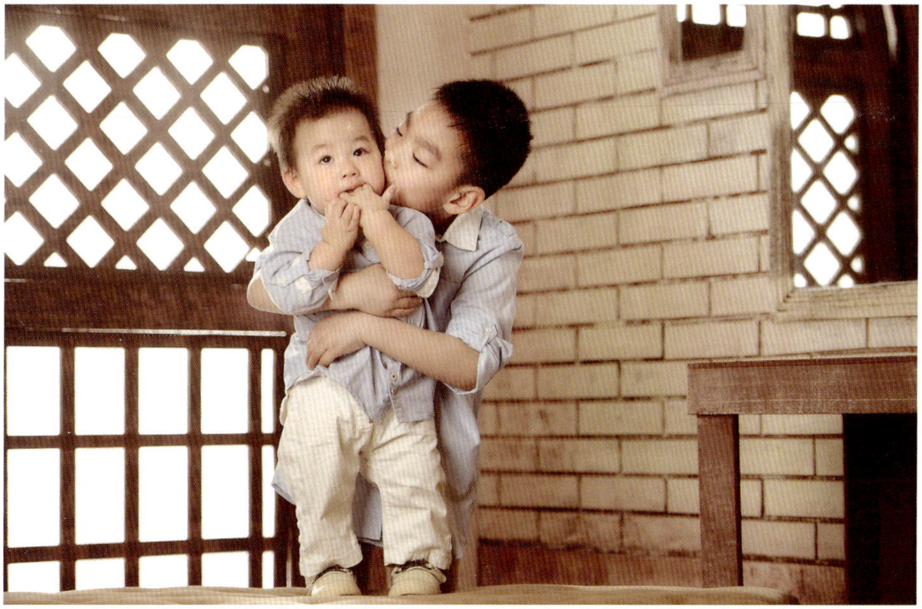

如果第一胎是剖腹产

生第二胎一定要间隔两年，否则容易引起子宫破裂导致生育危险。因为剖宫产后宫壁的刀口在短期愈合不佳，过早怀孕，由于胎儿的发育使子宫不断增大，子宫壁变薄，尤其是手术切口处，结缔组织缺乏弹力，新鲜的瘢痕在妊娠末期或分娩过程中很容易胀破，而造成腹腔大出血甚至威胁生命，因此再次妊娠最好是在手术后 2 年较为安全。

葡萄胎

葡萄胎是指实际上没有胎儿或胎儿发育不正常的情形。胎盘底部的微细绒毛产生异常，子宫内形成葡萄形状的水泡，并充满子宫。典型症状是恶心、呕吐等症状会非常严重，妊娠 3~4 个月时会分泌大量暗褐色的分泌物，下腹产生膨胀感。妊娠 5~6 个月时，也听不到胎心音。

利用超声波检查，在妊娠 5~6 周时就能够准确诊断出葡萄胎，确诊后需要进行手术，手术后要严格进行护理，在手术后一年时间内必须采取避孕措施。

二胎生育间隔期

如果第一胎是顺产

生第二胎没有严格的时间限制，一般一年半后较好。如果妈妈第一胎是正常顺产，并在给宝宝哺乳，那么最好是宝宝断奶后再进行怀孕，这样，身体恢复得更好，才有利于怀孕后的二胎宝宝生长发育。如果妈妈顺产后没有给宝宝哺乳，一般半年左右就可以进行第二次怀孕，产后切忌过早怀孕，不然身体不利于胎儿生长发育。建议最好是在一年半后再生二胎。

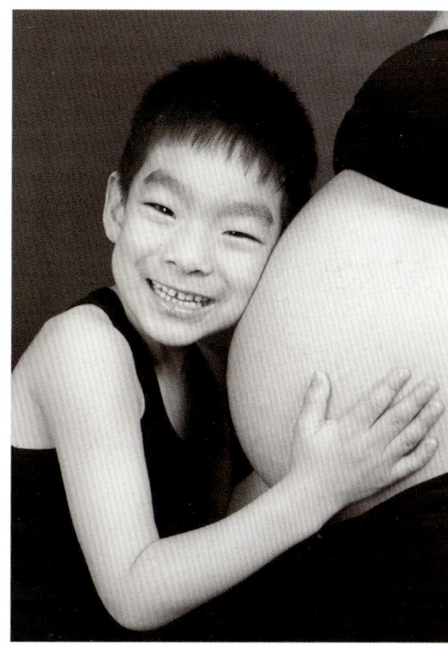

孕 3 月

本月大事记

第一次产检、建档

到了 12 周，孕妈妈需要进行第一次产前检查。医院还会给你建立一个档案，记录你整个孕期每次身体检查的情况。孕检档案对整个孕期来说非常重要，一般来说，你大多会在建档的医院分娩。所以要选择最适合自己的医院。

如果身体状况稳定，可以找机会向你的领导汇报怀孕的消息，并表示不会影响工作，每月开始要固定时间去做产检，让领导有个心理准备。

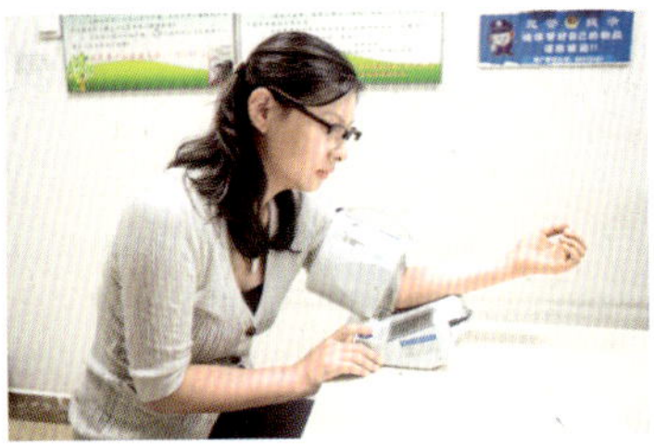

准爸爸的行动力

不要频繁外出应酬，孕妈妈在怀孕期间会较平时更为敏感和小心眼，丈夫太频繁地外出应酬会让她坐立不安，并开始胡思乱想。而且孕期常会有一些突发事件，最好有人能陪在身边。

积极分担家务，高处取物和搬重东西等事情就全部承担下来吧！

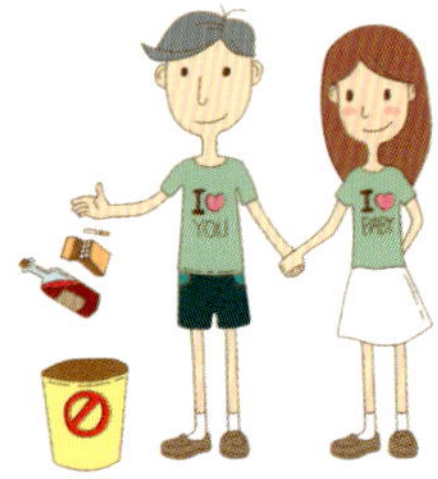

胎宝宝大概 9 厘米长，重 23 克。孕妈妈在整个孕早期结束时理想的体重增长为 2 千克左右。

23克

孕 3 月，胎宝宝像个李子。

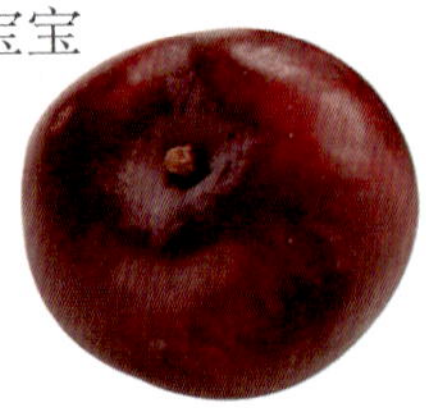

孕9周

五官和大关节部位已经明显可辩

孕12周

生殖器官开始呈现出性别特征

本月可能要做的产检项目

* 子宫隆起部位及腹部检查。
* 子宫检查。
* 血色素及血细胞比容的检查。
* 验尿。
* 体重及血压检查。
* 通过多普勒超声波仪，听到胎宝宝的心跳声（胎心音）。
* 需要做一个早期的排畸检查，即 NT 检查。
* 与医生讨论绒毛膜采样、甲胎蛋白或产前筛查等检查的必要性：孕妈妈年龄在 35 岁以上，怀过出生缺陷胎儿，或有任何家族遗传病史，医生可能建议进行绒毛活检。
* 对有肿胀现象的手脚部位进行检查。

小家伙从 9 周起将被称为胎儿啦！不过这时胎宝宝活动并不强烈。大约 12 周的时候，孕妈妈的小腹就微微隆起了，并能通过多普勒超声波仪听到他的心跳，他确实在腹中扎根了。

这个月，应该这样做：

- 出现出血症状时，孕妈妈应及时就医，而不是躺在床上静养，医生需要根据胎宝宝和孕妈妈的情况来决定是否保胎。
- 针对激素水平低、黄体功能不良的孕妈妈，一般医生会建议通过注射或口服来补充孕酮，并建议卧床休息，定期复查，还应保持情绪稳定、避免紧张，补充足够的营养。
- 孕早期每天需要摄入热量比孕前多 150 千卡左右，相当于一碗米饭的热量。现在孕妈妈不必着急进补，但是要保证蛋白质的摄入和膳食平衡。

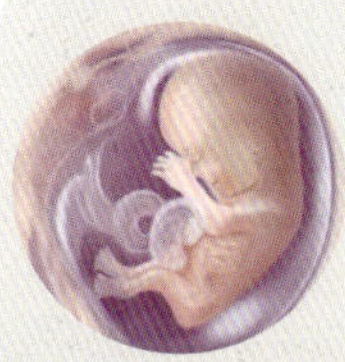

第 9 周

慎用香薰

有些孕妈妈在怀孕前喜欢用香薰来给居室增加气氛，但此时，这些气味很可能会加重你的妊娠反应，孕妈妈在此时最需要纯净自然的空气，注意保持居室的通风。那些味道浓郁的香薰用品也许会对胎宝宝有不良的影响。为保险起见，还是等产后再用吧。

护肤有门道，远离有害物

有些孕妈妈认为婴儿护肤品刺激性少，其实这是一个误区。孕期应选用不含香料、酒精、无添加剂或少添加剂的优质护肤产品。

美白霜：很多具有美白作用的化妆品中都有铅，使用后铅透过皮肤进入体内，会对消化道以及泌尿系统造成伤害。

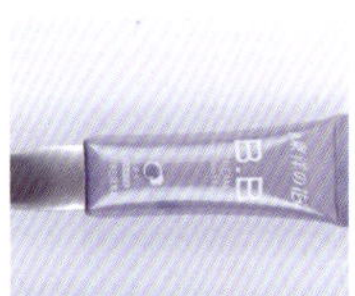

扔掉美白霜吧。

指甲油：指甲油中有一种物质叫作酞酸酯，这种物质进入身体，不仅对健康有害，还会增加流产和致畸的可能。

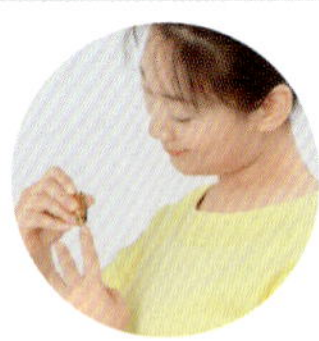

勤剪指甲。

口红：口红中的羊毛脂会吸附空气中对人体有害的重金属微量元素，通过口腔进入体内，给孕妈妈造成危害。

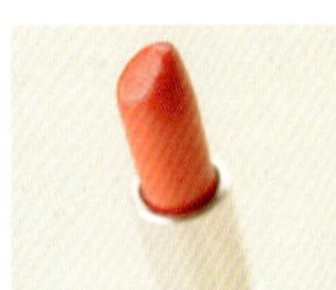

植物性润唇膏还是可以用的。

染发剂：染发剂中含有某些化学物质，不仅对人体健康有害，还可能导致生殖细胞变异，孕妈妈最好不要染发。

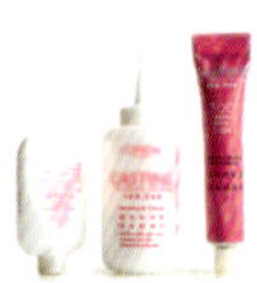

准爸爸也不要使用染发剂了。

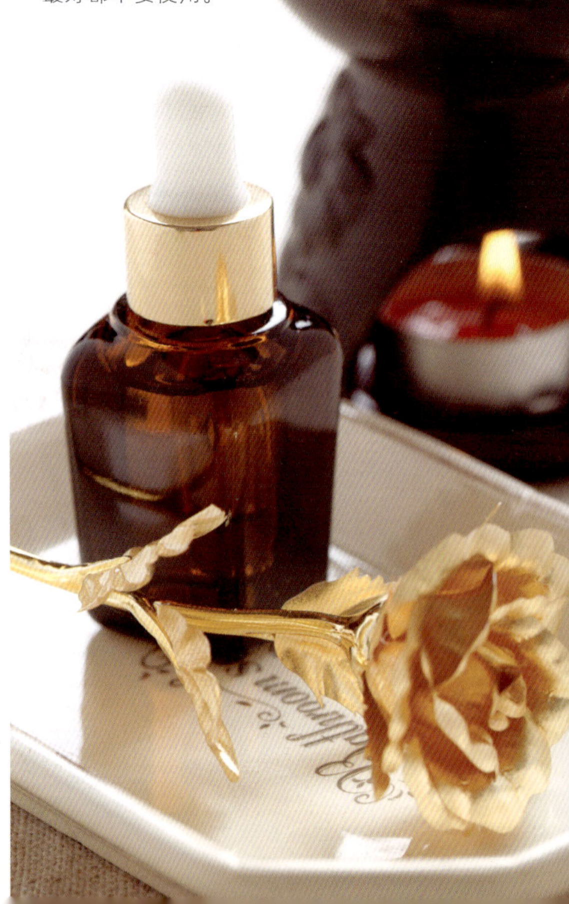

很多香薰精油包装上并未标注孕妇禁用的信息，那些不太明确成分的精油，最好都不要使用。

关注牙齿问题

怀孕会带来很多改变，包括牙齿。孕妈妈可能会发现自己的牙龈经常出血，这是因为怀孕之后内分泌的变化使得牙龈格外脆弱，极易让一些病菌和毒素乘虚而入。

怀孕前的口腔检查

检查口腔内是否有龋齿，也就是俗称的“蛀牙”。怀孕期间生理和饮食习惯的变化，有可能会加重龋齿的发展。一旦发生急性牙髓炎或根尖炎，不但会给孕妈妈带来难以忍受的痛苦，而且服药不慎也会给胎宝宝造成不利影响。

检查是否患有牙龈炎和牙周炎。女性在怀孕后，体内的雌激素水平上升，会使牙龈中的血管增生，血管的通透性增加，容易诱发牙龈炎，这被称作“妊娠期牙龈炎”。

检查口腔内是否有残根和残冠。检查口腔内是否有阻生智齿。

怀孕后的口腔检查

无论是否有既往口腔疾病史，孕妈妈特别容易在怀孕期遭遇口腔问题。如果孕前没有做口腔检查，孕早期口腔健康只能力争亡羊补牢。

一般来说怀孕初3个月及分娩前3个月不宜做拔牙治疗，以避免可能出现的流产与早产。有些药物对胎宝宝发育的影响目前尚不清楚，因此，须慎用抗生素等药物。应该在医生的指导下用药，以防药物的致畸作用及其他不利影响。

护牙生活细节

▷ 勤刷牙：除了正常的早晚两次刷牙之外，如果你午饭后要小睡，最好再刷一次。吃完东西要记住把食物残渣清理干净，不让细菌有可乘之机。

▷ 勤漱口：除了一天三次刷牙，每次吃完东西都要用温水漱口，或用医生专门指定的漱口水漱口。

▷ 选择好牙刷和牙膏：选择软质、细毛、刷头很小的牙刷，并且每3个月务必更换。不需要用药物牙膏，使用具有一般清洁功能的牙膏就可以。

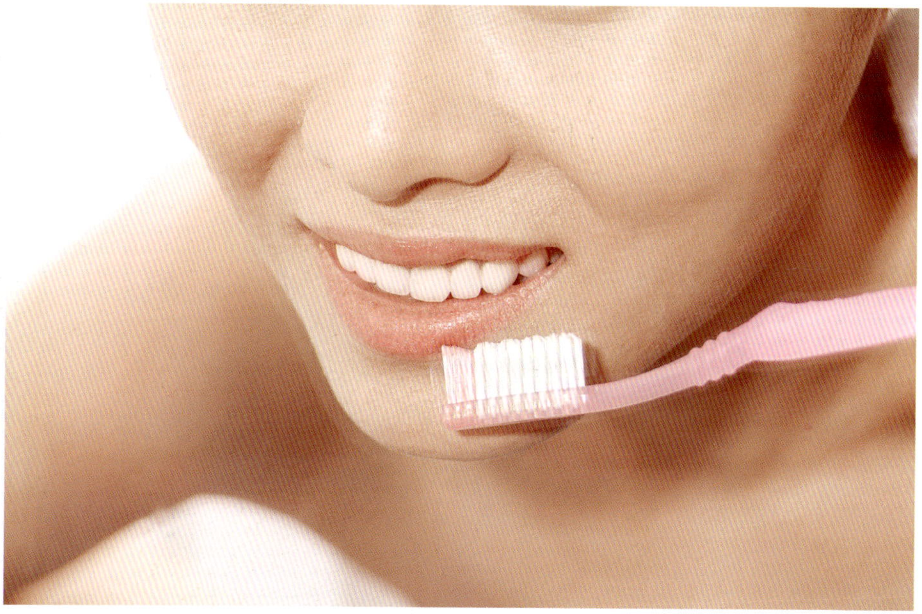

从备孕期开始，孕妈妈的牙齿健康决定着胎宝宝的健康。牙好胃口好，营养供给充足，胎宝宝会更强壮。

第 10 周

宜淋浴，20 分钟就好

怀孕后就不宜泡澡了，最好选择淋浴，因为怀孕后内分泌发生了多方面的变化，使阴道里具有杀灭细菌作用的酸性分泌物减少，防御能力降低，如果坐浴，脏水里的细菌、病毒可能进入阴道、子宫，引起炎症，所以最好采取淋浴。

洗澡时间不宜太长，尤其是在冬天。浴室内，温度、湿度较高，氧气供应不足，再加上此时全身表面血管扩张，会导致孕妈妈头部供血不足，出现头昏、乏力等症状，同时易致使胎宝宝缺氧，影响胎宝宝神经系统的发育。因此，孕妈妈洗热水澡以不超过 20 分钟为宜。

天气好适当晒太阳

孕妈妈宜适当多晒太阳。阳光中的紫外线可作用于皮下的脱氢胆固醇，促使合成维生素 D，有助于体内钙质吸收。此外，紫外线还具有杀菌、消毒作用，所以孕妈妈适当晒太阳，不仅可促进健康，还可提高抵抗力，预防感染性疾病，有益于胎宝宝发育。

每天晒太阳：冬天每天不少于 1 小时，夏季每天不少于 30 分钟为宜，夏季尽量避免直晒，冬季则要视情况而定。

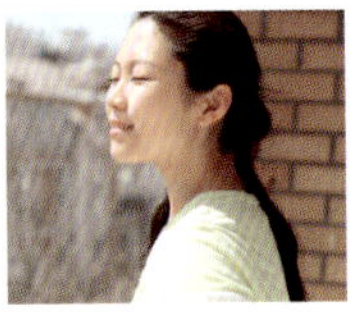

多补充水分，不舒服就停止。

不要隔着玻璃晒太阳：坐在屋子里隔着玻璃晒太阳实际上只是得到了阳光的温度，却拒绝了日光的“营养”。

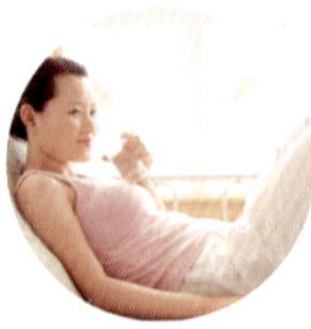

紫外线无法穿透玻璃，要到室外晒太阳。

选择好防晒品：日光中有能使人晒黑的 UVA，在多吃富含维生素 C 的果蔬的同时，最好使用物理性的防晒霜。

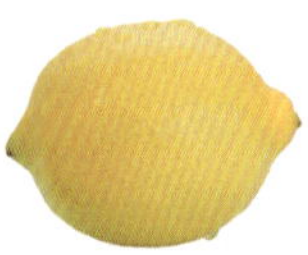

像柠檬等水果维生素 C 含量高，可美白肌肤。

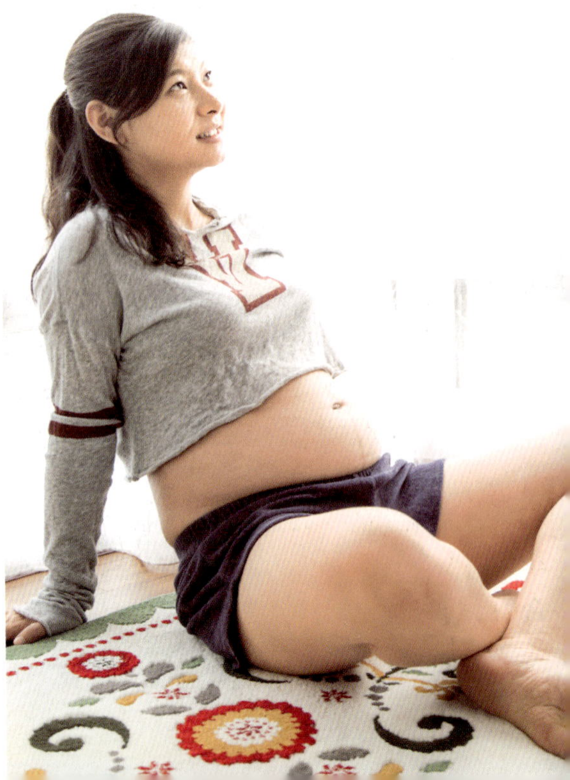

体重管理提上日程

随着生活水平的提高，现在大多数孕妈妈都有孕期体重增加过快的问题，如果从怀孕一开始就进行体重管理，不仅能让孕妈妈身体健康，也有助于宝宝的顺利出生，以及产后的顺利瘦身。不过，现在把这个问题重视起来也不算晚。

❤ 孕期长多少体重合理

让肉长在胎宝宝身上，这是孕妈妈体重控制的目标。在这之前，孕妈妈先要了解下孕前体重指数，体重指数是衡量体重的科学标准之一。

体重指数计算公式：体重指数（BMI）= 体重（千克）/ 身高（米）^{2}

一般说来，BMI 在 18.5~22.9，表示体重是适宜的，健康的体重指数应该保持在 20 左右。孕妈妈孕前保持合理的体重，也有助于受孕。

孕前 BMI：18.5~22.9，体重增加范围：10~14 千克

孕前 BMI：18.5 以下，体重增加范围：12~15 千克

孕前 BMI：23 以上，体重增加范围：7~10 千克

❤ 孕期体重都长在哪儿了

在整个孕期，孕妈妈的理想体重是增加 10~14 千克，体重增加过快和过慢都会影响母子健康。不过体重这回事也是因人而异，不能一概而论。孕妈妈不要以为所有增长的重量都是自己身上的肉，也不要以为增加的重量就等同于胎宝宝的重量。

在整个孕期，孕妈妈的体重应是逐渐稳步增加，而不是突然猛增的。如果在孕期，出现体重猛增的情况，孕妈妈要注意了，可以适当控制下饮食，并多做一些适合的运动。在怀孕的前 3 个月里，体重增加不明显时，孕妈妈不要着急，这时胚胎很小，对脂肪和能量的需求基本可以忽略，所以此时体重没有增加也是正常的。

❤ 孕期体重增长构成

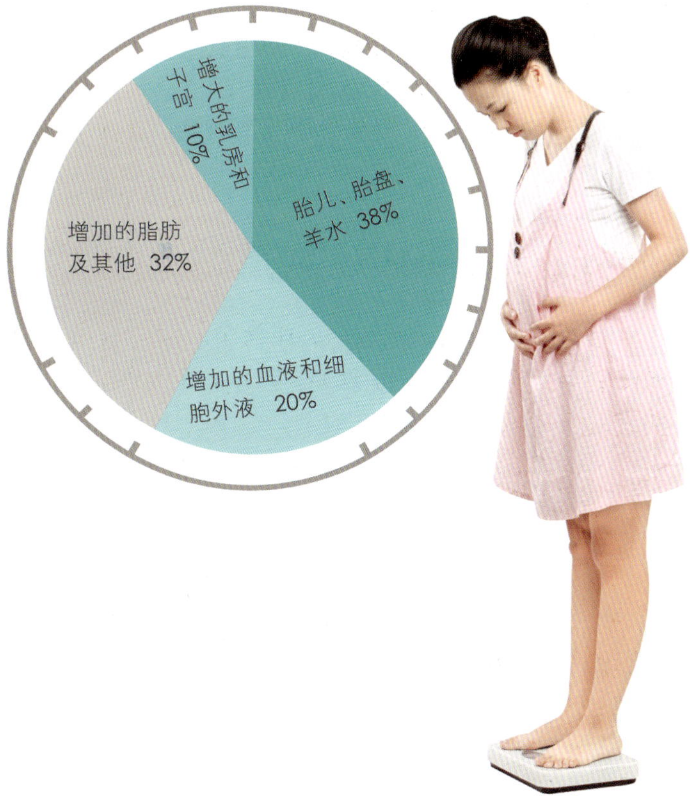

孕期各阶段体重增长速度

孕期	增加体重
孕 1~3 月	每月增加 0.5 千克左右，孕 2 月、孕 3 月可能会因妊娠反应，体重有所下降，属于正常现象
孕 4~ 7 月	每月增加 1.5~1.8 千克
孕 8 ~10 月	每周增加 0.5 ~1 千克，3 个月期间体重共增加 6~12 千克

第 11 周

上班外出安全第一

整个孕早期的出行都应引起孕妈妈的注意。孕 3 月还没有度过孕早期的危险期，不适合长途旅行，也不宜长时间乘坐交通工具。

不宜再骑自行车，骑自行车的姿势会使腹部受压，易导致盆腔充血，不利于胎宝宝发育。

过于拥挤的环境空气污浊，应避开交通高峰，提前出门。穿上防辐射服，让大家知道你是孕妈妈。乘私家车时，应注意车内清洁、空气流通，而且最好不要自己驾驶。另外，孕早期在散步时，应远离正在跑跳的孩子，以免孩子冲撞到自己。

生活里的正确姿势

对孕妈妈而言，姿势不正确易引起整个身体的疲劳与不适。因此，孕妈妈必须保证正确的姿势，注意日常生活中的一些小动作。

打扫：可以从事一般的擦抹家具和扫地、拖地等劳动，但不可登高，不可上窗台擦玻璃，更不要搬抬笨重家具。

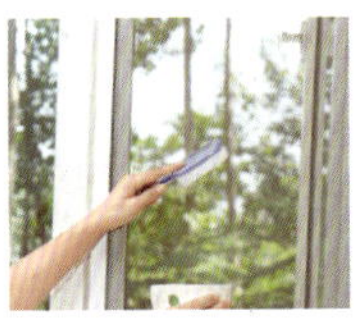

打扫卫生时避免使用冷水。

做饭：在冬季应注意，着凉、受寒都对胎宝宝不好。早孕反应严重时不要到厨房去，以免加重恶心、呕吐症状。

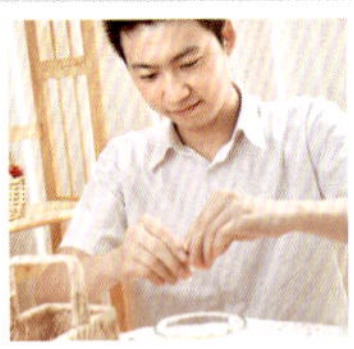

不能闻油烟味，就让准爸爸做饭吧。

购物：购物会使你的心情舒畅，感到放松，而且逛街等于散步，但不宜到人群过于拥挤的市场去，一次购物不宜多。

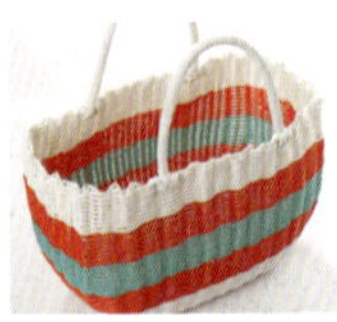

需要有家人帮忙提重物。

拿东西：将放在地上的东西拿起或放下时，注意不要压迫腹部。要屈膝落腰，完全下蹲，单腿跪下，拿住东西再站起。

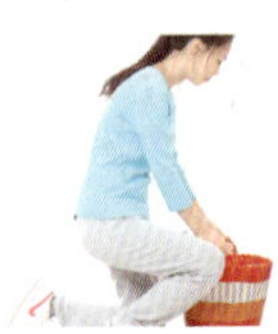

跪姿，将篮子放于屈起的腿上，腰保持挺直。

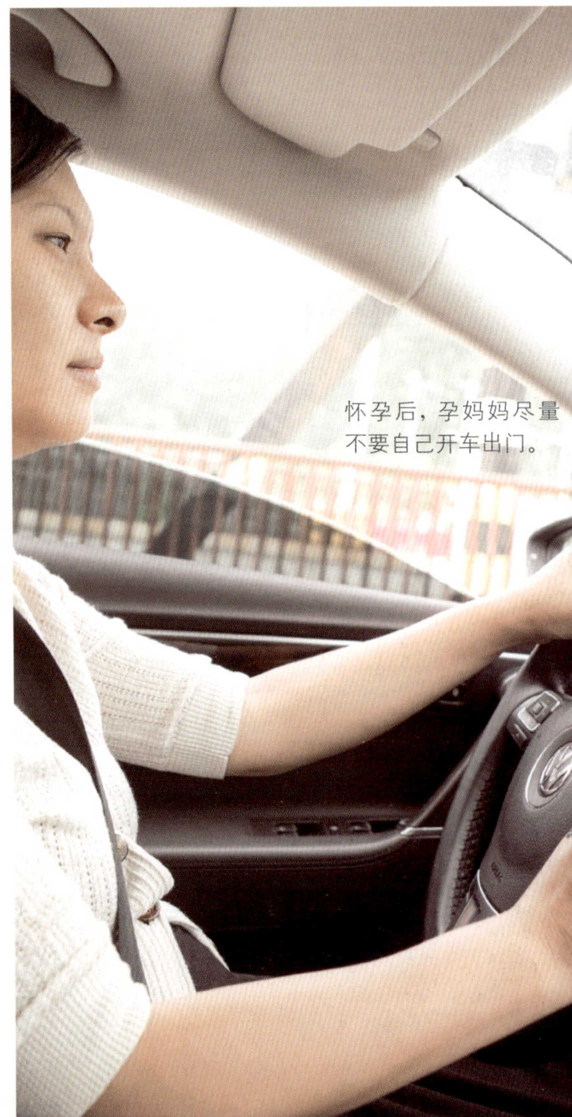

怀孕后，孕妈妈尽量不要自己开车出门。

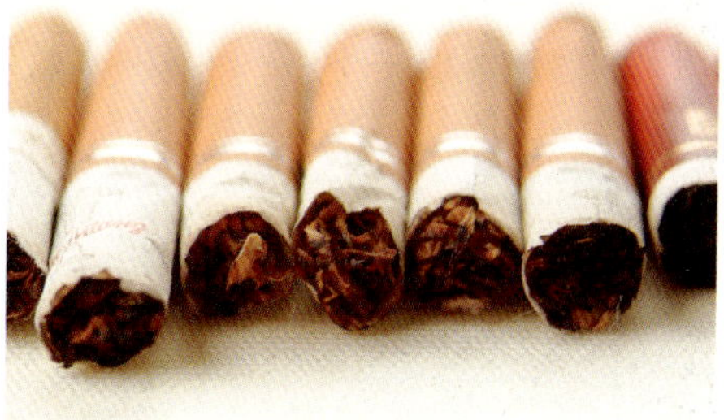

远离二手烟

虽然自己不吸烟，但是如果置身香烟的烟雾中，同样会吸入对人体有害的物质，对胎宝宝造成伤害。

如果在单位，可以请吸烟的同事理解你的处境，尽量不要在共同的区域抽烟。

请家人坚决不要在家抽烟，如果有来家串门的客人，也要告知不要抽烟。

实在没办法避免有人抽烟的场合，就要坐在无烟区或者是空气流通的地方，尽量让自己呼吸到新鲜空气。

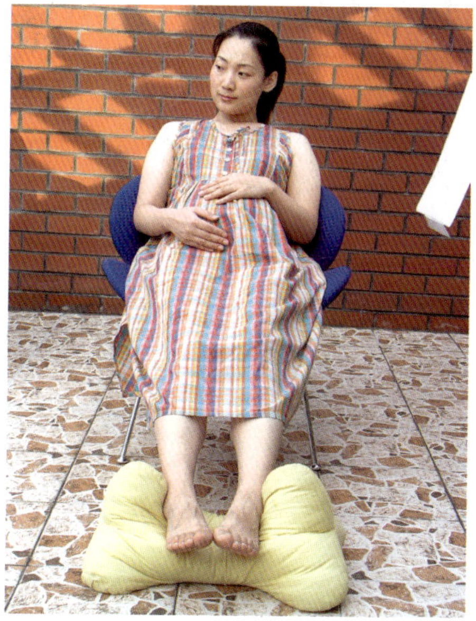

工作时把脚垫高些

职场孕妈妈都有这样的感受，坐的时间长了，小腿部感觉非常沉重。为了避免此类情况的发生，孕妈妈可以在办公桌下放个纸盒或搁个脚凳，或者每隔一段时间起来走一走。

隔 1 小时，将自己的脚放在脚凳上面一段时间，这样可以缓解脚部的疲劳。每隔 2 小时后活动一下双腿，还可以做做小腿按摩。

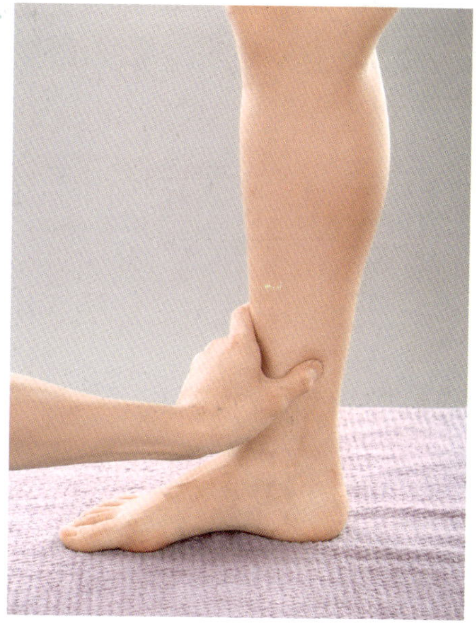

穴位按摩需谨慎

听说过“孕妇禁针，合谷三阴，缺盆昆仑”这个歌诀吗？意思是说这几个养生穴位，孕妇是不能扎针的，不仅不能扎针，按摩时也要避开这几个养生穴位，即合谷、三阴交、缺盆、昆仑，以免发生流产、胎儿停止发育等问题。

另外，脚底穴位孕妈妈也不宜按摩。由于脚底穴位比较集中，某些穴位受到刺激可能导致宫缩，所以，对穴位没有研究的不要盲目按摩脚底穴位。

第 12 周

孕早期需要就医的情况

孕早期的 3 个月里，是胎宝宝器官分化的关键阶段，也是胎宝宝最为脆弱的阶段，一旦出现以下异常情况，孕妈妈需要第一时间内就医。

持续出现恶心、频繁呕吐、不能进食、明显消瘦等症状，就必须就医。妊娠早期出现腹痛，特别是下腹部痛，首先应该想到是否是妊娠并发症。如果是少量断断续续的流血称见红，如有见红但无腹痛，可以先卧床休息。如休息后见红仍不止或反而增多，应立即去医院检查。孕期发热，发热度数越高，持续越久，致畸性越强，也要及早就医。

建档是大事，不得马虎

建档对于孕妈妈来说，是一件很重要的事情，因为建档不仅关系到胎宝宝和孕妈妈的健康，也关系到胎宝宝的未来，所以一定不可以马虎。

建档应在孕 12 周以前完成：一般只要第一次检查结果符合要求，医院就会允许建档。

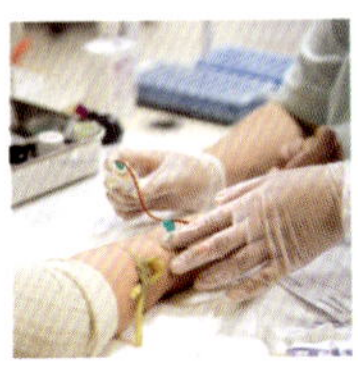

每个医院的要求都不一样，尽量弄清楚流程。

建档医院的选择：专科医院比综合医院交叉感染的概率低。但担心有妊娠并发症的最好选择综合医院。

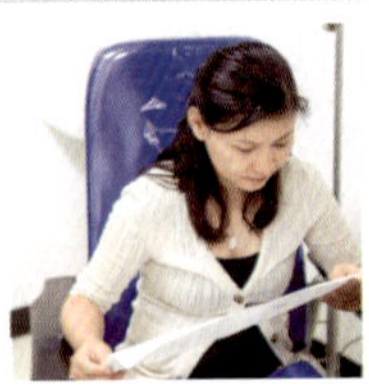

早做决定，别错过建档时间。

转院的处理：如果从其他的医院转过来，虽可带着原来医院的化验单，但不全的项目，必须要在新医院重新补做。

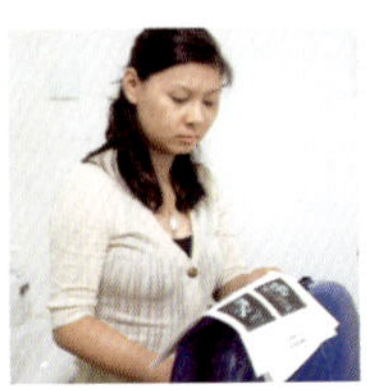

最好固定在同一家医院进行产检。

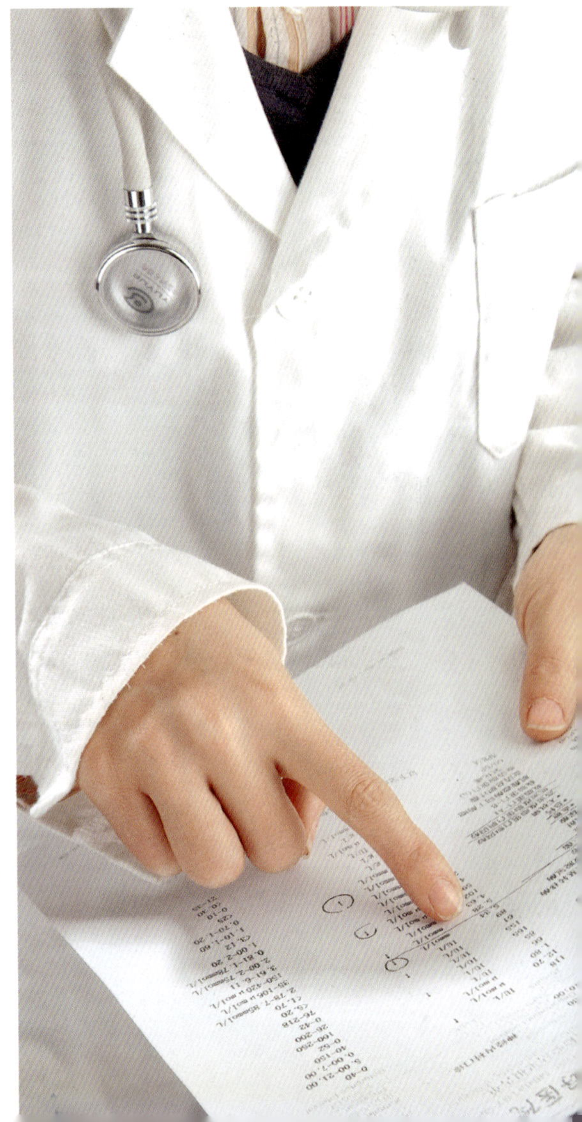

必要时做个小排畸(NT)

孕3月，孕妈妈会做一系列的建档前的检查，此外，在孕11~14周时，有一个早期的排畸检查，即NT检查，提前了解一下需不需要做，以及医院是否能够做。

❤ 颈项透明层检查的目的

所谓NT检查实际上即是颈后透明带扫描。NT检查是评估胎宝宝是否可能患有唐氏综合征的一个方法，这是一种筛查。筛查只能评估胎宝宝患有唐氏综合征的风险，而不能像绒毛活检或羊水穿刺给出诊断性结果，但绒毛活检或羊水穿刺伴有极小的流产风险。

有相关研究发现，怀孕11~14周期间，若胎宝宝的颈项透明层增厚，就说明胎宝宝有可能是唐氏儿或者心脏发育不好。另外，颈项透明层增厚也与胎儿染色体核型、胎儿先天性心脏病以及其他结构畸形有关，颈项透明层越厚，胎儿异常的概率越大。因此，颈项透明层检查的目的，是为了在妊娠较早阶段，诊断染色体疾病和发现多种原因造成的胎儿异常。

需要提醒孕妈妈的是，有的医院可能没有这项NT排畸检查，需提前到可以做的医院预约检查，孕妈妈应提前了解并预约好，以免人为地错过了做检查的最佳时间。

❤ 11~14周是做NT检查的最佳时机

检查时间过早，如11周之前，胎宝宝太小，B超检查可能显示不出异常；过晚的话，过多的液体被胎宝宝的淋巴系统吸收，检查结果就不太准确了。如果孕妈妈错过了NT检查的最佳时间，也不用太过担心，孕中期的唐氏筛查及大排畸检查，也是进一步的排畸检查。

❤ 看懂NT报告单

报告单结果一般包括头臀长，NT值，胎动、胎心等。

头臀长：单位为毫米，一般在45~84毫米。

NT值：NT值小于3毫米为正常。

胎动、胎心：有胎动及胎心搏动为正常。

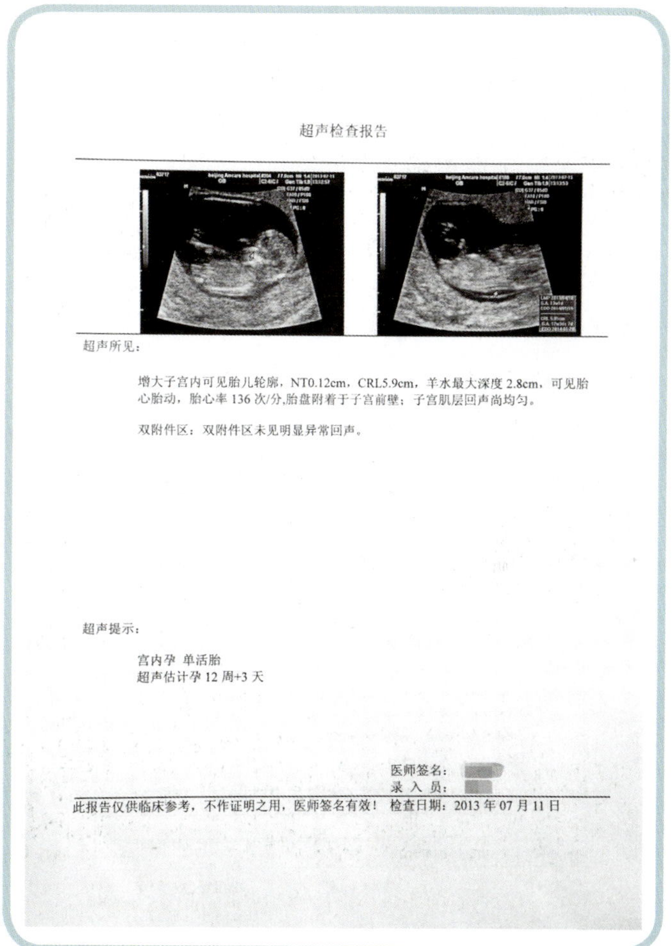

超声检查报告

超声所见：

增大子宫内可见胎儿轮廓，NT0.12cm，CRL5.9cm，羊水最大深度2.8cm，可见胎心胎动，胎心率136次/分,胎盘附着于子宫前壁；子宫肌层回声尚均匀。

双附件区：双附件区未见明显异常回声。

超声提示：

宫内孕 单活胎

超声估计孕12周+3天

医师签名：

录 入 员：

此报告仅供临床参考，不作证明之用，医师签名有效！ 检查日期：2013年07月11日

营养饮食宜忌速查

钙——促进胎宝宝骨骼成长

钙是人体必需的常量元素，是牙齿和骨骼的主要成分，钙离子是血液保持一定凝固性的必要因子之一，也是体内许多重要酶的激活剂。钙能维持胎宝宝大脑和骨骼以及机体的发育，保持孕妈妈心血管的健康，有效控制孕期所患炎症和水肿。

随着胎宝宝的成长，孕妈妈对钙的摄取也要不断增多。以孕早期每日 800 毫克、孕中期每日 1000 毫克、孕晚期每日 1200 毫克为宜。

❤ 最佳食物排行榜【每 100 克可食部分含量（毫克）】

食物	含量	最佳吃法	营养菜谱
河虾	325	盐水白灼比较能够保持虾的原始风味和营养，丰富的钙能保护孕妈妈心血管的健康，预防妊娠水肿	白灼虾 红烧大虾 虾饺 番茄炖虾
豆腐（北）	138	豆腐和鱼肉同食，可以提高孕妈妈对钙质的吸收，促进胎宝宝的骨骼生长	炖豆腐 豆干炒芹菜 砂锅鱼头豆腐煲
酸奶	118	贮藏温度 2~6℃为宜，能够保证酸奶的营养物质不被破坏而得到充分吸收，为胎宝宝的大脑和骨骼发育提供帮助	酸奶沙拉
牛奶	104	孕妈妈在傍晚或临睡前半小时饮用牛奶，可以改善睡眠，更能维持胎宝宝骨骼和机体的发育	牛奶蘑菇汤 牛奶布丁

一日科学食谱推荐

早餐：麦片粥 1 碗，鸡蛋 1 个，拌黄瓜 1 份

加餐：五谷豆浆 1 杯，香蕉 1 根

午餐：鸡蛋汤 1 碗，土豆炖牛肉 1 份，三鲜水饺 100 克

加餐：酸奶 1 杯，花生、核桃各适量

晚餐：紫菜虾皮汤 1 碗，清蒸鲤鱼、清炒山药各 1 份，小馒头 1 个

加餐：鲜榨果汁 1 杯

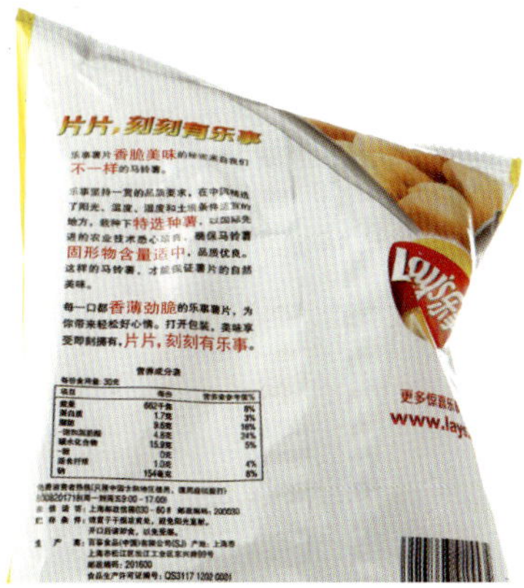

宜在选购零食时先看成分表

孕早期胃口不是那么好，可以选择一些零食来调剂一下，但要选择相对健康的零食。首先要看零食包装袋反面的成分表，低糖、低脂肪、低热量、低胆固醇、不含化学添加剂（如人工色素、防腐剂、味精等）是必备的条件。

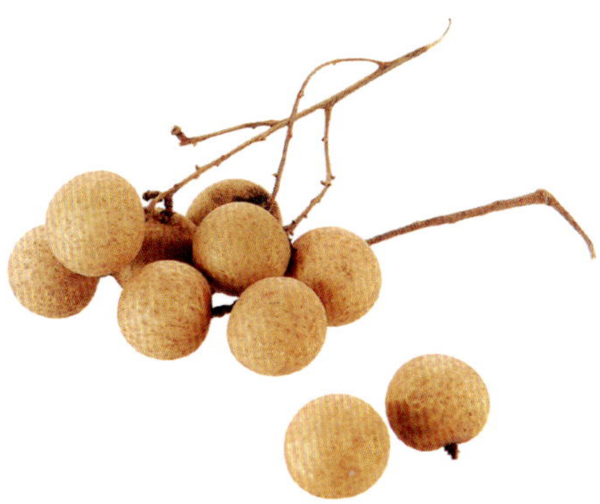

不宜多吃西瓜、柑橘

西瓜中含有大量糖分，孕妈妈大量吃西瓜有可能会影响血糖，增加怀孕期间出现高血糖的风险，不利于胎儿发育，也不利于以后分娩。而且西瓜性凉，利尿，体质虚弱的孕妈妈吃太多，易损伤脾胃。

柑橘性温，有补阳益气的功效，孕妈妈吃太多柑橘，易引起燥热，引发口腔溃疡、咽喉炎。孕妈妈每天吃柑橘不宜超过 2 个。

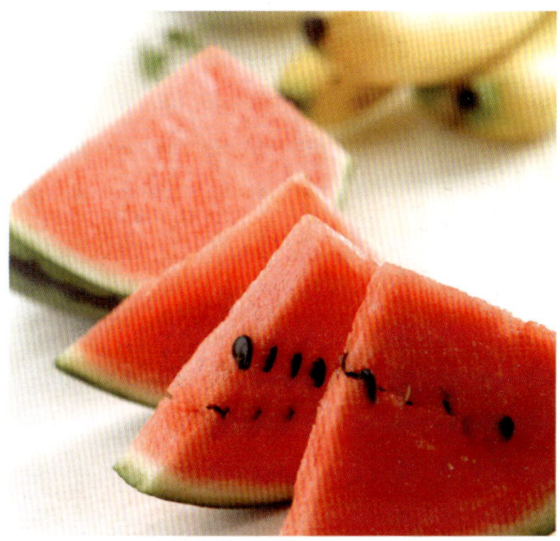

不宜多吃桂圆、人参

桂圆和人参具有温热、大补的功效，不适合营养均衡、体质亦佳的孕妈妈。孕妈妈孕期会感觉“内热”，不宜过量进食“热性”食物。

此外，食用桂圆过多，可能会使孕妈妈出现腹痛、阴道出血等先兆流产症状，而人参有“抗凝”作用，临产及分娩时服用可能导致产后出血。孕早期可以少量食用桂圆，或用人参进补，以提高自身免疫力，但不可多吃。

不宜多吃盐及味精

过量摄入盐可加重水肿，使血压升高，因此，摄入量每天应控制在 6 克以内。调料也要少吃，常见的很多调料都性热，如姜、八角、花椒、辣椒、胡椒粉等，孕妈妈常吃易导致燥热，加重孕期便秘，导致心情烦躁等。

味精要少吃或不吃，因其主要成分是谷氨酸钠，容易与胎宝宝血液中的锌结合，形成不能被身体吸收的谷氨锌而随尿液排出，从而导致胎宝宝缺锌。

不宜吃生食和不新鲜的食物

有些孕妈妈喜欢吃寿司、生鱼片，那么怀孕之后应该戒掉了。生鱼、生肉、生鸡蛋以及未煮熟的鱼、肉、蛋等食物，不仅营养不易吸收，而且可能存在未被全部杀死的细菌，会对孕妈妈和胎宝宝的健康造成威胁。

除此之外，孕妈妈也不宜吃不新鲜的食物、不能确认的野生菌类，以及变质或久放的水果、蔬菜等。

特殊妊娠讲堂

怀上双胞胎、多胞胎是件让人羡慕的事情，不过也需要提醒怀有双胞胎或多胞胎的孕妈妈多加注意，因为这意味着你要比单胎妊娠的孕妈妈承担更多的责任和风险。

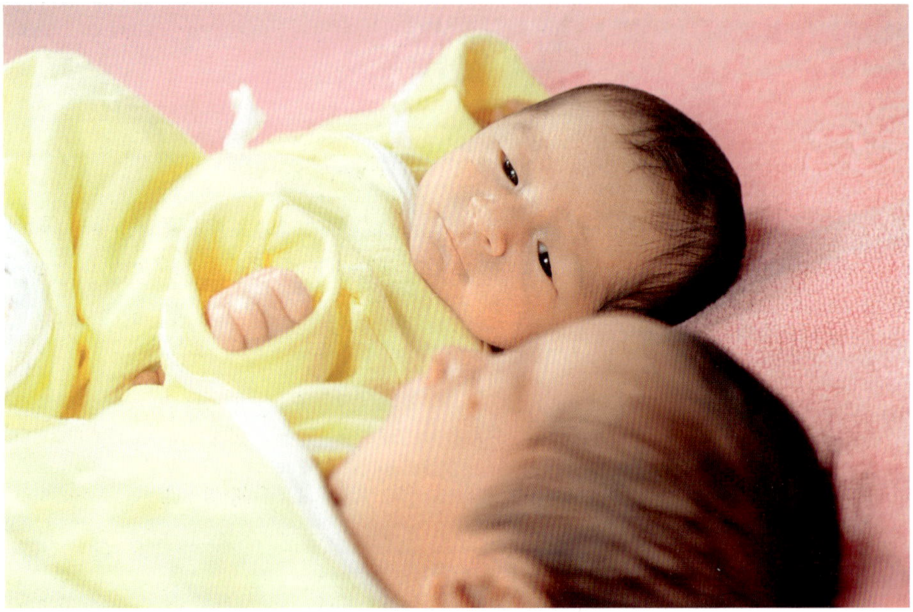

双胞胎或多胞胎的妊娠

❤ 特殊检查

一定让医生第一时间确认。让医生为你安排一些特殊的检查以便及早确定，例如在怀孕早期(怀孕2个月左右)进行第一次B超检查，以确定怀孕的胎数及位置，同时了解胎宝宝的大小和推算正确的预产期，作为日后评估胎儿发育状况的参考依据。

❤ 更多的营养

对怀有双胞胎或者多胞胎的孕妈妈来说，你需要更多的热量来满足胎宝宝的需要。尤其是胎宝宝在孕中期及孕晚期发育迅速，不仅需要丰富的营养物质，还要求营养全面合理，否则孕妈妈很容易出现贫血，也会导致胎宝宝发育不良。

因此，孕妈妈要摄入足够的蛋白质、维生素和矿物质，多吃鱼、鸡蛋、牛奶、瘦肉及豆制品、水果、蔬菜等，必要时可在医生指导下加服铁剂、钙剂等。

❤ 可适当增重

或许很多孕妈妈听到要增加11~20千克的体重会吓一跳，但双胎或多胎妊娠的孕妈妈的体重肯定要多于单胎妊娠的孕妈妈。孕期不单单要注意增加体重，在哪个阶段增重也十分重要。如果孕妈妈能够在怀孕的前半段时间里增重的话，对于整个怀孕的过程都会十分有益。

❤ 休息必须翻番

到了中晚期，你的腹部胀大，早产的概率大大增加，所以休息的时间必须增加，甚至翻番，这样做能起到预防意外情况发生的效果。

虽然在出现有可能早产之类的问题时，才会建议你卧床休息，但双胞胎的分娩日期通常比单胎提前，所以在一般预产期前一个月左右就要做好待产的安排。

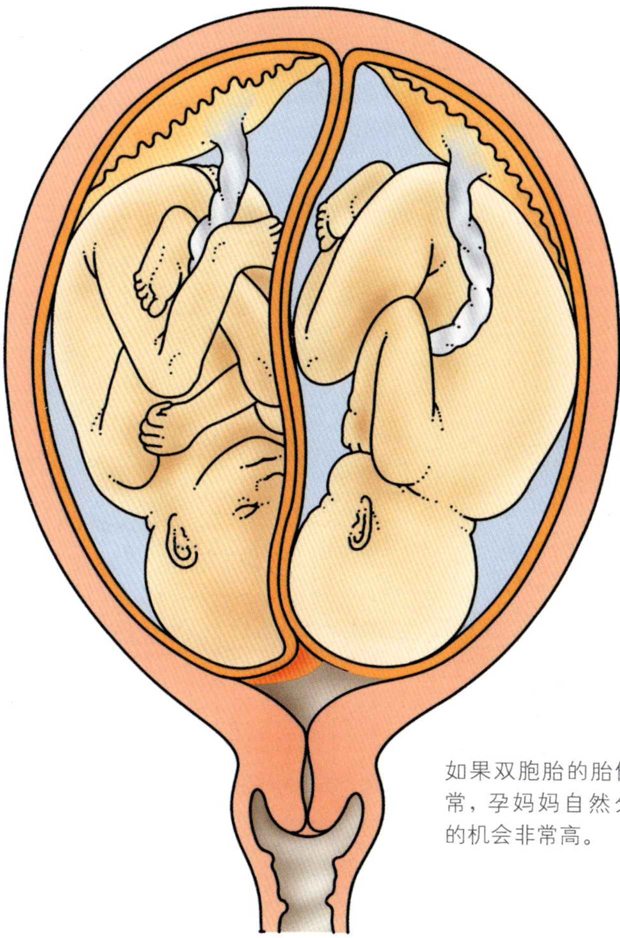

如果双胞胎的胎位正常，孕妈妈自然分娩的机会非常高。

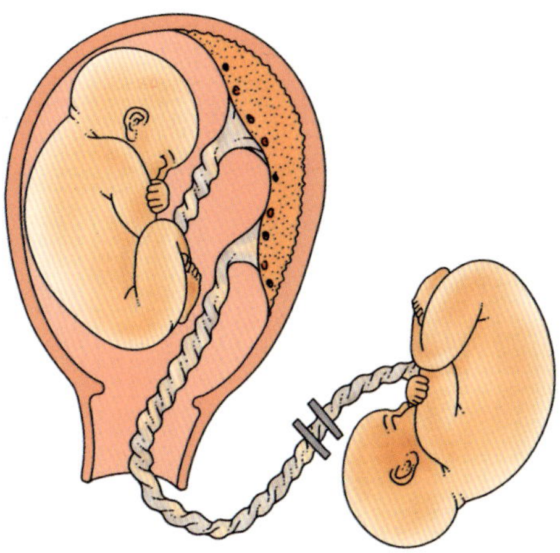

更谨慎的生产方式选择

有一些怀上双胞胎的孕妈妈能够顺产，不过这取决于你进入产程后胎宝宝们的胎位、体重、情况等，你在生产前可能需要多做一次超声波检查进行确定。并且在双胞胎顺产中更可能出现并发症，所以必须安排在医院里生产并选择经验丰富的产科大夫。

潜在并发症的可能

虽然双胞胎对孕妈妈及胎儿有更高的风险，但不要因此就假设你会有并发症。别担心，绝大部分怀双胞胎的孕妈妈都能生出健康的宝宝。

早产：几乎有一半怀双胞胎的孕妈妈会有早产（也就是在怀孕 37 周以前）迹象，比单胎的概率要高出很多。

先兆子痫或由怀孕引起的高血压：10%~20% 怀双胞胎的孕妈妈会出现这种情况，总的来说，双胞胎孕妈妈患妊娠高血压的机会约为普通孕妈妈的 4 倍，所以你需要定期产检并测量血压值、尿蛋白及水肿的状况，以便及时发现妊娠高血压并及早进行处理。

胎盘早剥：指胎盘在生产之前从子宫壁脱落，这在双胎或多胎妊娠中更为常见。但是这种情况主要与营养不良和吸烟有关，在营养全面的孕妈妈中很罕见。

胎宝宝生长受限：当双胞胎宝宝没有按照正常的速度生长，可能会导致早产或出生时低体重。双胎或多胎妊娠中出现这种问题的概率差不多有 50%，而单胎妊娠中则只有 10% 多一点。

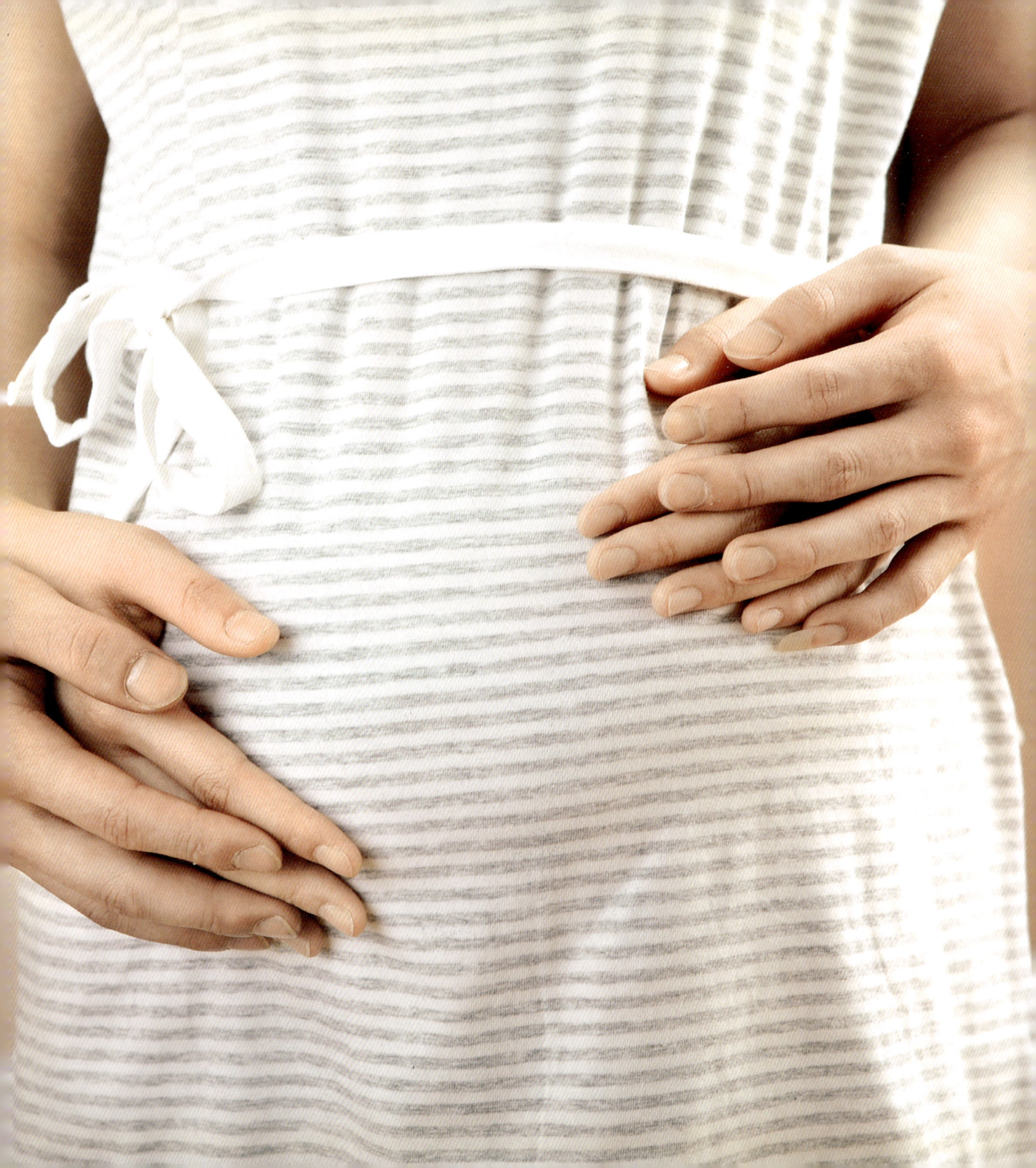

第三章 孕中期

孕中期，胎儿相对稳定并且进入快速生长的发育期，同时，为了适应胎儿生长发育和产后泌乳的需要，孕妈妈的子宫、胎盘、乳房等也逐渐发育。大部分孕妈妈都表示这是一段相对舒服和平稳的阶段，第一次感受胎动更是神奇，所以好好享受吧！

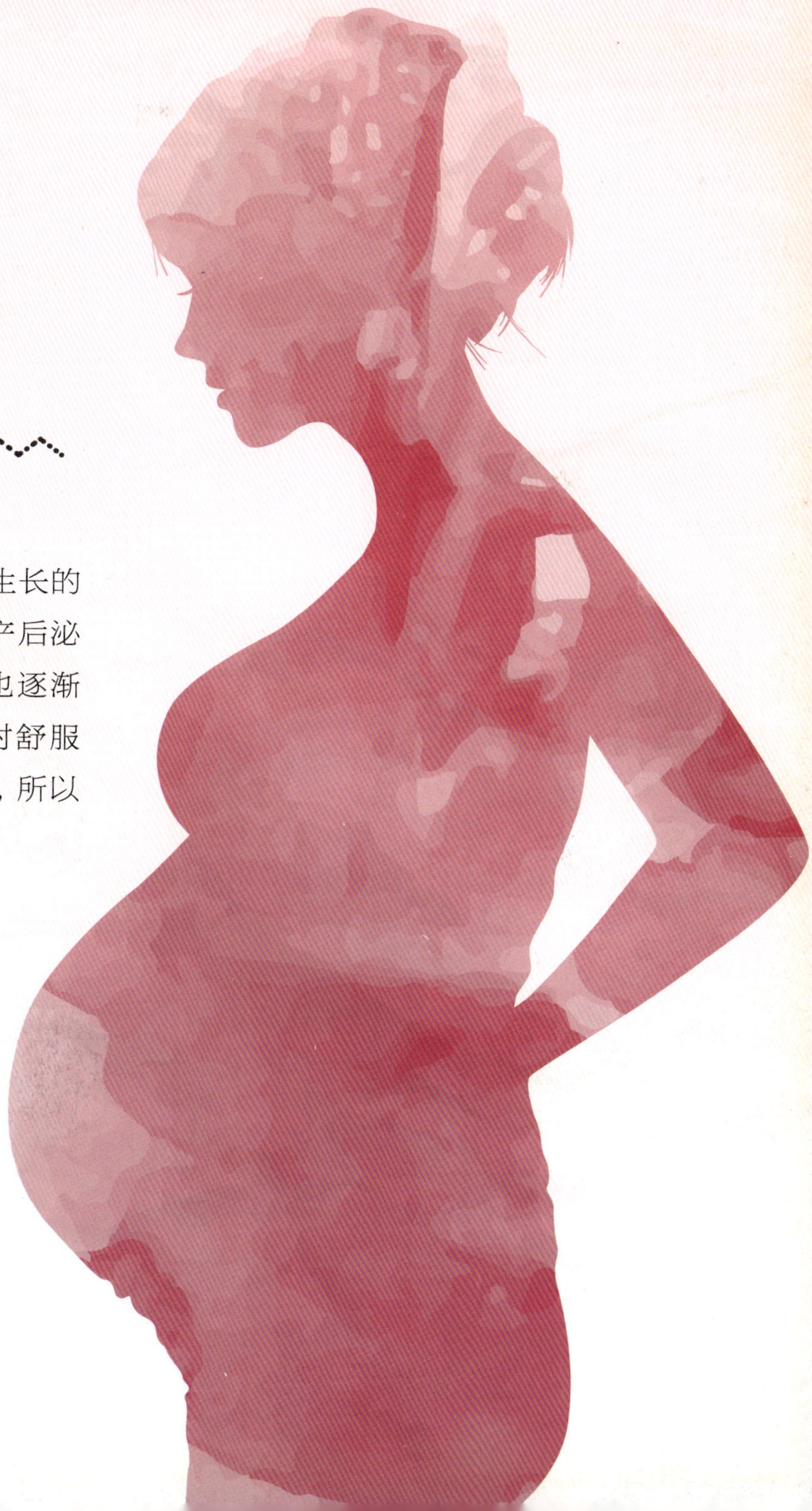

孕 4 月

本月大事记

有计划地进行胎教

开始给胎宝宝循序渐进的胎教，可以从播放音乐、每晚讲睡前故事、与子宫对话开始，身体允许的情况下，可去看画展、听音乐会，到郊外赏花识草。

适度“爱爱”

如果孕妈妈的身体情况允许，整个孕中期都可以进行适度的性生活，动作幅度不宜过大，注意安全，不要强烈刺激孕妈妈的乳头，以免引起子宫收缩。

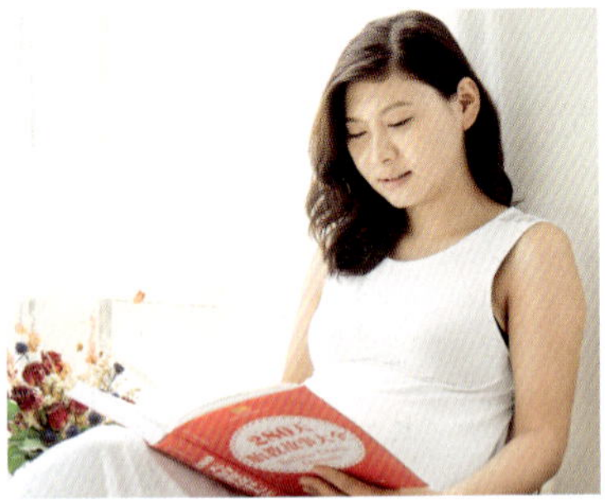

准爸爸的行动力

孕中期开始，孕妈妈的胃口明显好转了，准爸爸早起 20 分钟，给妻子做早餐，并陪她一起吃完再去上班。早餐品种要丰富而多变化，应季水果也准备好一个。

本月检查项目比较多，这些检查可能不在同一个地方，准爸爸应帮孕妈妈排队。

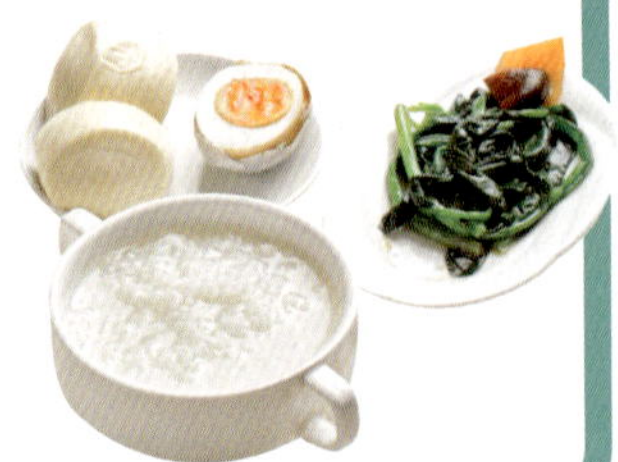

胎宝宝从头到臀长约 16 厘米，重约 110 克。孕妈妈的体重增长了大约 2 千克，子宫约为 250 克，本月末子宫高度大约到耻骨和肚脐之间的位置了。

110克

孕 4 月，胎宝宝像个西红柿。

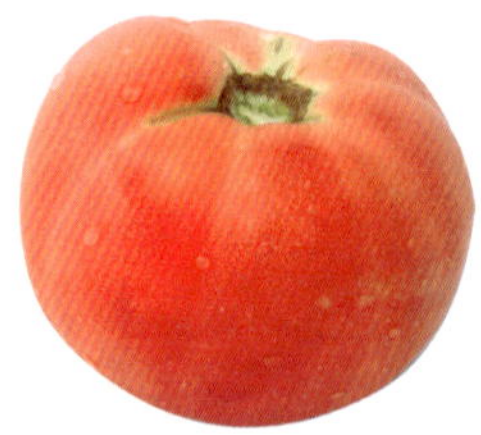

孕 13 周
胎宝宝初具人形

孕 16 周
通过 B 超可分辨出胎宝宝的性别

本月可能要做的产检项目

* 验尿。
* 子宫检查。
* 测量宫高、腹围：测宫高和腹围是最直接地获得胎宝宝生长数据的方式，每次产检时都要测量宫高及腹围。宫高在耻骨联合与肚脐之间；腹围以肚脐为准，水平绕腹 1 周，从孕 16 周开始，腹围平均每周增长 0.8 厘米。
* 体重检查：若怀孕期间体重增加平均每周超过 0.5 千克时，多有水肿或隐性水肿。
* 血压检查：正常血压为：收缩压（即高压）90~140 mmHg，舒张压（即低压）60~90mmHg。
* 血常规检查：检查孕妈妈是否贫血和有感染等。

这个月，应该这样做：

• 在生活上有一些细节问题该注意了，如妊娠纹和乳房的护理等。

• 饮食不可过于追求精细，营养的增加并不以体重的增加为目的，要重视膳食平衡。

• 对于妊娠抱有紧张心理的孕妈妈可以参加产前学习班，这对消除妊娠焦虑很有好处。

• 孕期持续适量地吃一些豆腐、豆浆、菠萝汁等，能够生出皮肤白皙、粉粉嫩嫩的漂亮宝宝，这是传统的经验之谈，不妨试试。

胎宝宝正处于大脑发育的高峰期，而且握拳、皱眉头、做鬼脸等动作也都会做了。孕妈妈可以趁这个时候带着胎宝宝去散步、旅游、做游戏。

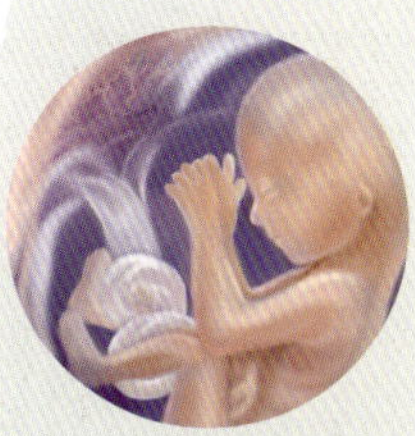

第 13 周

腰背痛可能来袭

孕妈妈逐渐增大的子宫开始给周围器官和肌肉带来压力，加上孕妈妈工作需要久坐等情况，使孕妈妈容易感到腰背酸痛。而随着胎儿的成长，这种疼痛还会放射到下肢，引起一侧或两侧腿痛。防止出现这类疼痛最好的方法是保证充分休息，尽量避免长久站立或经常做弯腰的动作。同时孕妈妈还宜穿柔软轻便的低跟鞋或平底鞋，以缓解脊椎的压力，减轻腰背痛的症状。若腰痛厉害，孕妈妈可多摄入钙质丰富的食物，或者用热水袋热敷的方法来缓解。

预防妊娠纹从现在开始

孕中期皮肤的代谢跟不上子宫增长的速度，皮肤的弹性纤维和胶原纤维超过弹性限度地伸长，使纤维发生断裂，于是，妊娠纹出现了。

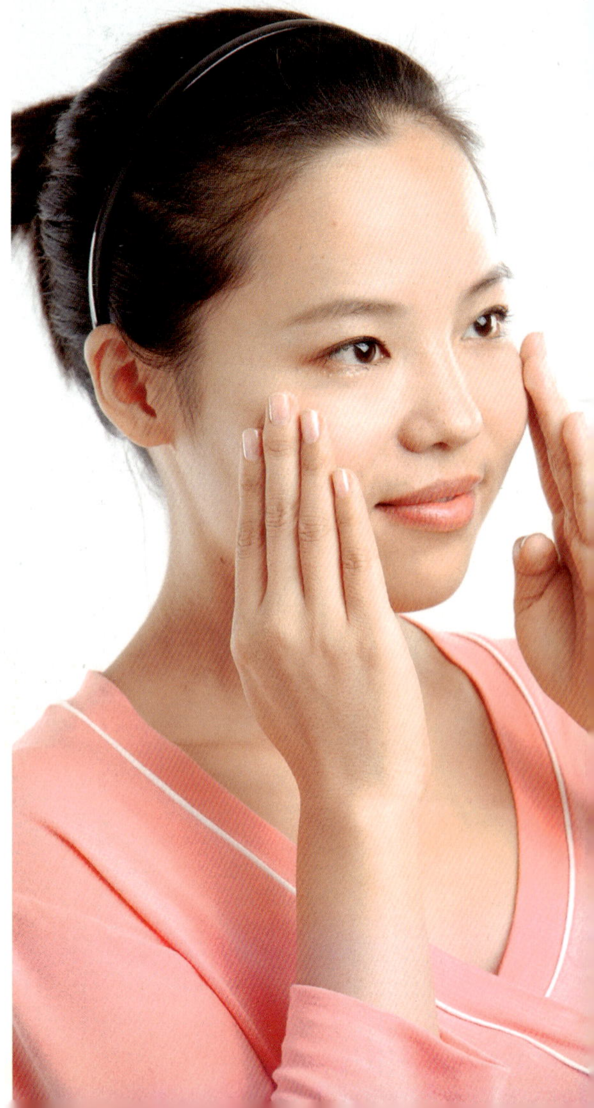

控制体重增长过快：孕期内，体重无论如何都要增长的，而控制体重增长过快能减缓妊娠纹产生。

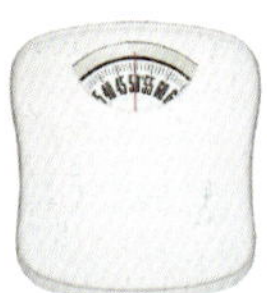

每天测体重，并记录下来。

增加皮肤弹性：使用妊娠纹防护产品，或增加摄入胶原蛋白食物，可缓解妊娠纹。

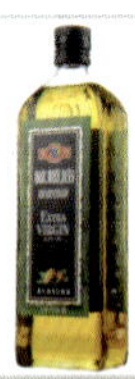

可涂抹橄榄油预防妊娠纹。

适当按摩：要坚持按摩那些容易堆积脂肪，产生妊娠纹的部位，以保持这些部位皮肤的血流顺畅。

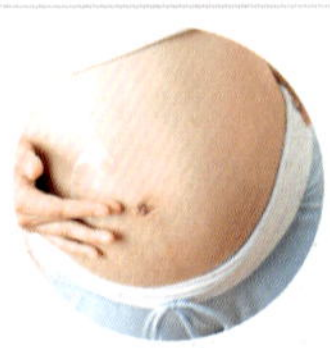

洗完澡后边擦橄榄油边按摩。

吃富含膳食纤维和胶原蛋白的食物：膳食纤维和维生素 C 能增加细胞膜的通透性，胶原蛋白能增加皮肤弹性。

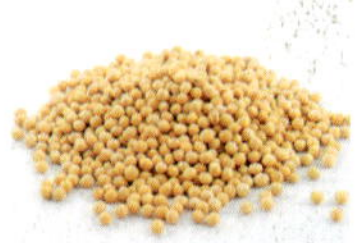

浆果类、大豆、鱼、猪蹄都可适当食用。

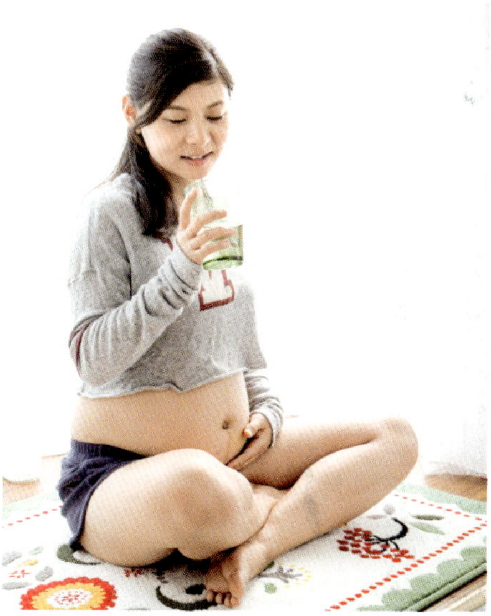

孕期喝水有讲究

因为尿频和内分泌变化，孕期水分的需要比平时多，孕妈妈要掌握安全饮水的原则，以保障孕期及时补充水分，避免不良水质的危害。

起床后喝一杯新鲜的温开水，可以温润胃肠，使消化液充分分泌，促进食欲，刺激肠胃蠕动，有利于定时排便，预防痔疮、便秘。早晨空腹饮水，水能很快被胃肠吸收进入血液，使血液稀释，血管扩张，从而加快血液循环，补充细胞丢失的水分。

❤ 不能口渴才喝水

口渴说明体内水分已经失衡，脑细胞脱水已经到了一定的程度。孕妈妈饮水应至少每隔 2 小时一次，每日共 1600 毫升。

❤ 不喝没有烧开的自来水

我国的自来水净化程度还没有达到可以直接饮用的程度。自来水中的氯与水中残留的微生物、残质会对身体有损害，应烧开后再饮用。

❤ 不喝久沸的开水

水在反复沸腾后，水中的亚硝酸银、亚硝酸根离子以及砷等有害物质的浓度相对增加。长期喝久沸的开水，会导致血液中的低铁血红蛋白结合成不能携带氧的高铁血红蛋白，从而引起血液中毒。

❤ 不喝在热水瓶中贮存超过 24 小时的开水

随着瓶内水温的逐渐下降，水中含氯的有机物会不断地被分解成为有害的亚硝酸盐，影响身体健康。

❤ 不要喝浓茶和咖啡

从怀孕到哺乳，女性对铁的需求量非常大，这个时期不建议饮用浓茶或咖啡，否则会阻碍铁的吸收。

❤ 不要长期喝纯净水

水中含有多种对人体有益的矿物质，而纯净水中的这些物质含量大大降低，如果平时人们饮食中的营养结构又不平衡，就很容易导致营养失调。

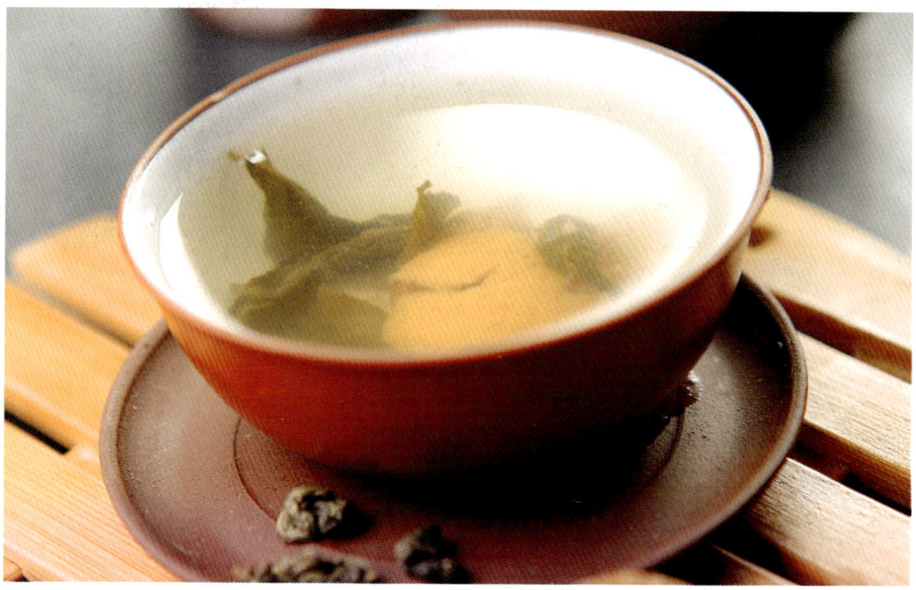

第 14 周

有点“烧心”很正常

从孕 14 周到 28 周这段时间，子宫迅速增大，对胃产生挤压，酸性物质返回食道，引起咽喉部及食道胸段的烧灼感，就是孕妈妈常说的“烧心”。当出现“烧心”时，保持站立或从床上坐起来，借助重力帮助消化系统运动，或者喝一杯清淡的热花草茶来缓解。一般来说，到了孕 8 月，随着子宫底下降，“烧心”现象就会减少。平时吃饭细嚼慢咽、少量多餐，进餐时避免大量喝水，少吃大红肠、热狗及辛辣类、油脂类食物，餐前吃少量的酸奶，都能减少烧心现象。如果“烧心”长期存在，需要请医生检查。

运动要悠着来

孕中期胎宝宝的状态比较稳定，孕妈妈可以适度地根据自己的情况进行体育锻炼。比如游泳，能增强心肺功能，还能减轻关节的负荷，消除水肿，不易扭伤肌肉和关节，是一项非常适合孕妈妈的运动。但做这些运动前一定要征得医生的许可。

运动总原则：轻度运动，参考项目有散步、游泳、孕妇操、健身球、慢舞等。运动时间每次不超过 30 分钟。

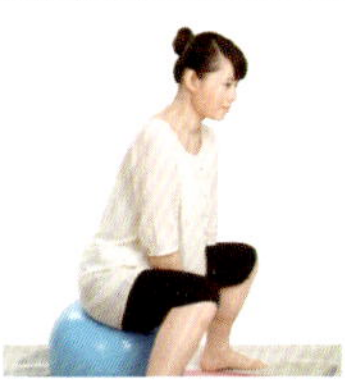

适合自己的运动才是最好的。

选择合适的地点：绿植丰茂，场地开阔的地方可以提供新鲜的氧气。从你擅长的运动开始，一周可进行两三次。

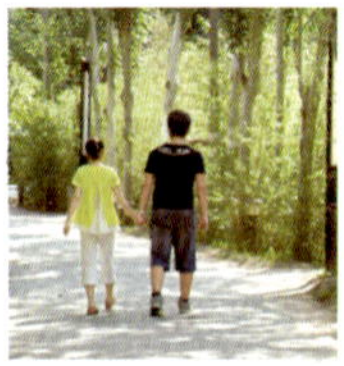

运动结束时要逐渐放缓，不可骤停。

运动衣服样式的讲究：衣服要宽松，纯棉或者是速干面料都可以；鞋子选合脚的平底款式，一定要防滑。

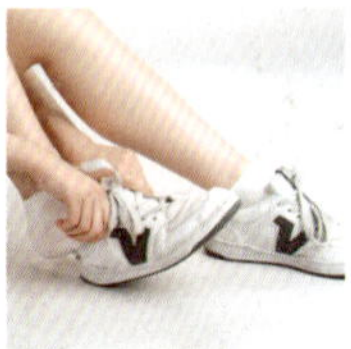

鞋子看是否有必要买大一号的。

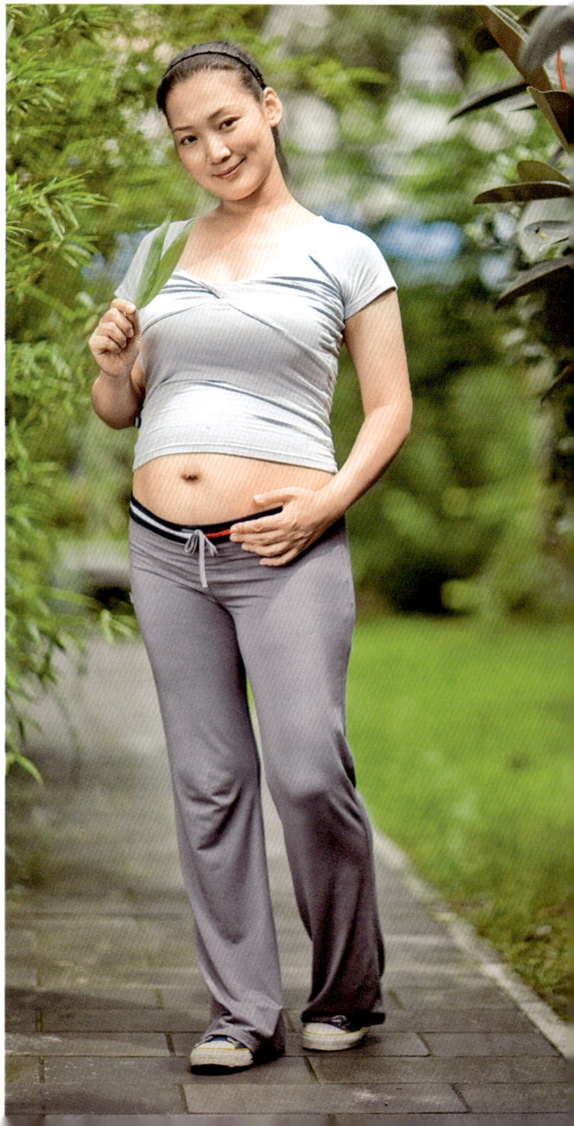

拉玛泽分娩助产体操

拉玛泽分娩法是1951年由法国医生拉玛泽整理推广的一种心理预防式分娩准备法，通过对神经肌肉的控制、产前体操及呼吸技巧的学习，有效地应对分娩期的产痛，达到缩短产程、顺利分娩的作用。

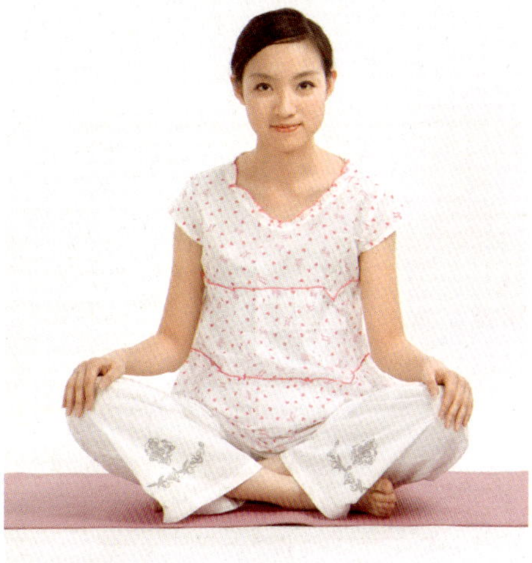

❤ 盘腿坐式练习

坐在地板的毯子上或床垫上，两条小腿平行交叉，一前一后，两膝分开。可加强腹部肌肉的力量，增加骨盆关节韧带的弹性，预防孕晚期静脉曲张。

练习时间：怀孕3个月开始，每天5分钟，逐渐增加到30分钟。

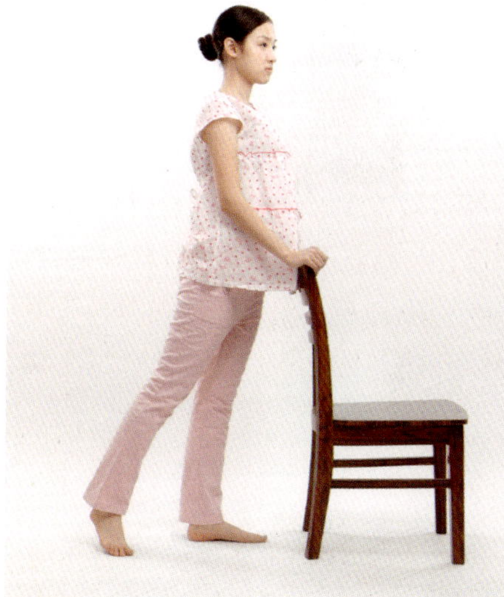

❤ 腿部练习

双手扶椅背，左腿固定站好，右腿转动360°。待动作复原后，换左腿做同样练习。

练习时间：怀孕3个月开始，每天早晚各做5分钟。

❤ 产道肌肉收缩练习

收缩腹壁，慢慢下压膀胱，犹如排便动作；然后尽量收缩阴部肌肉，犹如憋尿动作，收缩尿道和肛门周围的肌肉。可以加强阴道和会阴部肌肉的伸展和收缩能力，分娩时可减少阴道损伤或避免会阴侧切。

练习时间：怀孕6个月开始，站、坐、卧或行走等任何姿势均可练习，每天20次以上。

❤ 腰部练习

双手扶椅背，慢慢地吸气，手臂用力将身体的重量集中在椅背上。脚跟抬起，抬高身体，挺直腰部，然后慢慢地呼气，放松手臂，脚站立恢复原来的样子。可以缓解分娩时的腰痛，增加阴部和腹部肌肉的弹性，有助于分娩。

练习时间：怀孕6个月开始，每天10次以上。

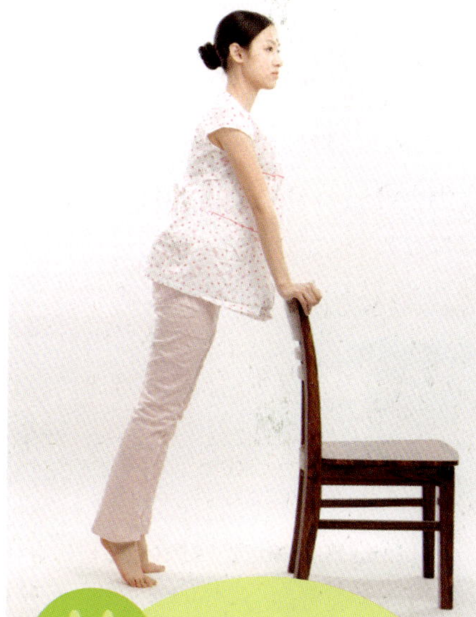

Do

并不是练习了这种体操在分娩时就不会疼了，而是这种体操的技巧在于能转移对疼痛的注意力。也就是说孕妈妈在分娩时不会感到恐惧，因此就不会十分关注疼痛。

第 15 周

尿频、爱出汗很正常

现在的孕妈妈晚上可能开始起来小便了，而且频率很高，这是因为胎宝宝代谢物增多，使孕妈妈的肾脏产生了负担。这时千万别不敢喝水，补充水分非常重要，为了胎宝宝就多上几次厕所嘛！而且由于你皮肤内血流增加，所以常会感到发热，爱出汗，你可以每天洗个温水澡，既保证卫生又可及时排汗。

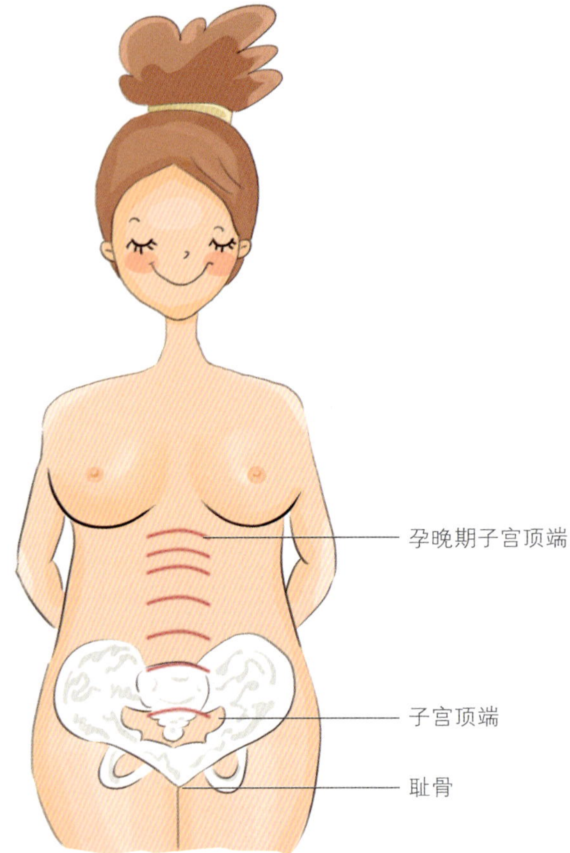

从本月开始记录宫高腹围

宫高、腹围是了解不同阶段胎宝宝宫内发育最直接的办法，也是衡量孕妈妈体重增长是“长到胎宝宝身上了，还是长到了自己身上”的途径，如果每个月宫高、腹围稳定增长，且体重也符合胎宝宝月份逐渐增长，那么表明胎宝宝在健康成长，孕妈妈摄入的营养和消耗是均衡的，有利于管理体重。

测量宫高的方法：孕妈妈排尿后，平躺或者站立，用软尺测量耻骨联合上缘中点至子宫最高处的距离。

腹围的测量方法：孕妈妈排尿后，平躺或者站立，用软尺沿着肚脐围绕腹部一周即腹围。

需要注意的是，如果孕妈妈在家自测宫高和腹围是平躺着，那么以后测量都平躺着，如果是站立的，以后测量都站着测，这样得到的数据有对比性。

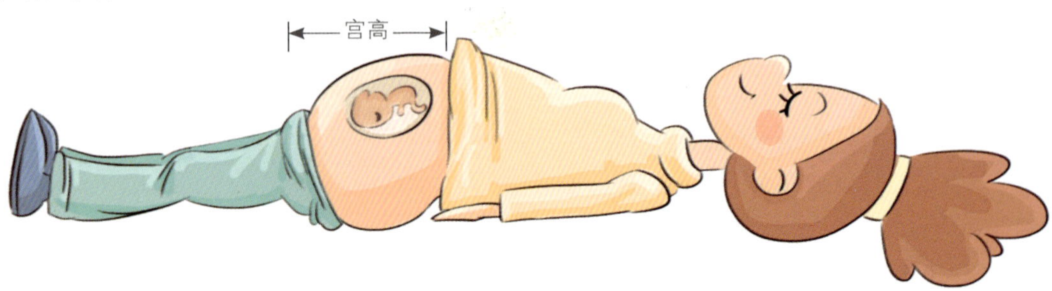

轻松应对便秘

整个孕期大多数孕妈妈都会被便秘所困扰，而且随着增大的子宫向后压迫直肠，孕4月起便秘就会加重。

❤ 注意多饮水

体内水分不足，会导致或加重便秘，中医称为“肠燥便秘”。起床后先空腹饮一杯温开水或蜂蜜水，再吃早餐，以促进排便反射。

❤ 适当多吃酸奶及坚果

酸奶含多种益生菌，能调节肠道菌群，从而防治便秘；各种坚果，如芝麻、核桃、杏仁、葵瓜子、松子等富含油脂，有润肠通便的作用。

❤ 养成良好的排便习惯

每日定时排便，最好安排在早餐后。即使已经碰到大便困难，也要坚持每天安排固定时间“努力”一下，这样时间一长就可以形成排便反射。

❤ 每天坚持适当活动

随着身形日益增重，许多孕妈妈越来越懒于活动，每天吃饱了就躺着。适量的运动能使气血调和、腑气通畅，还可以增强腹肌收缩力，促进肠道蠕动，从而预防或减轻便秘。

缓解便秘宜多吃的食物

▷ 含膳食纤维多的食物，如糙米、红薯、豆芽、韭菜、芹菜、蘑菇、梨、草莓等。

▷ 含脂肪酸较多的坚果和植物种子，常见的有核桃、腰果、葵花子等。

▷ 能促进肠蠕动的食物，如香蕉、蜂蜜、果酱、麦芽糖等。

▷ 含水分多的食物，如水果、蔬菜等，平时也宜合理补充水分。

▷ 适当饮用酸奶，促进肠道蠕动。

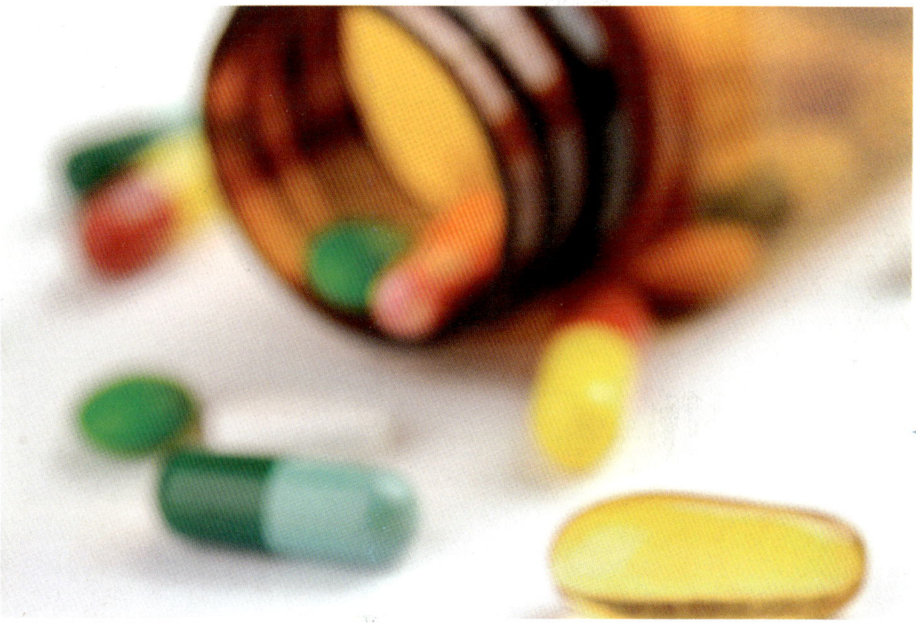

孕期尽量不要用药，但该用药时也要及时用药。若孕妈妈便秘严重，饮食调理无效时，可向医生咨询使用药物。

第 16 周

警惕生理性贫血

孕 3 月后胎儿快速生长，孕妈妈的血容量迅速增加，此时极容易出现贫血症状，尤其是那些孕前有些营养不良或轻微贫血症状的孕妈妈。因为大多数正常的孕妈妈也会出现贫血症状，医学上将其称为“生理性贫血”。生理性贫血不是疾病导致的，但孕妈妈贫血却会对胎儿大脑发育产生不良影响。

所以孕妈妈要警惕生理性贫血，在孕早期注意营养均衡，适当补充富含铁的食物，如瘦肉、蛋黄、木耳等。

孕中期也能“爱爱”

只要避开孕前 3 个月和最后 3 个月，事实上，你们一样可以“做爱做的事”。孕中期适度的性生活有利于夫妻和谐，充满愉悦的激素会促进胎宝宝脑神经的发育。

孕早期：胎盘尚未发育完善，是流产的高发期。性高潮时强烈的子宫收缩，有使妊娠中断的危险，所以应避免房事。

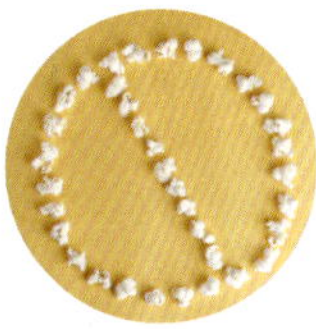

危险指数高，要避免有性生活。

孕中期：胎盘已经形成，妊娠较稳定，此时虽可以有性生活，但应当有所节制，同时要注意腹部免受压迫。

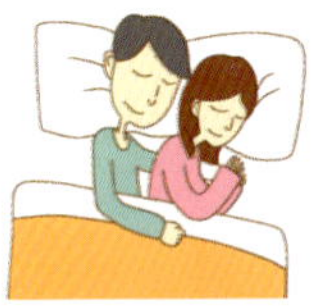

以孕妈妈的接受程度而定。

孕晚期：此时胎宝宝已经成熟，子宫已经下降，子宫口逐渐张开，应禁止性生活。

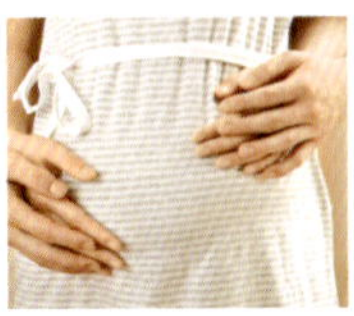

多亲吻和拥抱，一样能保持夫妻间的亲密。

使用安全套：安全套可以减少体液的接触，避免孕妈妈阴道感染、子宫颈发炎以及早期破水等情况。

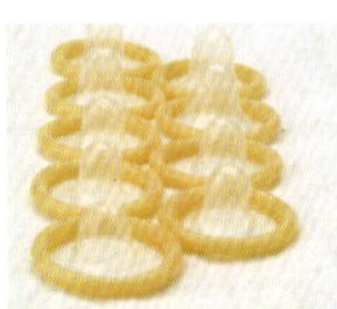

检查安全套是否有破损。

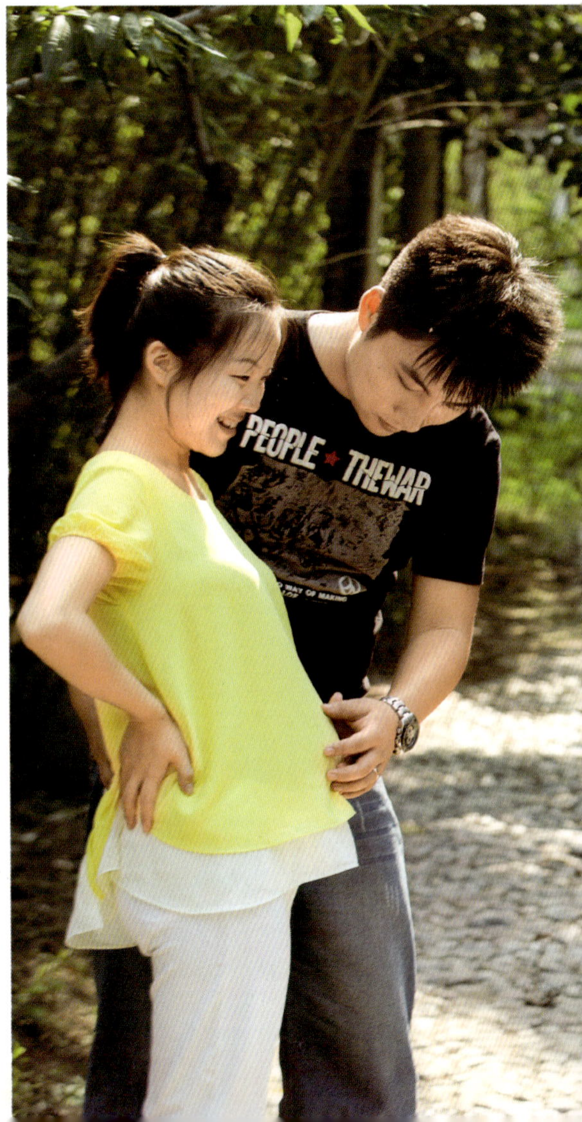

感冒分清情况对症护理

尽管孕妈妈已经十分小心，但有时还会得一些小病，比如感冒、发烧、头痛等，此时不要自行用药，根据病情的轻重，可以选择不同的治疗方法，能不用药尽量不用，这样才不会给胎宝宝带来任何伤害。

两种感冒症状不同

感冒有两类，一类是普通感冒，俗称伤风，大多数由病毒、细菌引起；另一类是流行性感冒，简称流感，是由流感病毒引起的，传染性很强。

一般的普通感冒不伴发热时，无需特殊治疗，孕妈妈只需休息，多饮开水、注意保暖，口服感冒清热冲剂或板蓝根冲剂等，但一定是在有医嘱的情况下使用这些中成药。

对患高热的孕妈妈，应去医院诊治。应在医生的指导下合理用药，否则将影响孕妈妈和胎儿的健康。对于高热持续时间长，超过39℃ 3天以上的，应争取去医院做产前诊断，了解胎儿是否受影响。

此时饮食宜清淡，以稀饭、面汤、新鲜蔬菜和水果为宜，忌食油腻、生冷、黏滞的食物，如粽子、冷水、巧克力等，并应注意保暖，勿淋雨、涉水及饮冰品，以免再次感冒。

孕期感冒食疗方

▷ 苹果蜂蜜水：取5个苹果去皮，切成小块，加水1升，煮沸5分钟，自然冷却到40℃左右，加适量蜂蜜搅拌均匀，每天多次少量饮用。

▷ 姜丝萝卜汤：姜丝25克，白萝卜50克切片，加水500毫升，煮15分钟，加红糖适量，趁热喝下。

▷ 葱白粥：取干净的葱白10根，切碎，大米50克，加水煮成粥，趁热服下。

▷ 白菜葱根汤：大白菜心3个洗净切碎，大葱根6个，煎汤1碗，加红糖适量，趁热服下。

▷ 萝卜汤：白萝卜150克洗净切片，加水900毫升，煎至600毫升，加白糖5克，趁热服一杯，半小时后再服一杯。

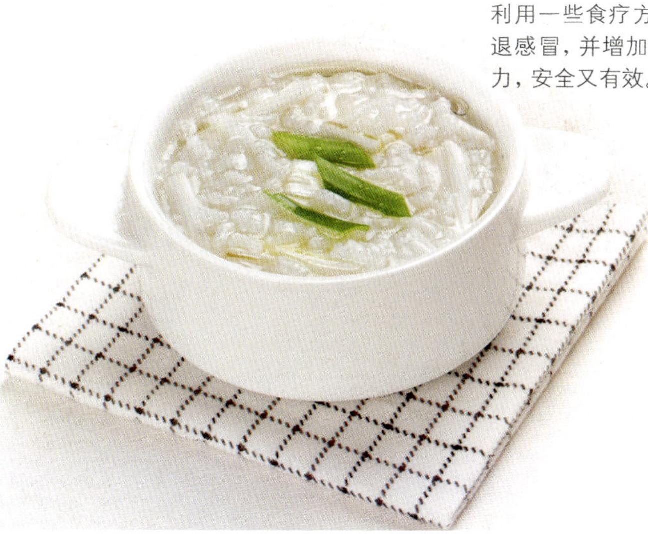

利用一些食疗方，击退感冒，并增加免疫力，安全又有效。

Do

冬季气温低，孕妈妈要注意保暖，根据天气的变化及时添加衣服。特别是脚部的保暖十分重要。

孕妈妈要勤洗手，尤其是在碰触了钱、门把手、水龙头后。

营养饮食宜忌速查

锌——预防胎宝宝畸形

锌对于新生命的重要性，在怀孕之前就应该引起重视。锌不但参与大多数的重要代谢，对提高人体的免疫功能、提高生殖腺功能也有极其重要的影响。在孕期，锌可预防胎宝宝畸形、脑积水等疾病，维持小生命的健康发育，帮助孕妈妈顺利分娩。

孕期每日推荐量为 11.5~16.5 毫克，从日常的海产品、肉类、鱼类可以得到补充。

❤ 最佳食物排行榜【每 100 克可食部分含量（毫克）】

食物	含量	最佳吃法	营养菜谱
松子	9.02	松子与香菇同食，可提高孕妈妈的免疫力，预防胎宝宝畸形；松子与大米煮粥，可促进胎宝宝大脑发育和体重增长	香菇松子粥 松仁玉米
牛肉	4.73	烹调牛肉时宜采用炖、煮、焖、煨、卤、酱等方法，使牛肉的营养和鲜美滋味慢慢散发出来，孕妈妈适量食用可避免胎宝宝中枢神经系统畸形	土豆烧牛肉 牛肉面 牛肉馅饼
腰果	4.3	腰果有助于孕妈妈消除疲劳，集中注意力，护肤养颜，避免胎宝宝发育迟缓	腰果鸡丁 腰果蔬菜沙拉
鲈鱼	2.83	鲈鱼宜采用清蒸或炖的方法烹调，孕妈妈适量食用有助于胎宝宝大脑发育，还能有利于顺产，降低分娩时的危险	清蒸鲈鱼 鲈鱼豆腐汤 豉汁蒸鲈鱼

一日科学食谱推荐

早餐：小笼包子 4 个，豆浆 1 杯，鸡蛋 1 个

加餐：牛奶 1 杯，香蕉 1 根，瓜子适量

午餐：鸭血豆腐汤 1 碗，银鱼豆芽、丝瓜炒鸡蛋各 1 份，米饭 1 碗

加餐：橙汁 1 杯，桃子 1 个

晚餐：玉米面粥 1 碗，松仁芦笋、菠菜牛肉各 1 份，鸡丝面 1 碗

加餐：酸奶 1 杯，苹果 1 个

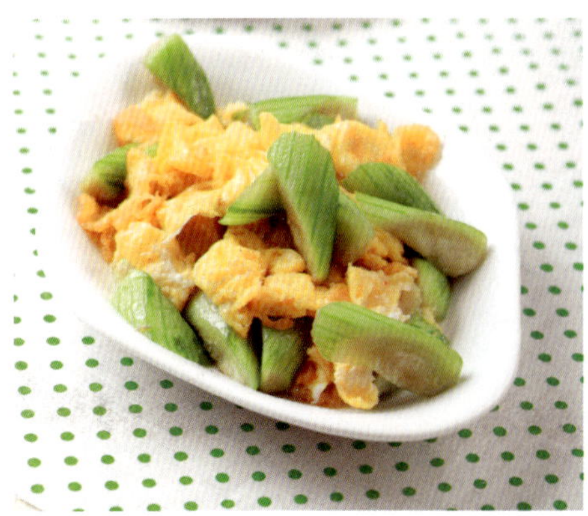

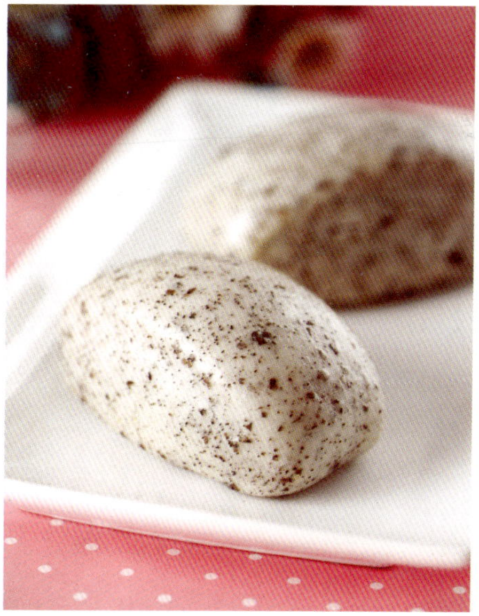

宜保证摄入充足的主食

孕中期因为基础代谢的增加，需要比孕早期增加约30千卡的热量，每日保证400~500克主食的供应，才能保障充分的热量，也可减少蛋白质的消耗。主食最好是粗细搭配，玉米面和小米、麦片等粗粮，每天都要吃一样。

宜多增加动物性食物

动物性食物，特别是动物肝脏，是优质蛋白质、铁、叶酸及很多必需维生素的主要来源，所以，每周至少要吃一两次。

宜讲究烹饪方法

讲究烹饪方法是为了减少维生素的流失。可以少淘一遍米；蔬菜洗完了再切，能生吃的尽量生吃；蔬果一定要买新鲜的，不要存放太久。

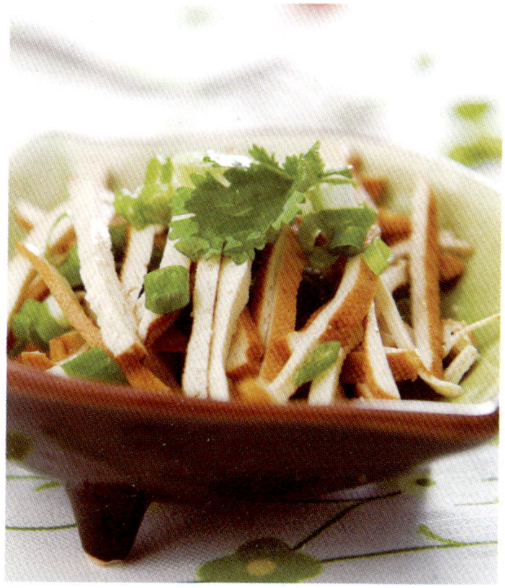

不宜过量食用豆制品

本月孕妈妈不宜过量食用豆制品。大豆和豆制品中含有大豆异黄酮，这是一种植物的"类雌激素"，过量摄入这种"类雌激素"，可以起到部分雌激素的作用。而本月是胎儿性腺形成和发育的关键期，此时母体摄入过多的激素可能会影响胎儿性腺发育。

此外，孕妈妈还应注意避免过多食用激素含量高的肉类食物，这些隐藏在肉类中的激素也会对胎儿发育造成影响。

不宜用水果替代蔬菜

不少孕妈妈喜欢吃水果，甚至还把水果当蔬菜吃。有的孕妈妈为了生个健康、漂亮、皮肤白净的宝宝，就在孕期拼命吃水果，她们认为这样既可以补充维生素，还能让将来出生的宝宝皮肤好，其实这是片面的、不科学的。

水果中的膳食纤维成分并不高，但是蔬菜里的膳食纤维成分却很高。过多地摄入水果，而不吃蔬菜，直接减少了孕妈妈膳食纤维的摄入量，还可能引发妊娠糖尿病。

孕妈妈每天水果摄入量保持在300克左右，即吃1个苹果或者2个猕猴桃的量。孕妈妈可以每天只吃一种水果，也可以保证每天两种水果的摄入，但每种水果摄入量不宜超过150克。

不宜经常在外面就餐

孕妈妈一定要注意控制外出就餐的次数，因为大部分餐厅提供的食物，都是多油、多盐、多糖、多味精的，不太适合孕妈妈的进食要求。若不得不在外面就餐时，饭前应喝些清淡的汤，减少红色肉类的摄入，用餐时间控制在1个小时之内。

特殊妊娠讲堂

二胎孕妈妈的异与同

随着二胎政策的颁布，很多家庭都准备为家中的宝宝添个弟弟或妹妹。对二胎孕妈妈来说，虽然是过来人，但生育第一胎的经验不一定适用于第二胎，孕检、产检、关心大宝……一个都不能少。

❤ 生育二宝全家人都要做好准备

有计划要二胎的妈妈，相对比较有经验了，对于排卵期的到来和最佳受孕时机都有所了解，对孕期困难的心理准备和将来宝宝出生后的甜蜜期待，会让孕妈妈比较平静。

要做好全家人的思想工作，让丈夫和你的决定是一致的，并一起朝这个目标去努力。最好也跟长辈们沟通一下，将来还需要他们的照顾，请他们也做好准备。最重要的是要安抚好大宝，跟他提前沟通一下，千万不要忽视了大宝的感受，如果大宝抗拒这件事，要慢慢给他做工作，并让他参与到你的孕期活动中来。

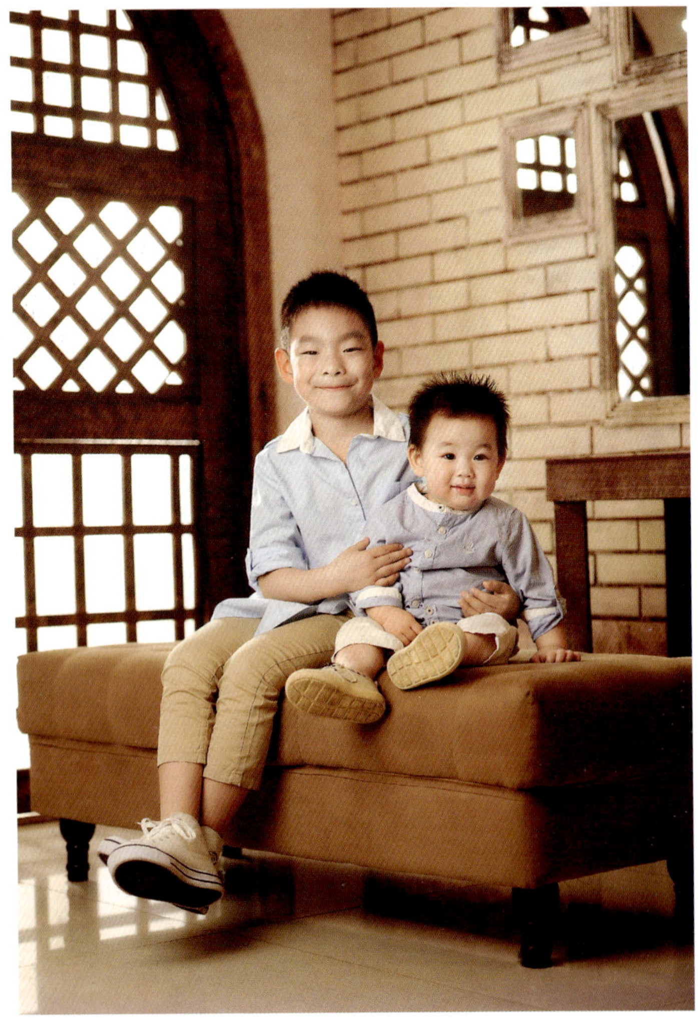

❤ 两胎间隔时间

一般而言，女性在生完孩子之后，子宫与阴道都会出现不同程度的损伤，需要一个长期的恢复过程。如果在这期间再次怀孕的话，就会给尚未恢复的子宫造成第二次损伤，出现子宫壁变薄等情况，给生育带来一定的危险，严重的可威胁孕妇和胎儿的生命。

自然生产之后，妈妈想要生二胎，最好的时间间隔是 18 个月以上，剖腹产妈妈是 24 个月以上。

大龄怀二胎，别忽视检查

大龄妈妈不要盲目怀孕生二胎，孕前一定要进行细致的检查，了解自己的健康状况，让医生来判断是否适合再次怀孕。如果年龄超过35岁，还宜增加一项羊水穿刺检查。羊水穿刺能确诊胎儿是否有染色体异常、神经管缺陷以及可在羊水中反映出来的某些功能性遗传代谢疾病。医生会建议大龄或者有家庭遗传史的孕妈妈做这项检查。

此外，大龄孕妈妈还宜积极预防妊娠并发症，按时产检，生活中对于糖、盐、脂肪的摄入，都必须适当、适量，坚持合理分配，科学饮食。

别忘了办二胎证

二宝出生前后，包括准生证、出生证、上户口、预防接种证这些证件都要准备齐全，除此之外，还有一个证件——二胎证也是必需的。

妊娠反应好像不一样

怀二胎的孕妈妈可能会发现妊娠反应与第一胎时完全不一样，别担心，这也是正常的。孕妈妈的妊娠反应大小，与体内HCG水平的高低有关。可能是因为妈妈生二胎时年龄增长，孕激素的分泌跟以前不一样，因此引起的反应也不一样。另外多胎、巨大儿、羊水过多、胚胎不正常（如葡萄胎）等，也会使孕激素分泌过度旺盛而引起剧烈妊娠反应。怀二胎的孕妈妈，如果妊娠反应较第一次时剧烈，记得跟医生沟通，排查各类病变因素。

二胎宝宝的分娩方式

第一胎是剖宫产，第二胎如果选择顺产，在产程的观察中医生会尤其注意子宫破裂的先兆症状，如果头胎经过试产后出现难产而改剖宫产的产妇，再次分娩时宫口可能会开得快一些，但如果第一胎连试产都没有，直接选择剖宫产的话，这样在生二胎时子宫颈口还是相当于初产妇的状态，产程时间会较长，对子宫下段疤痕处压迫和拉伸时间加长，那么相对风险就会增高。

从分娩阵痛来说，很多有生二胎经验的妈妈都反映，第二次的自然分娩会很轻松，因为从分娩产程来说，阴道有过第一胎分娩时的扩张，第二胎总体会比第一胎快很多，但第二胎也有难产情况发生，需要看具体情况。从分娩疼痛感来说，第二次分娩虽然仍会痛，但因疼痛的时间缩短，痛感也会比第一胎轻一些。因此，自然分娩是对妈妈和宝宝最好的分娩方式是有道理的。

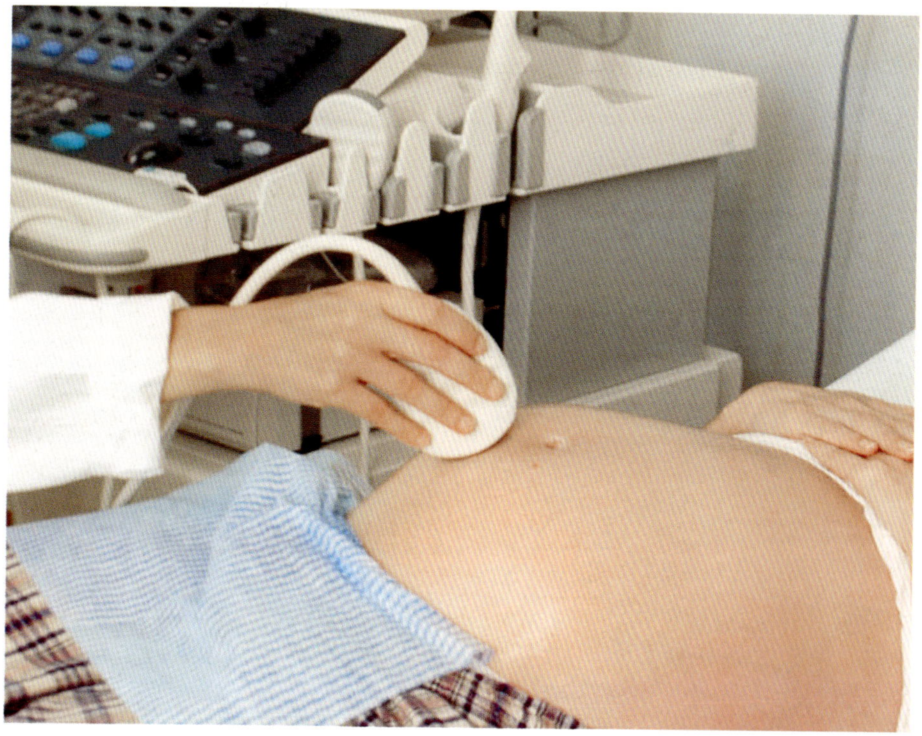

孕 5 月

本月大事记

感受到胎动

大多数初产妇要到第 18 周以后才会感觉到“第一次胎动”，有的直到 20 周左右才能感觉到胎动。二胎妈妈则早在第 16 周就能够感觉到胎动。而且从现在开始要坚持数胎动了。

可以外出旅行

现在这个阶段是最轻松、最有精力的时期。没有早孕反应的困扰，身体也还不算笨重，这段时间是孕期旅游的最佳时段。

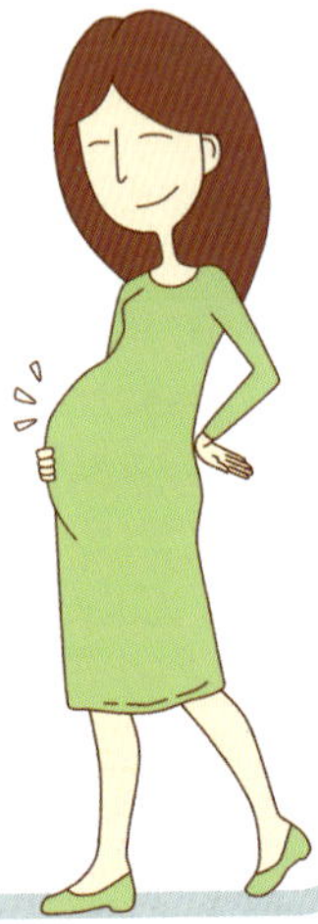

准爸爸的行动力

孕期由于生理和心理变化的影响，孕妈妈会经常不记得一些事情。因此，准爸爸在陪检时，要把需要注意的事项记录下来，监督孕妈妈照做，如孕期体重增长过快的孕妈妈，医生可能会要求孕妈妈控制饮食，准爸爸要详细记录下来，并回家严格执行。

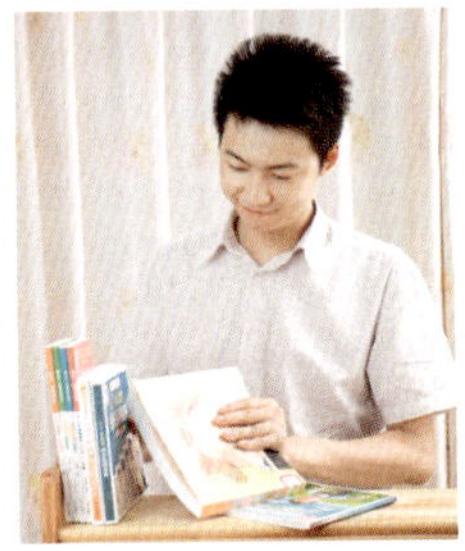

胎儿从头到脚长约 25 厘米，重约 320 克。孕妈妈体重增长了大约 3.4 千克，子宫顶部已经和肚脐差不多平行了，宫高 16~20cm。

320克

孕 5 月，胎宝宝像颗西柚。

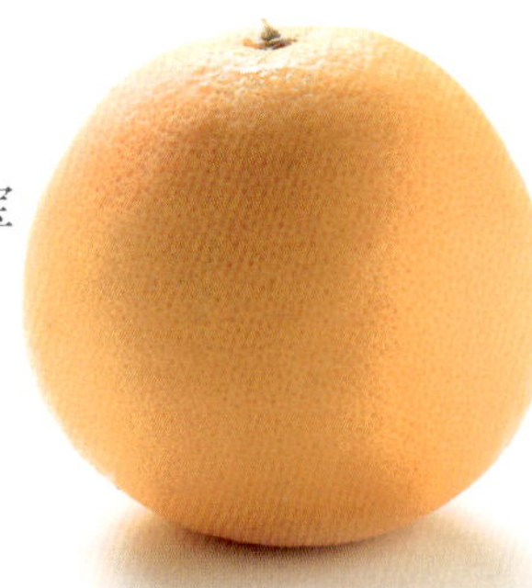

孕 18 周

胎动在这一周前后发生，孕妈妈感觉会有所不同

本月可能要做的产检项目

* 验尿。
* 子宫检查，测量宫高、腹围。
* 检查手、脚有无肿胀和静脉曲张。
* 体重检查。
* 血压检查。
* 听胎宝宝的心跳。
* 测胎动。
* 超声波检查：主要是看胎儿外观发育上是否有较大问题。
* 唐氏筛查：唐筛检查是化验孕妈妈血液中的甲型胎儿蛋白（AFP）、人绒毛膜促性腺激素、游离雌三醇（uE3）和抑制素 A（InhibinA）的浓度，并结合孕妈妈的年龄，运用计算机精密计算出每一位孕妈妈怀有唐氏儿的概率。

如果你是第一次怀孕，可能还不知道那是胎动，会以为是胀气或肚子饿了，因为会发出“咕噜咕噜”的吐泡声，你会觉得像是鱼儿在游泳。

这个月，❤应该这样做：

衣橱必备一些衣服：

• 背带裤：面料舒适、穿着方便、腹部宽松、好搭配、适合任何月龄。

• 裙子：A 字裙、背带裙或连衣裙。

• 松紧裤：松紧裤的腰可以随着月份的增大而调节，方便至极。

• T 恤衫：夏天可以多备几件，当然，准爸爸的也可以拿来穿。

• 职业套装：简洁合体，整体端庄，色系一致，适合白领孕妈妈。

• 鞋子：圆头且肥度较宽，鞋面材质较软的。尺码依脚长而定，可比未怀孕前略大一号。鞋型以系鞋带式或魔术粘贴带式较佳，其次可以选择有松紧带或可调整宽度的款式。

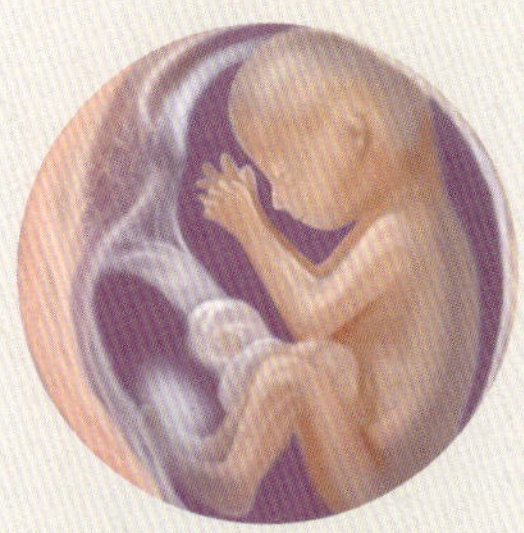

第 17 周

嗜睡、忘事是常态

孕中期，孕妈妈易疲倦、嗜睡，此时没必要硬撑，想睡就睡吧。孕妈妈可以选择在状态好的时间段把当天中比较重要的工作完成，并把这个情况告诉领导及同事，获得他们的体谅。这种劳逸结合的工作方式，对胎儿和孕妈妈的身体有好处。

怀孕后孕妈妈会发现自己的记忆力不如从前了，请放轻松，这也是孕期的表现之一。孕妈妈可以利用笔记本来做备忘，把每一天所需要做的工作和本月需要哪天去产检都记录下来，时刻提醒自己，或者特别重要的事情就在手机上设个提醒也可以。

孕期胀气别担心

不少孕妈妈不管吃什么都胀气。其实这是孕期的正常生理反应，且只是暂时的。感觉胀气时多摄取一些膳食纤维、多喝水、适当运动，有助于缓解胀气。

胀气的原因：孕早期的胀气为激素分泌改变所致，会伴有一些恶心、呕吐的症状，过了这段时间就会慢慢减轻。

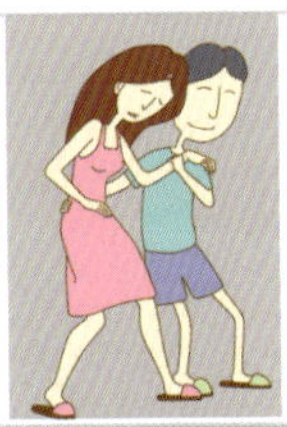

到孕 34 周后症状会逐渐减轻。

少食多餐减轻胀气：少食多餐，减轻肠胃消化的负担，胀气严重时，不妨将一天吃 3 餐的习惯改至 5 餐。

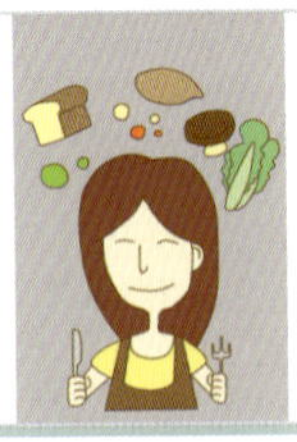

应多喝温开水，促进排便。

胀气会引起打嗝放屁：胀气会让孕妈妈在孕期不停打嗝，时不时还会放屁，可能会觉得有些尴尬，其实大部分孕妈妈都会有这样的经历。

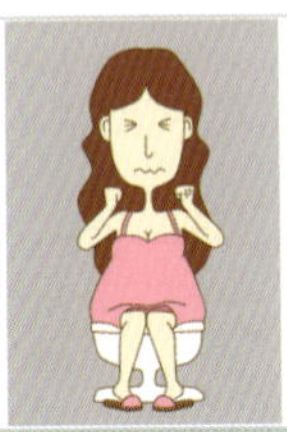

细嚼慢咽可以缓解胀气。

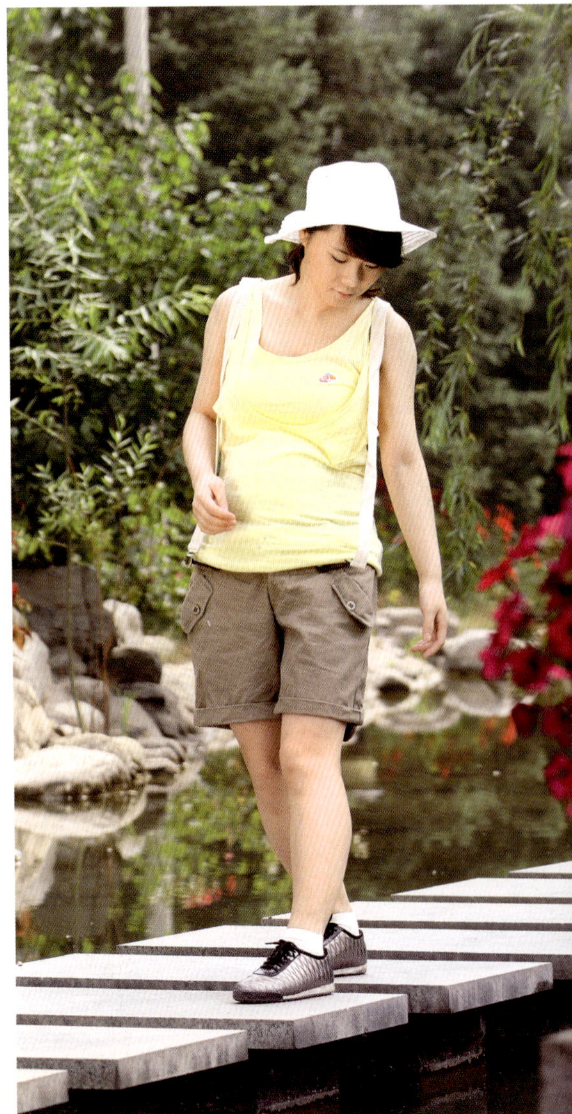

关注唐氏筛查

一般在 16~20 周会进行一次唐氏筛查，即唐氏综合征产前筛选检查。唐氏综合征又称先天性痴呆或智障，这是一种最常见的染色体疾病。

检查目的

一般唐氏筛查是抽取孕妈妈 2 毫升血液，检测血清中甲胎蛋白和人绒毛膜促性腺激素的浓度，结合孕妈妈预产期、年龄、体重和采血时的孕周，计算出怀有唐氏儿的危险系数。

唐氏筛查是一项排畸检查，但唐氏筛查只能筛检出 60%~70% 的唐氏综合征患儿，只能判断胎宝宝患有唐氏综合征的概率，不能明确胎宝宝是否患上唐氏综合征。如果是高危，可通过进行羊水穿刺或绒毛检查进一步确定。有些医院并没有做唐氏筛查的资质，需提前向医院咨询。

检查时间

唐氏筛查是一项染色体的检查，每个孕妈妈都应该在孕 16~20 周做检查。唐氏综合征的发病率有很大的随机性，年龄超 35 周岁的孕妈妈，发病率高，但正常育龄女性也有这种可能。因此，所有孕妈妈都应做该项检查。孕早期错过了 NT 检查的孕妈妈，一定要记好唐氏筛查的时间，超过 20 周再去做此项检查的意义不大。

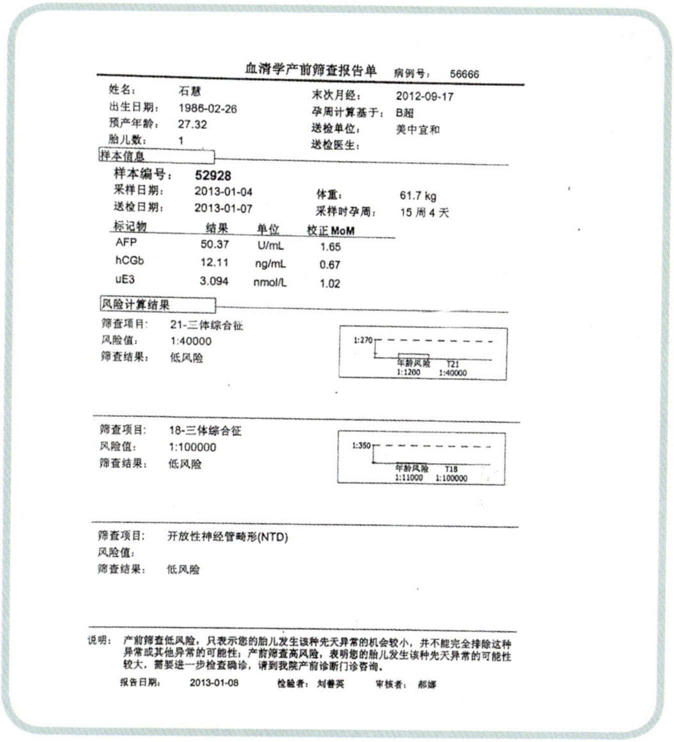

血清学产前筛查报告单　病例号：56666

姓名：石慧　末次月经：2012-09-17
出生日期：1986-02-26　孕周计算基于：B超
预产年龄：27.32　送检单位：美中宜和
胎儿数：1　送检医生：

样本信息

样本编号：52928
采样日期：2013-01-04　体重：61.7 kg
送检日期：2013-01-07　采样时孕周：15 周 4 天

标记物	结果	单位	校正 MoM
AFP	50.37	U/mL	1.65
hCGb	12.11	ng/mL	0.67
uE3	3.094	nmol/L	1.02

风险计算结果

筛查项目：21-三体综合征
风险值：1:40000
筛查结果：低风险

筛查项目：18-三体综合征
风险值：1:100000
筛查结果：低风险

筛查项目：开放性神经管畸形(NTD)
风险值：
筛查结果：低风险

说明：产前筛查低风险，只表示您的胎儿发生该种先天异常的机会较小，并不能完全排除这种异常或其他异常的可能性；产前筛查高风险，表明您的胎儿发生该种先天异常的可能性较大，需要进一步检查确诊，请到我院产前诊断门诊咨询。

报告日期：2013-01-08　检验者：刘善英　审核者：郝娜

唐氏筛查数据

危险度：是一个比值，一般来讲，这个比值低于 1/270，就表示危险度较低，胎宝宝患唐氏综合征的概率很低。但筛查也有假阴性。

结果：“低风险”即表明低危险，孕妈妈大可放心。但万一出现“高危”字样，孕妈妈也不必惊慌，因为高风险人群中也不一定都会生出唐氏儿，这还需要进行羊水细胞染色体核型分析确诊。

第18周

预防铅污染

日常生活中造成铅污染的原因非常多，食用含铅食品，如松花蛋、爆米花等；经常接触彩印的食品包装、油漆类物品、含铅化妆品、染发剂、汽车尾气、家庭装修污染等。

很多天然食物都具有一定的防铅和驱铅功能。牛奶中所含的蛋白质可与铅结合形成不溶物，所含的钙可阻止铅的吸收；海带中的碘质和海藻酸能促进铅的排出；大蒜和洋葱中的硫化物能化解铅的毒性。

“吃”掉孕期抑郁

对于怀孕中情绪容易起伏的孕妈妈，为了你和胎宝宝的健康，这些食物都是不错的选择，通过食物的作用，可以缓解孕妈妈抑郁等不良情绪。

香蕉：香蕉中的生物碱可以振奋精神；香蕉中的色氨酸和维生素 B_6，可以帮助大脑制造愉悦心情的血清素。

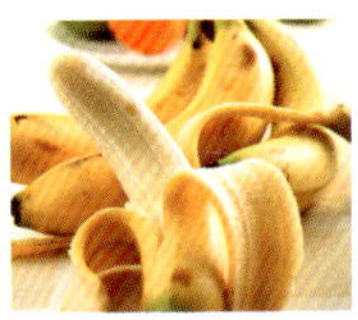

每天1根熟香蕉，也可缓解便秘症状。

菠菜：缺乏叶酸会导致脑中的血清素减少，连续5个月后会出现健忘、焦虑等症状，不妨多吃些富含叶酸的菠菜。

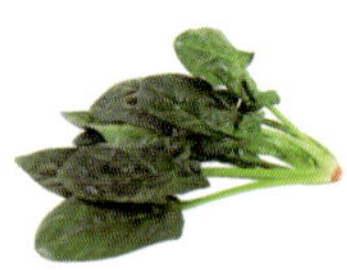

凉拌时要把菠菜焯熟透。

牛奶：温热的牛奶有镇静、缓和情绪的作用，可以帮孕妈妈减少紧张、暴躁和焦虑的情绪。

如果起夜次数多，可以把牛奶放在早餐喝。

鸡肉：当体内缺乏维生素 B_{12} 时，会出现恶性贫血、食欲不振及记忆力减退等问题，而鸡肉中富含维生素 B_{12}。

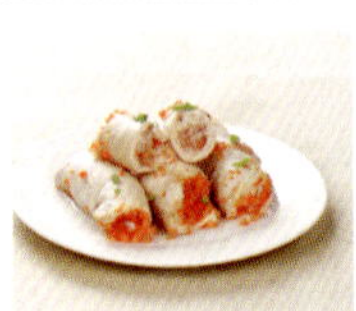

不要吃炸鸡，煲鸡汤最好。

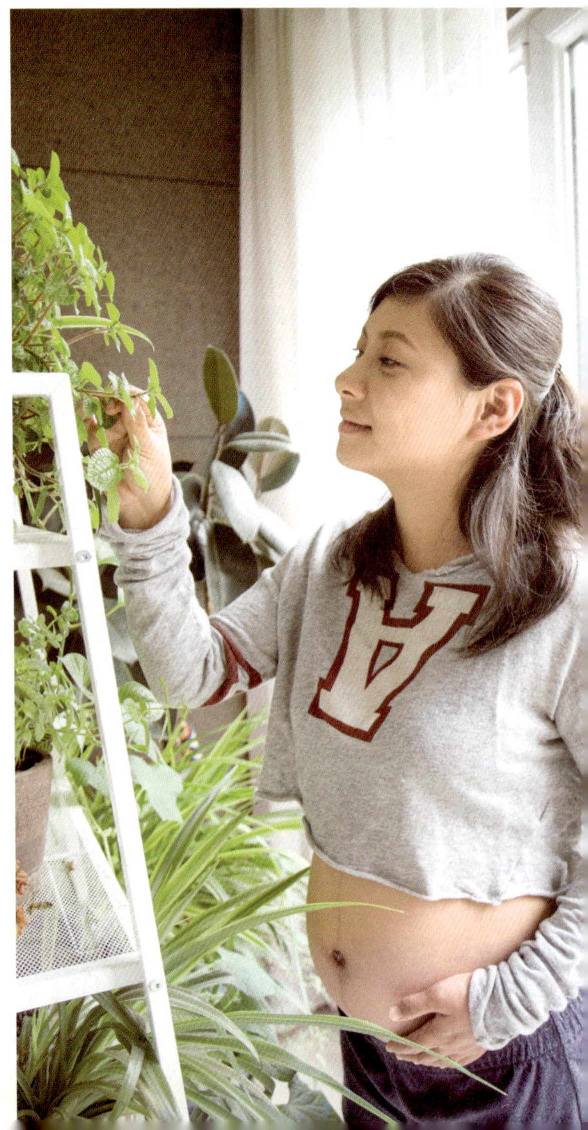

自测胎动很重要

孕妈妈都知道应在家自测胎动，但实际上，真正坚持数胎动的人少之又少。胎动的次数多少、快慢、强弱直接关系到胎宝宝的安危，孕妈妈每天数胎动能了解到胎宝宝每天的健康状态。

计算固定时间内的胎动次数

孕妈妈每天测试3小时的胎动，分别在早上、中午、晚上各进行1小时。将所测得的胎动总数乘以4，作为每天12小时的胎动记录。若每小时少于3次，或减少50%者，则提示胎宝宝有可能缺氧。

累计每天的胎动次数

这是最简单的计算方法，你可以做一个简单的表格，每天早上8点开始记录，每感觉到一次胎动，就在表格里做个记号，累计30次后，就说明胎宝宝一切正常，不用再做记录。如果从早8点到晚8点，胎动次数都没有达到10次的话，建议你尽快去医院检查。

胎动的模式

▷ 全身性运动：整个躯干的运动，例如翻身，这种运动力量比较强，持续的时间比较长，一般为3~30秒。

▷ 肢体运动：伸伸胳膊、扭一下身子等，时间一般为1~15秒。

▷ 下肢运动：踢腿运动，这种动作很快，力量比较弱，一般在1秒以内。

▷ 胸壁运动：比较短而弱，一般孕妈妈不大容易感觉得到。

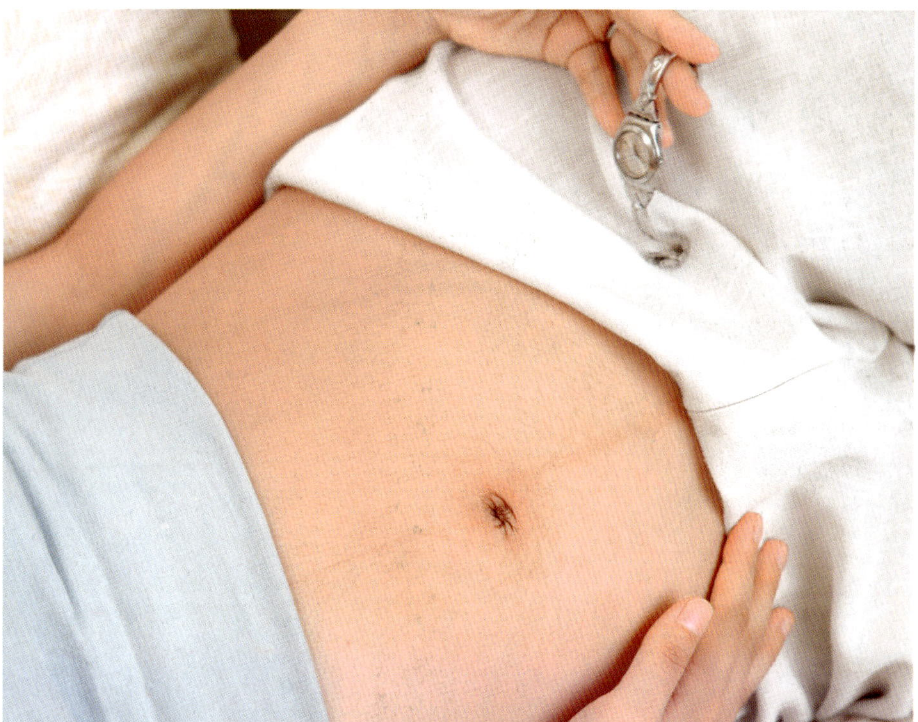

胎动有许多种，扭动、翻滚、拳打脚踢……孕妈妈感觉肚子一跳一跳的，像冒泡泡、像鱼在游泳……胎宝宝在肚子里的动作千变万化，所以每个孕妈妈的胎动感觉会有所不同。

第 19 周

出现静脉曲张别着急

本月孕妈妈可能总感觉小腿胀胀的，有的孕妈妈还会在小腿的皮肤下看到淡紫色的血管，这是静脉曲张的前兆。趁着此时还不严重，积极采取措施，可以预防孕晚期静脉曲张及腿部疼痛。静脉曲张多发生于小腿，是因为庞大的子宫压在下腔的血管和骨盆的静脉上，使小腿的血液潴留造成的。

可以安排外出旅行

孕中期，孕妈妈和胎宝宝都进入了相对稳定期。孕妈妈的早孕反应已经消失，腹部的隆起虽然对孕妈妈的行动有些影响，但还没有到非常不便的地步，所以此时是孕妈妈最适宜出门旅行的时期。

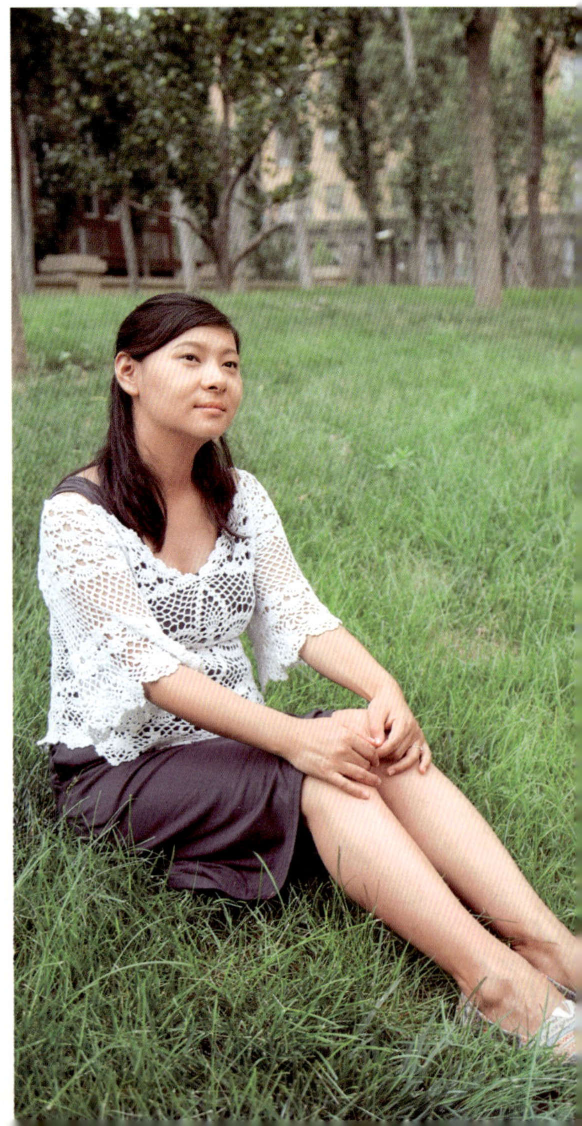

制定合理的旅行计划：即使身体状况很好，孕妈妈也不能太过疲劳，所以在行程安排上一定要留出足够的休息时间。

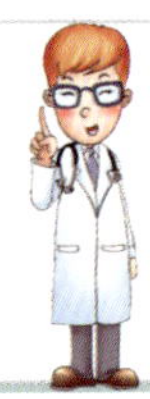

征求医生的同意。

由家人陪同：当你觉得累或不舒服的时候，他们可以照顾你。

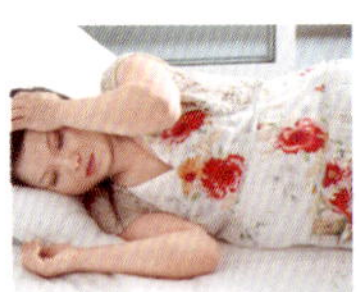

提前安排好工作。

选择交通方式：火车旅行，时间长的话就要选择卧铺的下铺。坐飞机，则最好选择靠近洗手间或过道的地方。

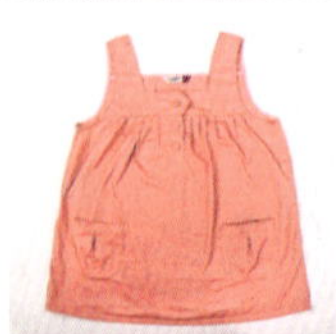

穿上防辐射服，让别人看出你是孕妈妈。

饮食要注意：避免吃生冷、不干净或没吃过的食物，以免造成消化不良、腹泻等突发状况。

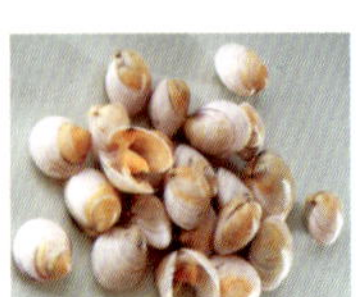

没吃过的食物，尽量不要尝。

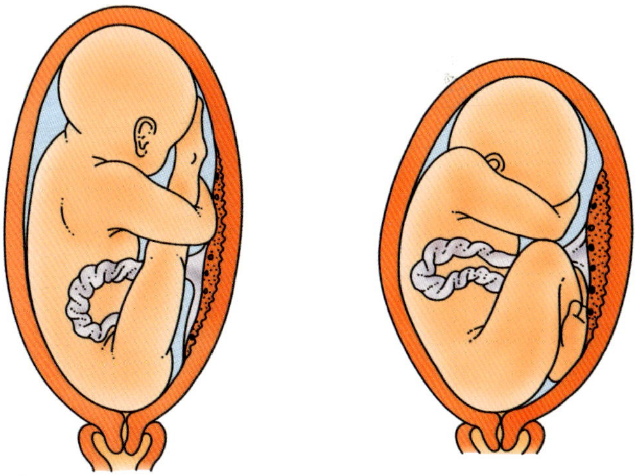

及早发现胎位不正

在怀孕期间或分娩的时候，胎宝宝最靠近孕妈妈子宫出口（子宫颈口）处的身体部位，称为胎儿先露部，此部位就被称为胎位。当生产时，宝宝若不是由头部先出来，便是胎位不正。胎位不正多出现在孕18~22周，一般在28周以前，必须检查胎位，确定胎儿的位置。

❤ 检查胎位的重要性

检查胎儿在子宫内的位置非常重要。在孕28周前，由于胎儿小、羊水多，胎儿在子宫内有比较大的活动范围，胎位易于变动，约有半数以上的胎儿是臀位或横位。及时发现异常胎位，采用一定的辅助手法，尚不难加以纠正。而孕32周以后，胎儿长大，与子宫壁贴近，羊水相对减少，胎位相对比较恒定，如果直到这时才进行产前检查，万一胎位不正，就很难纠正了。胎儿位置正不正，是决定分娩顺利与否的重要因素。

> 胎位不正的姿势包括臀位、额位、颜面位、横位、斜位、复合位（手在胎头附近）等。其中最常见的是臀位，但大部分会在孕28~32周时转过来。要生时胎位仍不正的约占3%。

❤ 有些胎位不正可纠正

如果胎位不正，一定要在医生的指导下进行处理。一般情况下，胎位不正在孕8周之前不做诊断，因为这时胎宝宝相对较小，宫内羊水较多，胎宝宝有活动余地，可自行纠正胎位。当胎儿超过28周，就要在医生的指导下纠正胎位，如果纠正不过来可能还要根据情况采取剖宫产等。

发现胎儿胎位不正时，医生会跟孕妈妈商量如何选择最佳的生产方式，如果经过调整，胎儿转为头位，自然分娩生产方式是首选。如果调整不回来，可能选择剖宫产较为安全，医生会根据孕妈妈的实际情况分析利弊，让孕妈妈、家属与医生共同做出选择。

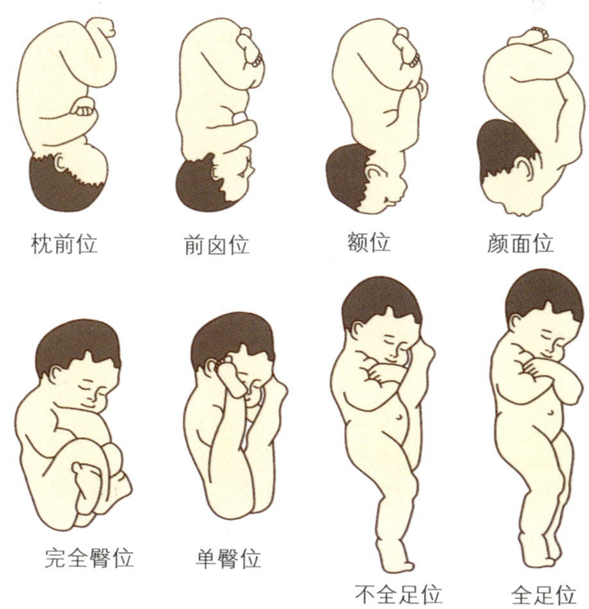

第 20 周

鼻出血

如果出现鼻出血的现象，不要担心，这是因为身体血容量增加，多余的血液和黏液容易使鼻子充血和出血。鼻出血的时候，用同侧大拇指按住出血的那侧鼻翼。同时也可以在脖子后面垫一块冷毛巾，也利于止血。平时多喝水，多吃水果和蔬菜，不要随便抠鼻子。

管理体重，每天测量

孕 5 月是体重管理的关键时期，很多孕妈妈都是从这个月开始长胖的。所以每天或每周称一下体重，了解体重的变化也是很有必要的。根据一周体重变化，与本应增长的标准体重进行对比，调整饮食，及时运动。

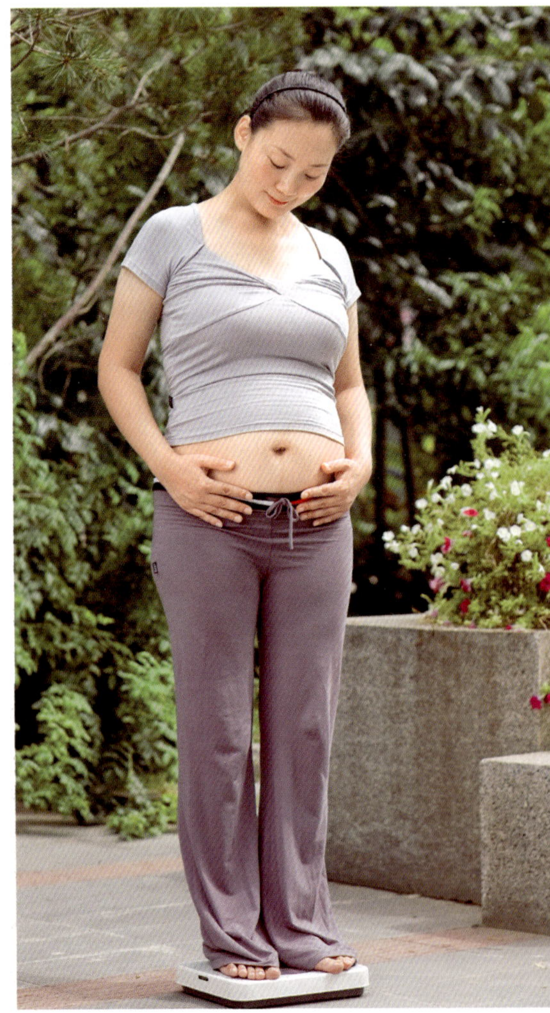

坚持测量：称体重最好在每天固定的时间，这样就能比较准确地了解每天的体重变化。

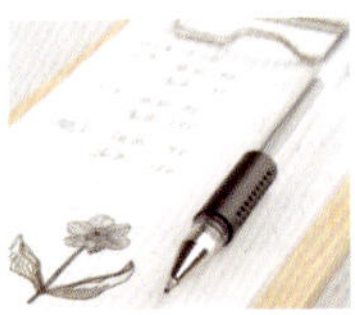

测量后记录下来。

找到长体重的原因：每天记录饮食、体重的习惯，很容易发现哪天体重突然增长较多。

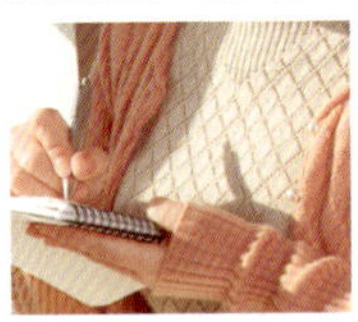

总结适合自己的“长胎不长肉”的饮食习惯。

管理体重也不需要严格控制饮食：吃得合理，适当增加坚果、虾、鱼等富含优质蛋白质的食物，控制淀粉的摄入量。

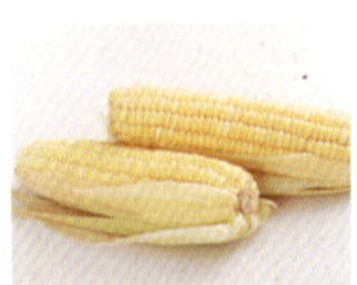

控制主食，适当用粗粮代替。

管住嘴迈开腿：坚持晚饭后散步 30 分钟以上，白天也可以散步，如果有做瑜伽的基础，也可以每天做 15 分钟瑜伽。

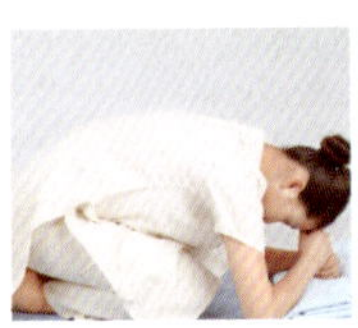

天气好的时候，下班早一站下车，步行回家。

明明白白做 B 超

B 超检查是孕妈妈在孕期必要的检查，它是一种能量检查，不存在 X 线或电离辐射，就目前临床应用的对孕妇超声检查使用的波量和照射时间来说，其安全性可以保障，孕妈妈对此不要有心理负担，健康的心态对母子健康都是有益的。

一般只需 4 次就可以了

在停经 6 周后，除了妇科常规检查之外，应通过 B 超确定宫内妊娠是否正常。例如宫腔内探查不到任何妊娠征象，而在子宫腔外探到异常的包块，结合其他的临床表现和实验室检查结果就可以考虑宫外孕的可能。所以一般提倡于怀孕早期通过做 B 超明确是否是正常妊娠或双胎、葡萄胎等。

第二次在孕 20~26 周，此时期为排畸检查，一般采用三维或四维彩超进行，能检出绝大多数的胎儿畸形，如颜面部、四肢、大脑、内脏器官、心脏畸形等。

第三次 B 超检查时间为孕 30~32 周，为补充排畸及胎儿生长发育情况的检查，查验胎儿是否有生长受限、羊水及脐带异常情况等。

第四次 B 超检查在孕 10 月，作用相同，均为检查胎盘成熟度、胎儿生长发育情况，不涉及胎儿结构检查。此时期可根据脐带有无绕颈现象，来帮助决定生产分娩方式。

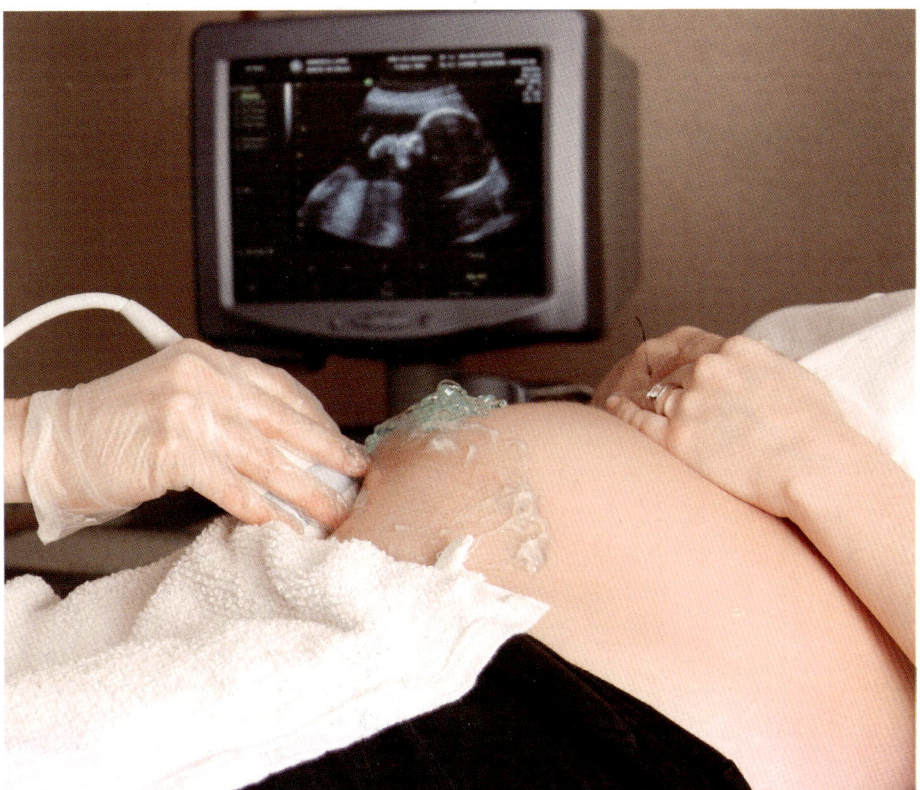

Do

做 B 超前涂抹的那种胶体叫作“耦合剂”，它能使探头和皮肤接触紧密，更好地显影。这种耦合剂是水质的，对身体没有刺激，对皮肤和胎儿都没有危害，可以完全放心，检查完后用纸擦掉就行了。

营养饮食宜忌速查

脂肪——胎宝宝大脑发育的必需营养

脂肪主要由甘油和脂肪酸组成，脂肪酸可分为饱和脂肪酸和不饱和脂肪酸。某些不饱和脂肪酸人体不能合成，也称为必需脂肪酸。必需脂肪酸是胎宝宝生长发育的重要物质基础，尤其对中枢神经系统的发育、维持细胞膜的完整以及合成前列腺素起着极为重要的作用。

孕期每天摄入约为 60 克（包括烧菜用的植物油和其他食品中含的脂肪）。

❤ 最佳食物排行榜【100 克可食部分含量（克）】

食物	含量	最佳吃法	营养菜谱
核桃（干）	58.8	核桃可以补“先天之本”，把核桃仁、红枣、大米煮粥，既能提供胎宝宝大脑和神经系统发育所需的脂肪，又能提供丰富的碳水化合物和维生素 C	核桃红枣粥 核桃仁拌青菜 核桃糊
葵花子（生）	49.9	葵花子生吃、炒着吃或者煮粥吃都可以。另外，葵花子油也是孕妈妈补充脂肪很好的选择	葵花子粥
黑芝麻	46.1	黑芝麻用来做粥效果好，可以为胎宝宝的正常发育提供保障	黑芝麻粥 黑芝麻糊 黑芝麻拌菜
花生仁（生）	44.3	花生以炖吃为最佳。花生还可采用煮、炸、卤等多种方法烹饪食用，既补孕妈妈，又壮胎宝宝	花生核桃露 花生炖猪蹄 老醋花生

一日科学食谱推荐

早餐：牛奶 1 杯，蛋糕 1 个，烩生菜 1 盘

加餐：橘子 1 个，香蕉 1 根，开心果、花生各适量

午餐：素什锦 1 份，牛肉面 1 碗

加餐：橙汁 1 杯，腰果、松子各适量

晚餐：绿豆粥 1 碗，黄瓜炒肉、炒青菜各 1 份，馒头 1 个

加餐：牛奶麦片，西红柿 1 个

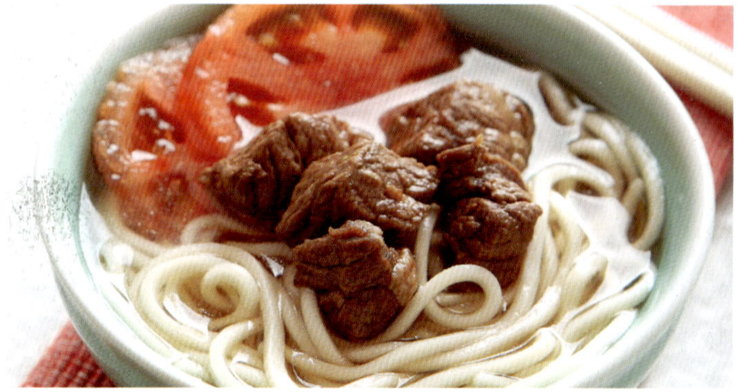

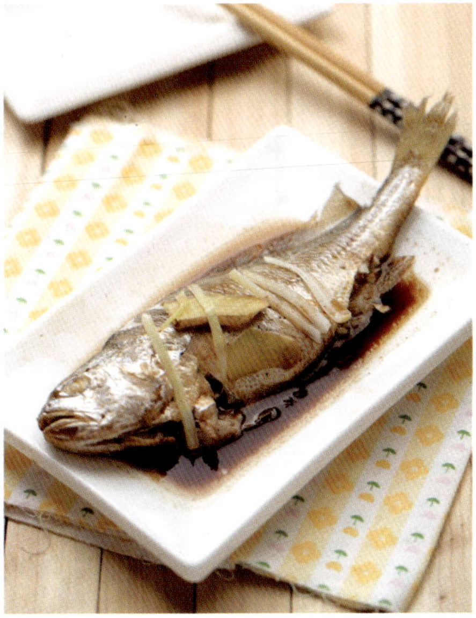

宜多摄入促进大脑发育的食物

孕妈妈除了注意饮食多样，均衡营养外，还要注意多摄入促进大脑发育的食物，如亚麻酸和“脑黄金”。

亚麻酸是不饱和脂肪酸的一种，是构成人体细胞的核心物质，孕妈妈摄入亚麻酸后，在人体多种酶的作用下，亚麻酸会成为机体必需的生命活性因子 DHA 和 EPA。DHA 和 EPA 又称“脑黄金”，是大脑细胞的主要成分，也是大脑发育、成长的重要物质。因亚麻酸和“脑黄金”对大脑的特殊作用，孕妈妈宜多摄入。

食用油中的核桃油、菜籽油、大豆油中的亚麻酸含量丰富，孕妈妈也可以通过多吃核桃、芝麻等食物来获取；“脑黄金”则多源于鱼类食物中，尤其是海鱼类，如黄花鱼、秋刀鱼、鲔鱼、带鱼等。

宜将动物肝脏处理干净再吃

动物肝脏是非常好的补铁、补维生素 A 的食物。但由于肝脏是动物体内最大的解毒器官，容易聚集毒素，所以不能多吃。孕妈妈每周吃动物肝脏最好不超过 2 次，每次控制在 25 克以内。

动物肝脏在烹饪前一定要清洗干净。先将动物肝脏放在自来水下冲洗几分钟，再浸于冷水中浸泡 30 分钟，然后用清水洗干净。如果需立即进食，可将肝脏切成块，放在清水中用手轻轻抓洗，然后取出置于塑料或金属漏盆中，在自来水龙头下冲洗干净。烹调时一定要煮熟炒透，使肝脏完全变成灰褐色。

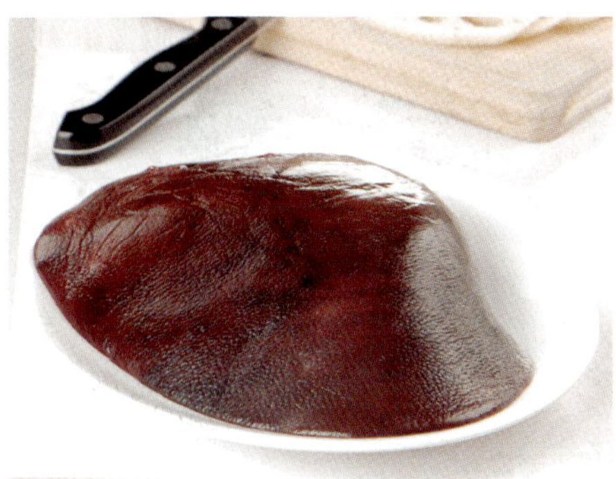

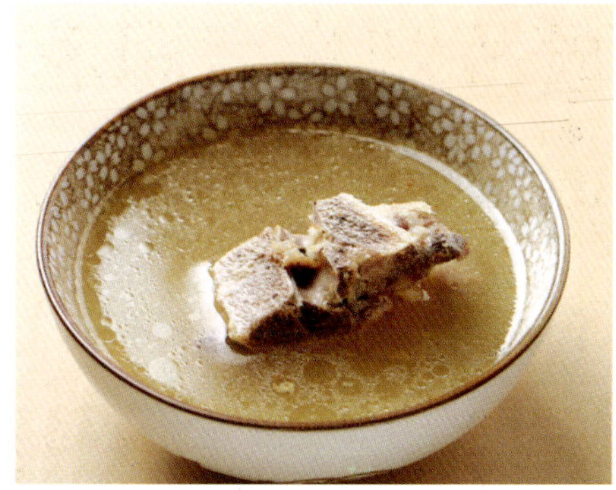

不宜喝长时间煮的骨头汤

很多孕妈妈习惯于在孕期喝汤，尤其是鱼汤、骨头汤，并觉得熬汤时间越长，营养越丰富，但专家提醒，孕妈妈不宜喝长时间煮的骨头汤。因为动物骨骼中所含钙质不易分解，无论多高温，煮多久也不能将其融化，久煮反而会破坏其中的蛋白质，降低其营养价值。

一般来说，熬骨头汤 1 个小时左右就可以了。骨头上总会带点肉，熬的时间长了，肉中脂肪析出，会增加汤的脂肪含量，过于油腻会让孕妈妈不适。

不宜拒绝脂肪摄入

胎宝宝的大脑继续发育，已经开始划分专门区域，嗅觉、听觉以及触觉都开始发育。脂肪的摄取对于促进胎宝宝脑和神经的发育非常重要。因此，孕妈妈不能因为怕胖而拒绝脂肪的摄入。

特殊妊娠讲堂

预防巨大儿

虽然生个胖乎乎的宝宝是一件让人高兴的事，但在分娩时会给孕妈妈带来一定的危险，而且宝宝太胖，成年后患高血压、糖尿病的概率会较其他人大，所以孕期要谨防巨大儿的产生。

什么是巨大儿

根据我国标准，新生儿出生体重等于或大于 4000 克，称为巨大儿。随着生活水平的提高，新生儿的出生平均体重开始增加，巨大儿的发生率也不断上升。

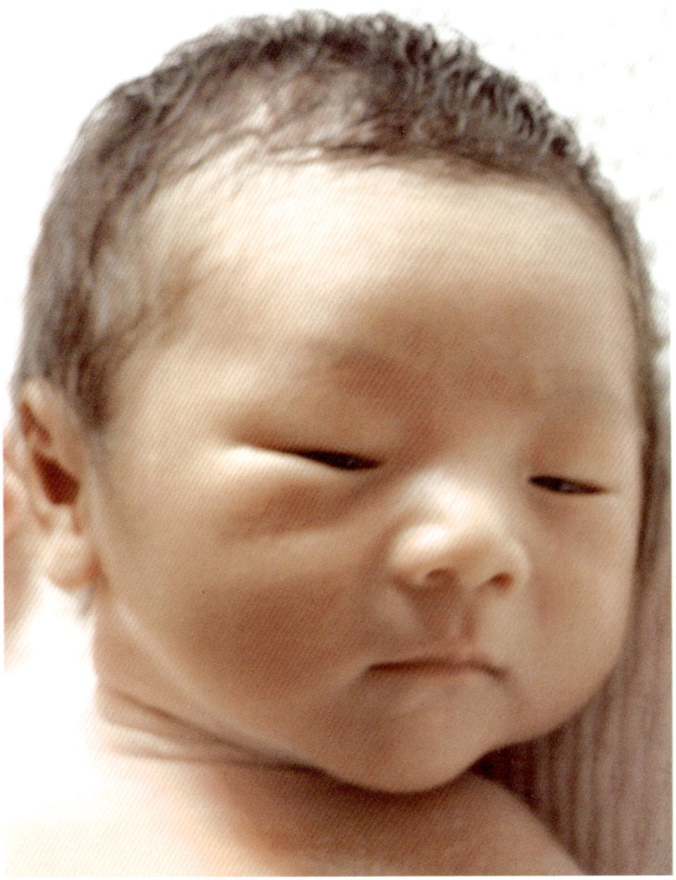

为什么会生巨大儿

生出巨大儿与孕妈妈营养过剩有关。很多孕妈妈认为吃得越多，营养越丰富，对胎宝宝越好，于是只吃大鱼大肉及各种保健品，而运动又不足，导致自身体重严重超标，胎宝宝的体重也随之猛增，容易增加生巨大儿的概率；另外，一些遗传因素以及孕妈妈患有糖尿病或糖耐量减低时，往往也容易生出巨大儿。

巨大儿有什么不好

巨大儿出生时会导致分娩过程延长，最后不得不采用产钳或胎宝宝吸引器助产，甚至剖宫产。对产妇可能造成产道撕裂伤，重者甚至发生子宫和膀胱破裂。而且由于胎宝宝过大，胎宝宝娩出后子宫常常收缩不良，还可能造成产妇产后大出血。因为胎宝宝偏大，导致出现难产的概率增加；如果孕妈妈是妊娠糖尿病患者，分娩的巨大儿还可能出生后发生低血糖等情况。

谨防巨大儿

科学摄取营养，调节生活节奏，这是降低巨大儿发生率的关键。孕妈妈应随时监控体重，按时检查，多听取医生建议。

坚持运动。孕妈妈应适当运动，比如散步、做孕妇操等，尽量不要整天待在家里坐着或者躺着，避免营养过剩。孕中期遵医嘱做糖尿病筛查，合理调节饮食，预防妊娠糖尿病的发生。如果发现妊娠糖尿病，更应该遵从医生对营养摄取的指导，控制胎宝宝增长速度，度过一个安全的孕期。

羊水过多或过少

羊水是怀孕时子宫羊膜腔内的液体，它是胎宝宝在母体内的安全护垫，也可以说羊水是孕育胎宝宝生长发育的"海洋"，是胎宝宝的"生命之水"。

❤ 羊水的成分

羊水里面的成分很复杂，98% 的成分是水，早期时它很清澈，因为胎宝宝小，没什么排泄物，但随着胎宝宝长大，他脱落的毛发、皮肤细胞、油脂，就都浸到羊水里面了，所以通过检测它的含量、性状，也可了解胎宝宝的发育情况。

❤ 羊水的作用

羊水充满子宫将胎宝宝环绕其中，可以使之在稳定的压力和适宜的温度中成长，还能预防外界细菌的感染，即使有细菌侵入，它也能使其降至最少，损害最低。它还能缓冲外界对胎宝宝的刺激，减少子宫收缩对胎宝宝的压迫力。

在分娩时，羊水还起到了润滑剂的作用，能软化、扩张子宫颈和产道，最大限度地帮助胎宝宝娩出，减少对母体的伤害。

❤ 羊水过多及羊水过少

羊水并不是一成不变的，它会随着怀孕周数的增加而增多。在 20 周时，平均是 500 毫升；到了 28 周左右，会增加到 700 毫升；在 32~36 周时最多，为 1000~1500 毫升，其后又逐渐减少。因此，习惯上以 300~2000 毫升为临界点，大于这个范围就是"羊水过多"，小于这个范围则是"羊水过少"。不管是多还是少，只要不在这个正常范围之内，都是一种需要引起高度重视的症状。

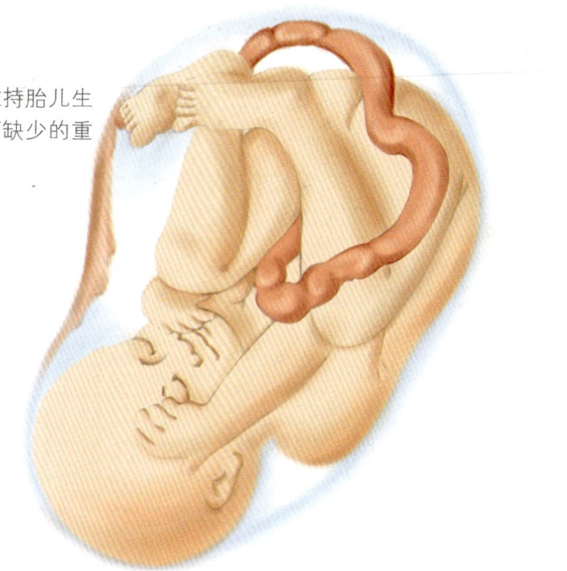

羊水是维持胎儿生命所不可缺少的重要成分。

❤ 羊水过多

如果体内的羊水超过了 2000 毫升，就是羊水过多，可能会引发妊娠高血压综合征和胎位异常。羊水过多也有急性和慢性之分。急性羊水过多的表现是，子宫极度增大，孕妇不能平卧，呼吸困难，下肢浮肿。慢性羊水过多，顾名思义，就是羊水增多速度慢，相对来说症状缓和得多，这多见于怀孕晚期。

❤ 羊水过少

羊水过少是说羊水量少于 300 毫升，但这种状况要少得多，分娩前，这种羊水会呈现出黏稠、混浊的现象，易导致胎儿缺氧。

孕 6 月

本月大事记

大排畸检查

采用三维或者四维彩超，通过成像的方式反应胎儿的面部、各器官的发育情况，多用于检测筛查胎儿畸形，为早期诊断胎儿先天性体表畸形和先天性复杂畸形提供准确的科学依据。

抽筋

多数孕妈妈都会出现腿抽筋，尤其在晚上睡觉时，会突然疼醒。腿抽筋可以预防，只要饮食、保健得当，完全可以缓解、消除此症状。若检查有缺钙现象，应注意补钙。

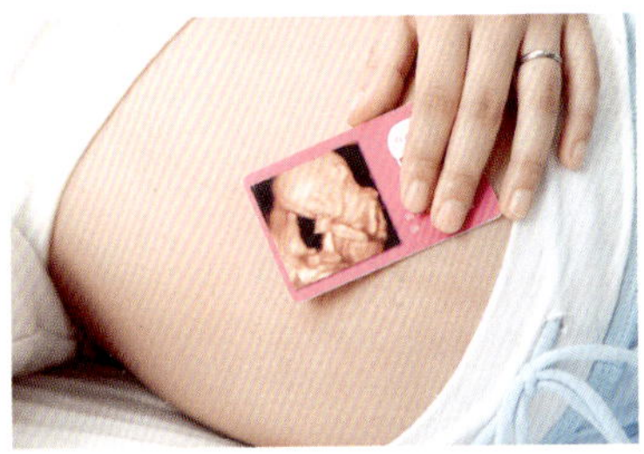

准爸爸的行动力

孕妈妈开始腰痛，这可是准爸爸大献殷勤的好时机，睡前帮妻子按摩一下腰部，也可以给她做局部热敷，用热毛巾、热水袋都可以，每天热敷 20 分钟，帮她减轻疼痛感觉。

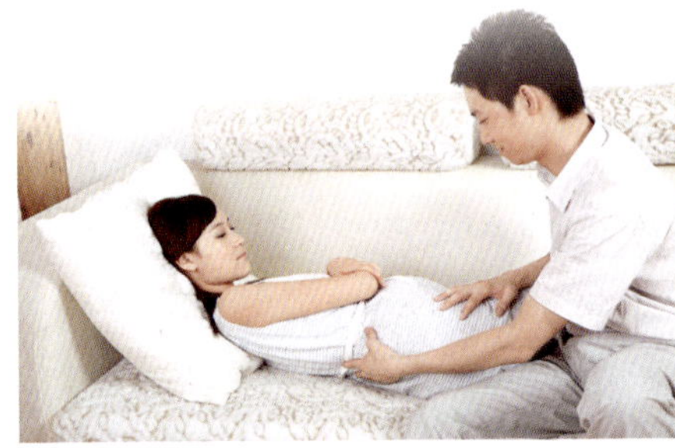

胎儿身长约 30 厘米，重约 630 克。现在孕妈妈的体重增长了大约 5.1 千克，宫高在 20~24.5 厘米，腹围在 80~91 厘米。

630克

孕 6 月，胎宝宝大小像茄子。

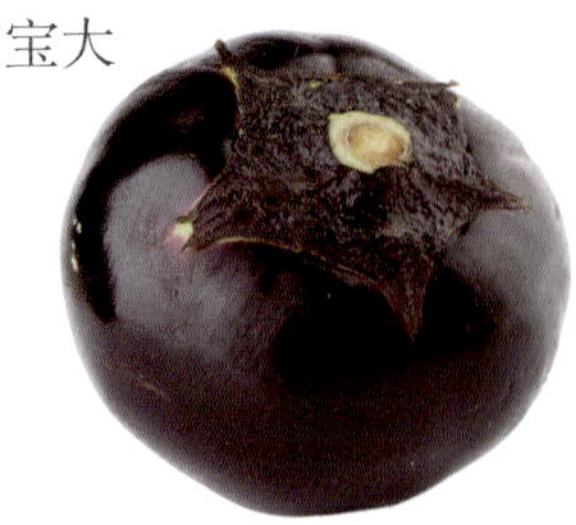

本月可能要做的产检项目

* 常规检查：如血压、宫高、腹围、体重等。
* 妇科检查：确定孕妈妈是否感染妇科炎症。
* 有溶血可能的孕妈妈，若以前没有做过母婴溶血检查，这个月必须做一次。
* 尿蛋白检查：这项检查也是定期检查项目，以确定孕妈妈的肾功能状况。
* 通过多普勒超声波仪监听胎儿心跳情况。
* B 超检查：即大排畸检查，主要是为了了解胎儿发育情况有无异常。本月，羊水相对较多，胎儿大小比例适中，在子宫内有较大的活动空间。此时进行超声波检查，能清晰地看到胎儿的各个器官，可以对胎儿进行全身检查。
* 葡萄糖耐量试验：检测是否存在妊娠葡萄糖不耐症，以确定是否患有妊娠糖尿病。

这个月，应该这样做：

- 可以给宝宝起个小名，这样跟他讲话时就可以轻轻叫他的名字了。
- 腰背肌肉和脊椎压力很大，常出现腰背酸痛的症状，此时，可以做一些缓解腰背部肌肉压力的动作，会令孕妈妈轻松很多。
- 产检检查项目多起来，难懂的化验结果也挺多，一定要多咨询医生。
- 关注妊娠糖尿病，妊娠糖尿病易导致胎宝宝过大，不仅会增加孕妈妈负担，还会增加宫内窘迫和剖宫产的发生率，也容易造成早产。

水肿，会让你的手指变粗、脚变大、腿变粗，以前的戒指你肯定戴不上了，鞋也要再大一号才能穿得上。

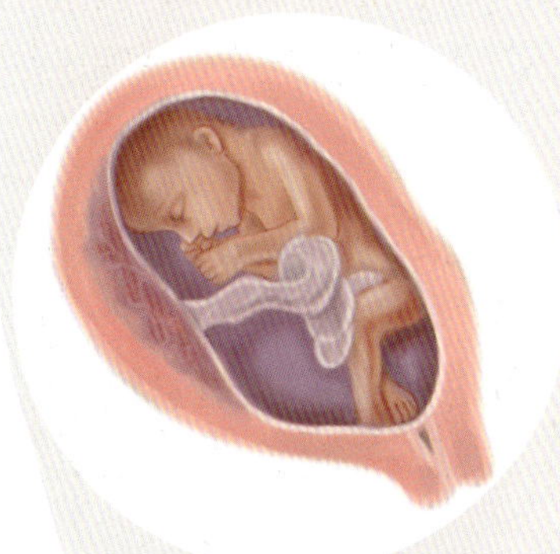

孕 21 周

胎宝宝喜欢吮吸自己的手指

孕 24 周

现在的胎宝宝还比较瘦

第 21 周

不能用安眠药

怀孕的最初阶段，孕妈妈常处于瞌睡状态，但到孕5~6 个月后则可能出现失眠状态，由“睡不醒”转为“睡不着”。这一睡眠的周期性变化，与怀孕后内分泌的周期性变化有关。

有些孕妈妈为了免受失眠的困扰，会选择服用安眠药，这是绝对禁止的事情。

不能乱涂外用药物

孕期容易出现一些皮肤病，孕妈妈都知道内服药物存在危险，那外用药物是否可以放心使用呢？没有医嘱是否可以自己随意用药呢？其实，危险是一样存在的。

杀癣净：多用于皮肤黏膜真菌感染，如体癣、股癣、手足癣等，哺乳期妇女外用，其药物成分可能进入乳汁中。

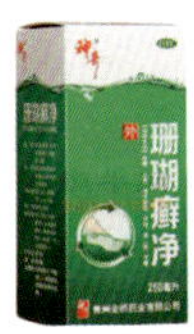

为了胎宝宝健康，此药应该慎用。

硝酸咪康唑霜：多用于接触性皮炎，如果用药时因局部刺激发生灼感、红斑、脱皮起疱等，应及时停用。

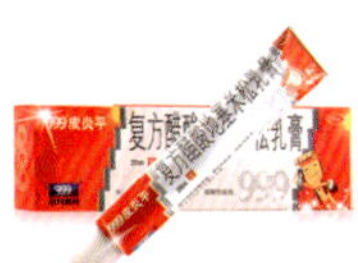

一定要在医生指导下使用。

抗生素外用软膏：此膏中的聚乙二醇会被全身吸收且蓄积，可能引起一系列不良反应。

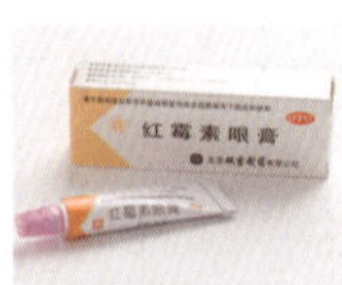

家里最常备的，现在最好远离它。

皮质醇类药：大面积使用或长时期外用，可造成胎儿肾上腺皮质功能减退，并能通过皮肤吸收，小剂量分布到乳汁中。

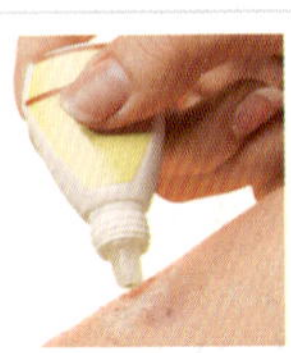

这类药还可造成妇女闭经、月经紊乱。

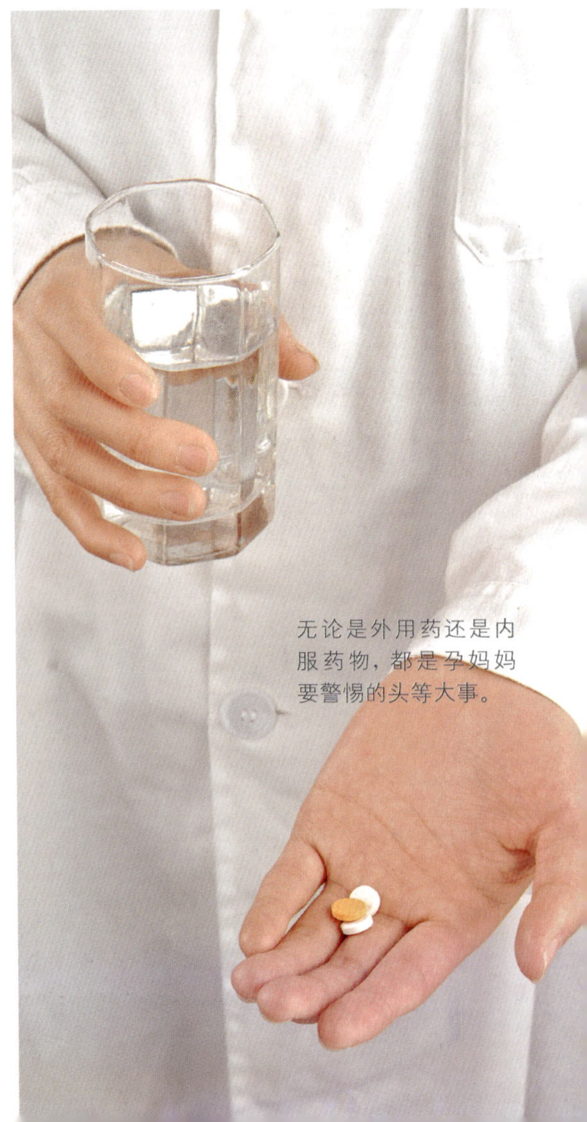

无论是外用药还是内服药物，都是孕妈妈要警惕的头等大事。

妊娠高血压危害大

妊娠高血压是妊娠期的高发病，一般发生在孕 24 周后。患有高血压的孕妈妈一般还同时患有蛋白尿和水肿等妊娠高血压综合征，简称“妊高征”。大约有 25% 的妊高征患者会出现先兆子痫——在高血压、蛋白尿基础上，出现头痛、眼花、恶心、呕吐、上腹不适等症状。如果妊高征出现在孕期的前 30 周内，先兆子痫的发病率会明显增加。对于这个问题的防治方法，在本书的第 158 页给出了一些具体方案。

妊高征发生的因素

妊娠高血压疾病的发生与遗传、营养结构、营养摄取量等因素均有关系，目前比较一致的观点认为与某些营养素的不足和过多，以及运动量过少有关。

孕妈妈患有妊娠期高血压疾病时，由于子宫血管痉挛所引起的胎盘供血不足、胎盘功能减退，可致胎儿窘迫、胎儿宫内发育迟缓、死胎、死产或新生儿死亡。孕妈妈病情越重，对胎儿的不良影响越大。

妊娠高血压疾病一般在分娩后即可自然痊愈，但如果在分娩 1 个月后，尿液中蛋白质的含量居高不下或者持续出现高血压症状，就应考虑是否为妊娠高血压疾病后遗症。

必须遵医嘱

一旦出现妊娠高血压，就要在医生指导下密切监测，并对生活方式进行调整，如少吃高油、高盐的食物，适当多吃富含膳食纤维和蛋白质的食物。重度子痫前期的孕妇因尿中蛋白丢失过多，常有低蛋白血症，应摄入优质蛋白质以弥补其不足，必要时可遵医嘱服用降压药物等。一般情况下，如果出现血压高于 140/90 毫米汞柱，伴有头晕等；或血压高于 160/110 毫米汞柱，就可能需要遵医嘱入院进行规范的治疗。

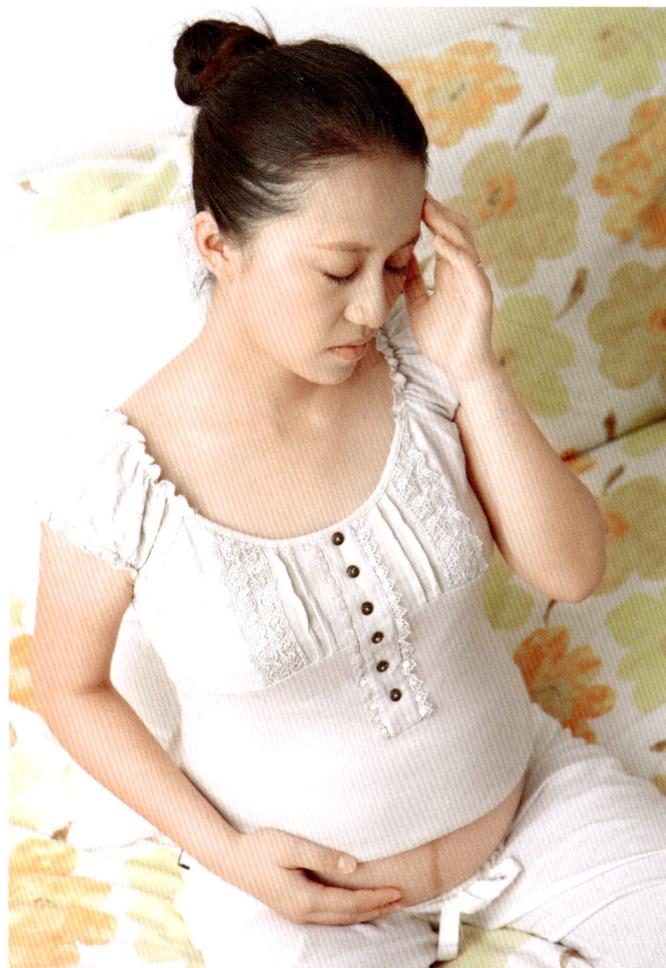

第 22 周

孕妇奶粉不必人人添加

如果职场孕妈妈长期在外就餐，常规饮食很难做好营养储备，可以喝些孕妇奶粉，每天一杯，约 250 毫升。体重一直偏低、血色素也偏低的孕妈妈可以适当喝孕妇奶粉，但不能既喝孕妇奶粉，又喝牛奶、酸奶，或者吃大量奶酪等奶制品，这样会增加肾脏负担，影响肾功能。

调节饮食减轻水肿

妊娠水肿是孕期的一种常见病症，一般发生在怀孕 6 个月以后。此时，胎宝宝逐渐增大，羊水增多，致使下肢静脉受压，血液回流受阻，因此常发生轻度下肢水肿。

进食足够量的蛋白质：由营养不良引起水肿的孕妈妈，每天一定要保证食用肉、鱼、虾、奶等动物类食物和豆类食物。

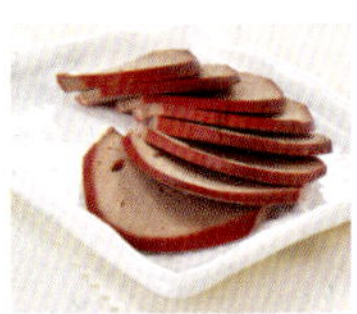

每周进食两三次动物肝脏以补充铁。

进食足够量的蔬菜水果：蔬菜和水果中含有人体必需的多种维生素和微量元素，可以提高抵抗力，加强代谢。

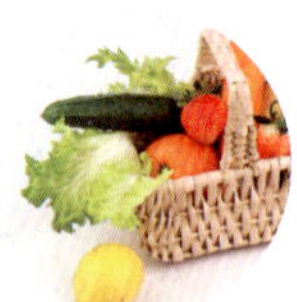

蔬菜与水果的食用量是 2:1。

不要吃过咸的食物：水肿时要吃清淡的食物，不要吃过咸的食物，特别不要多吃咸菜，以防止水肿加重。

盐的摄入每天控制在 6 克以下。

少吃或不吃难消化和易胀气的食物：如油炸的糯米糕、红薯、土豆等，以免引起腹胀，使血液回流不畅，加重水肿。

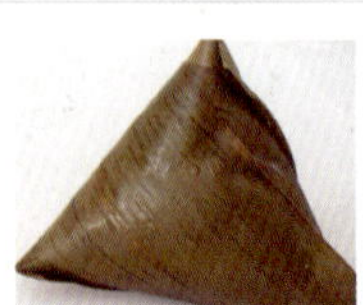

粽子、汤圆也要少吃。

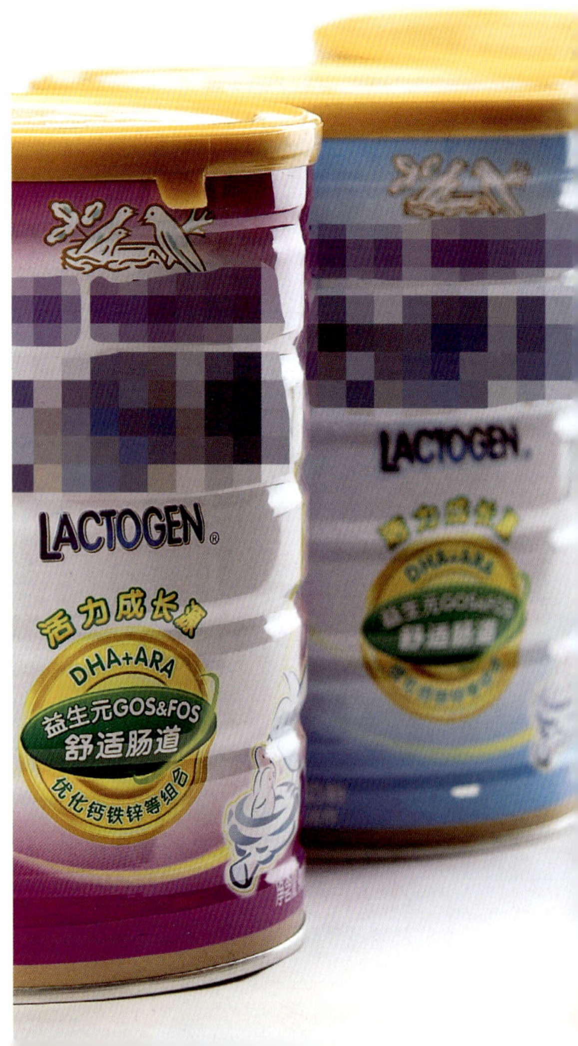

重视葡萄糖耐量试验

孕 5 月以后，胎宝宝的生长开始加快，孕妈妈的身体必须产生额外的胰岛素，来满足胎宝宝的需要。如果这时候孕妈妈的身体跟不上这种变化，就可能患上妊娠糖尿病。而糖耐量试验的检查目的就是明确诊断是否患有妊娠期糖尿病。

正常妊娠而无高危因素者应在孕 23~28 周采血化验，筛查是否有患妊娠糖尿病的危险，筛查前宜空腹 10~14 小时，一般抽血检查前一天晚上 9 点过后就不要进食了，第二天早上不吃早餐即可抽血检查空腹血糖。

将 50 克葡萄糖粉溶于 200 毫升水中，5 分钟内喝完，接着在第 1 个小时、第 2 个小时各采血测定血糖，三项中任何一项的值达到和超过以下临界值即诊断为妊娠糖尿病。

❤ 时间标准值

空腹血糖 < 5.1 毫摩尔 / 升

餐后 1 小时血糖 < 10 毫摩尔 / 升

餐后 2 小时血糖 < 8.5 毫摩尔 / 升

很多孕妈妈做糖耐量试验时，都会有第一次不通过的情况。这也不必过于担心，这样的结果可能是前一天吃了过量的甜食，比如吃了半个西瓜、喝了几杯现榨的果汁等造成的，这些会使孕妈妈摄取的糖量高出日常饮食，影响血糖值，导致结果异常。因此，在检查的前几天要适当控制糖分的摄入，但也不要过分控制，不然就反映不出真实结果了。

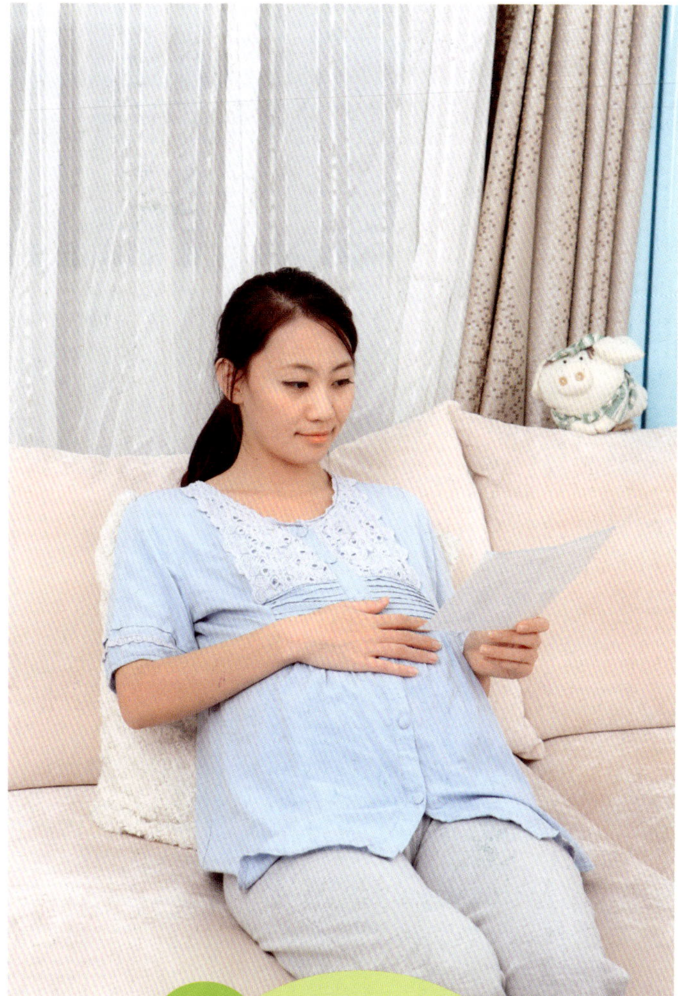

Do

在孕期要注意餐次分配，少吃多餐。控制植物油及动物脂肪的用量，少用煎炸的烹调方式，多选用蒸、煮、炖等烹调方式。坚持按时产检，一旦发现妊娠糖尿病的征兆，就要在医生指导下进行治疗、控制。

第 23 周

孕期驾车，安全第一

有些孕妈妈有时会自己驾车出行，体验兜风的快乐。如果身体条件许可，孕期可以驾车，但是一些注意事项要了解，以免出现危险或给母婴带来伤害。

孕妈妈在开车的时候应该避免紧急制动、紧急转向等情况，冲撞力过大，可能使孕妈妈受到惊吓。孕妈妈还应该慎开新车，因为新车里面可能会有一些气味，所以新车买回家后应该先打开车门车窗，通风散气，也可以放一些竹炭、菠萝或者羊毛垫等可以吸收异味的东西。

“孕”动起来益处多

胎宝宝的体重让孕妈妈的腰背肌肉和脊椎压力很大，所以孕妈妈常出现腰背痛的症状。此时，如果孕妈妈能做一些缓解腰背部肌肉压力的动作，会令整个孕期轻松很多。合理的膳食和运动还可以很好地帮助你控制血糖。此阶段孕妈妈的运动标准是适度地出汗，不过于疲劳为宜。练习频率为 1 周四五次。如果在做产检时查出胎盘前置的话，应停止所有练习。

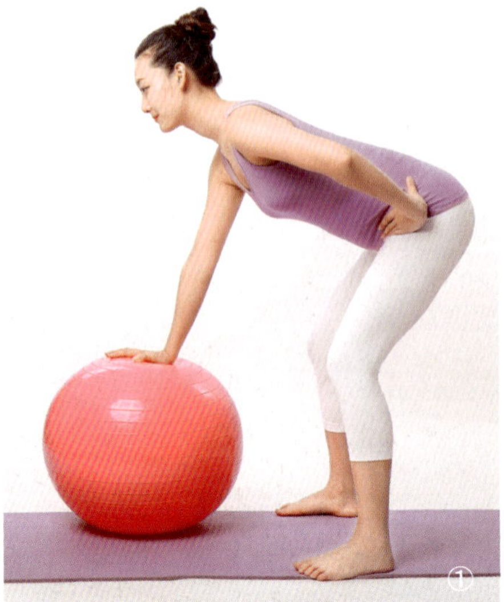

①

双脚分开与髋同宽，保持平行，右手扶球，左手放于髋关节，屈双膝，背部保持向上延展，没有塌陷（见图①）。

左脚向后打开 90 厘米左右，脚跟抬起，感觉足弓的力量，吸气，拉伸脊椎向上，背部尽量向上挺直，可保持双腿伸直或微弯曲（见图②）。

呼气，屈双膝向下蹲，两条腿尽量弯曲 90°，后面的膝盖不着地，前面的膝盖保证停在脚踝的正上方，右手可借助球的支撑稳定身体不会前倾。吸气时向上站起，球会随着上下的移动有少许滚动。随着呼吸的节奏，一侧做蹲起 6~8 次，在最后一次的下蹲当中，可多停留 2 组呼吸。然后换另外一侧（见图③）。

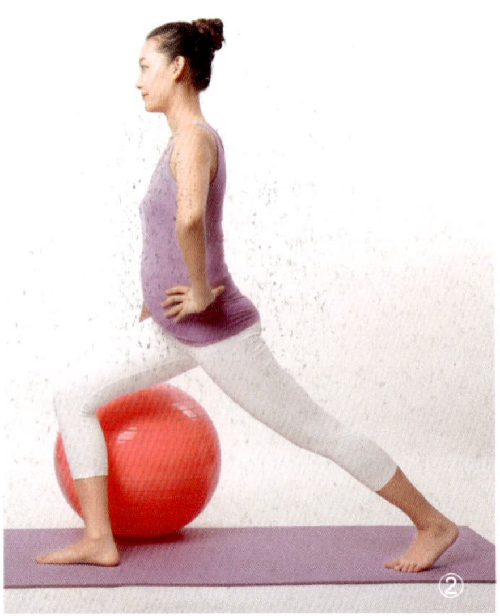

②

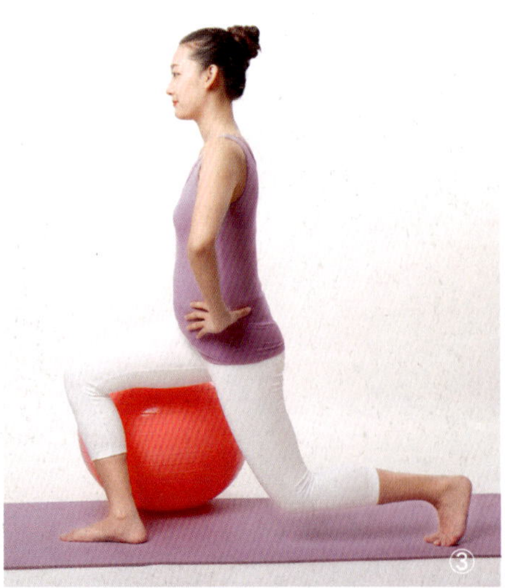

③

预防产前抑郁症

许多人听说过产后抑郁症，却不一定了解产前抑郁症。其实，抑郁症的症状也普遍存在于健康的孕妈妈中，比如容易疲劳或睡眠困难。如果你对于产前抑郁症还不了解，那么就该好好读读以下的内容。

❤ 产生的原因

心理专家根据大量的临床研究发现，产前抑郁症病因与女性在孕期的激素变化有密切关联。研究人员表示，女性在怀孕期间体内激素水平有显著波动，可以影响大脑中调节情绪的神经传递素的变化。激素的变化则会使孕妇比以往更容易感觉到焦虑，于是部分孕妈妈陷入痛苦和失望的情绪中不能自拔，这其中又以尤其关注身材和职场的白领孕妈妈为多见。

❤ 不良影响

产前抑郁症可导致孕妈妈情绪波动激烈，进而通过血液循环、激素影响等将这种恶劣的情绪传递给胎宝宝，给胎宝宝后天的智力和情商发育带来很大的负面影响。

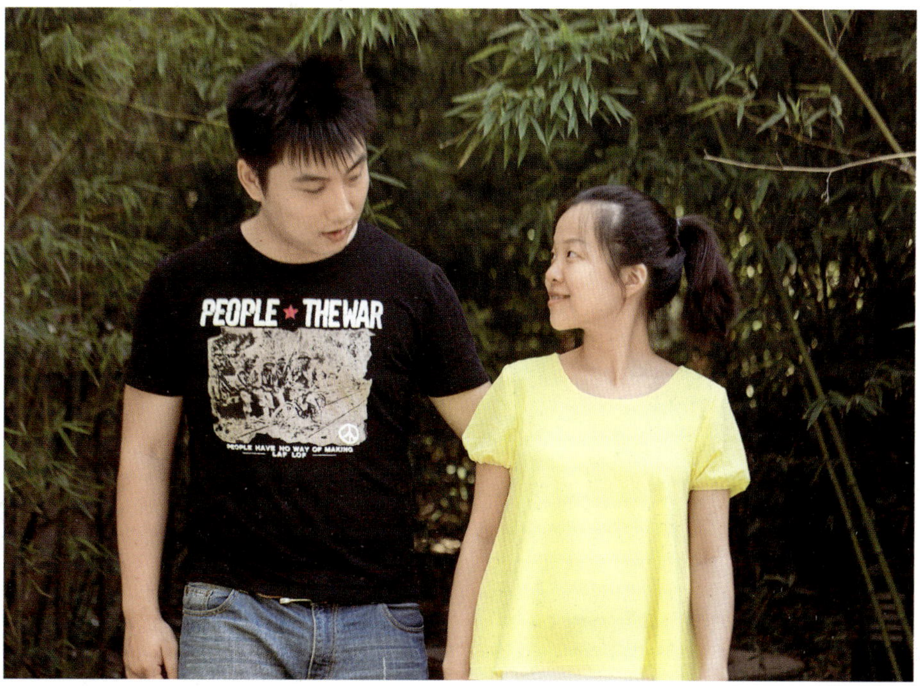

抑郁症的早期症状

孕妈妈如果有 3 种或更多以下症状，并持续 2 周以上，就需要去接受心理治疗。

▷ 觉得所有的事情都没有意思、没有乐趣。

▷ 整天感觉沮丧、伤心，或“空荡荡的”，而且每天如此。

▷ 难以集中精力。

▷ 极端易怒或烦躁，或过多地哭泣。

▷ 睡眠困难或睡眠过多。

▷ 过度或从不间断的疲劳感。

▷ 总是想要吃东西或根本不想吃东西。

▷ 产生不应该的内疚感，觉得自己没有用，没有希望。

Do

不要让沮丧不断加重。想办法照顾好你自己的心理健康。适当休息、保证充足的睡眠、适量的运动，以及均衡的饮食。如果你感觉到担忧渐渐地爬上了你的心头，可以尝试参加孕妇瑜伽课程或是打坐。

第 24 周

出现假宫缩

在这个时期，孕妈妈会感到子宫每隔一段时间就肌肉收紧，不用担心，这些不规则的、没有疼痛的收缩称为假宫缩，在怀孕期间非常普遍，并不是快要生产了。

到了预产期，伴有疼痛的宫缩才是要生产的预兆。如果你在这段时间宫缩中伴有强烈的腹痛，就该及时去医院就诊。

贫血在悄悄发生

由于胎宝宝生长需铁量大，所以怀孕中后期约有 1/4 的孕妈妈可能因铁摄入量不足而有缺铁性贫血。孕期另一种易出现的贫血是叶酸缺乏引起的巨幼红细胞性贫血。

孕期贫血的原因：铁的需要量在不断增加，孕妈妈首先动用体内储存的铁，当铁用尽未能及时补充，则可出现贫血。

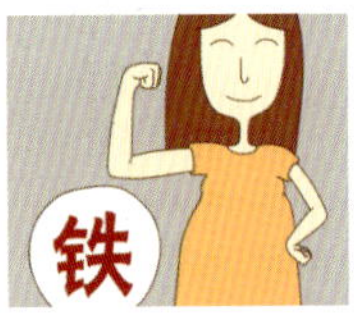

尤其是怀有双胞胎的孕妈妈，是贫血的高发者。

贫血的危害：贫血会使孕妈妈发生妊高征的比例增加，长期慢性贫血会造成胎宝宝生长发育缓慢。

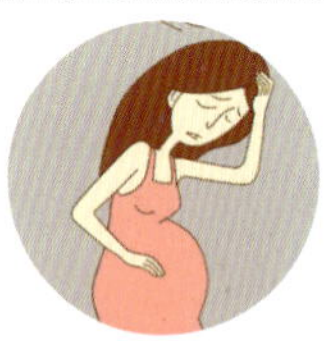

关注产检报告和自身状态。

贫血的预防：注意不要偏食，膳食合理。积极治疗早期妊娠呕吐、消化性溃疡、慢性胃肠炎等。

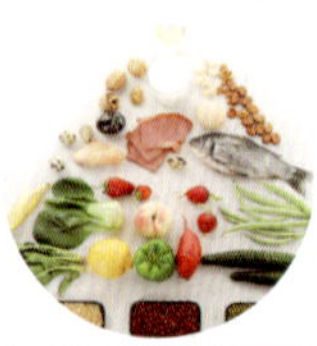

如快到预产期，应听取医生的建议。

营养的补充：注意多吃新鲜蔬菜、水果和动物性食物，一般贫血可口服补血铁剂。

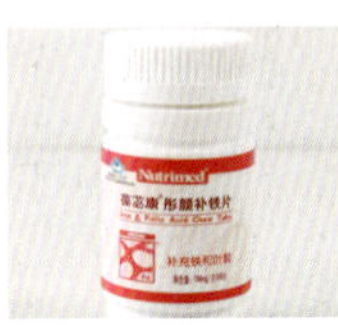

补血铁剂按时服用，不要因为难吃而拒绝。

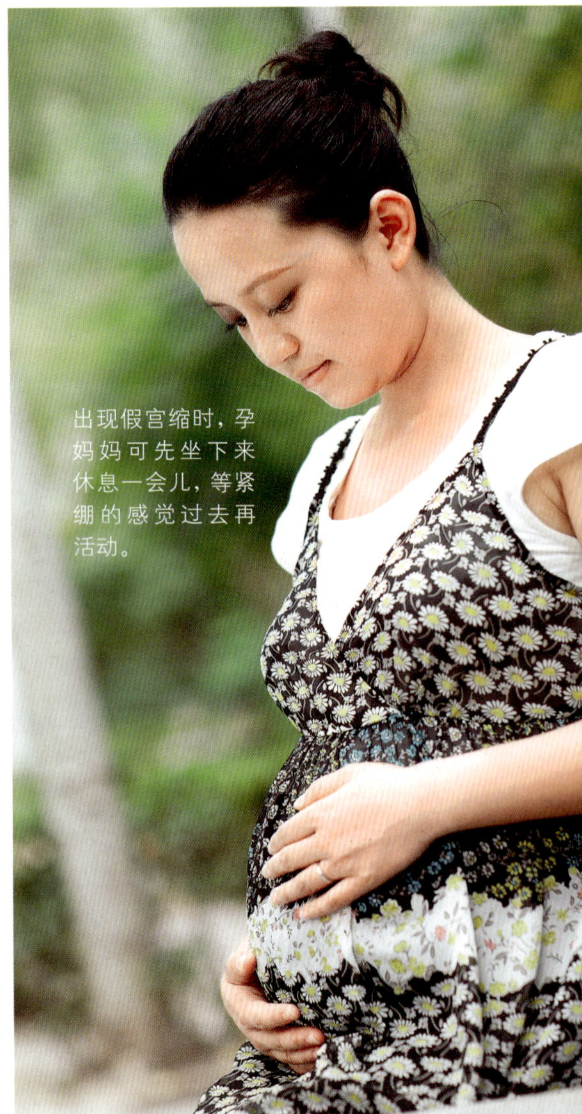

出现假宫缩时，孕妈妈可先坐下来休息一会儿，等紧绷的感觉过去再活动。

警惕心理性难产

"抽个血都吓得要死，我可生不了孩子，还是剖吧"，"我怀孕的时候都没运动过，肯定难产，我肯定生不下来啊"……不少年轻孕妈妈产力不错，胎位、产道正常，胎宝宝大小也适中，却因心理压力过大导致难产。这些难产的孕妈妈，以85后、90后出生的独生女居多。尽管助产设备、医生的水平都比以前有所提高，可孕妈妈却因为怕疼而非常紧张。更有许多孕妈妈整天念叨着生孩子多么痛，甚至担心得睡不着觉。

❤ 树立信心不焦虑

明明生育是女性与生俱来的能力，为什么现在的女性都说自己生不了孩子呢？究其原因，主要是心理因素，还没生就打了退堂鼓。自然分娩是大自然赋予女性的本能，不需要额外担心。

要多与有经验的亲友交流，多听听她们真实的经历，可减轻压力。孕妈妈在产前过于恐惧，会使身体产生过多的应激激素，这样一来，疼痛就会增加，产程也会拖更久，对分娩会有不利的影响，甚至会造成难产。

焦虑会造成大脑皮质功能紊乱，使得子宫收缩不协调、宫口不开、产程延长等。因此，孕妈妈必须保持良好的情绪，为分娩做好充分的心理准备。

产前放松的小方法

- ▷ 跟胎宝宝说说话，你会发现怀孕是很美好的。
- ▷ 听着轻音乐小睡一会儿。
- ▷ 给最好的朋友打个电话。
- ▷ 读一本好玩的小说或漫画书。
- ▷ 泡个热水澡。
- ▷ 拿着食谱给自己做一顿大餐。
- ▷ 整理一下你买来的宝宝服，以及可爱的宝宝用品。
- ▷ 给自己未来的宝宝画一张像。
- ▷ 继续写怀孕日记。
- ▷ 练习深呼吸。

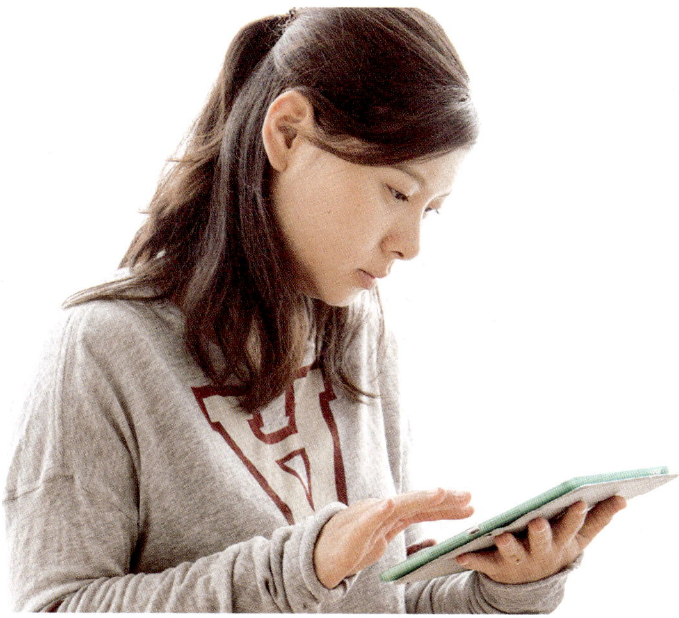

自然分娩是一种自然的生理过程，大多数产妇都能够顺利完成，孕妈妈一定要对自己有信心。

营养饮食宜忌速查

铁——预防贫血

铁在人体中含量为 4~5 克，含量虽少却作用特殊，它主要负责氧的运输和储存，参与血红蛋白的形成，将充足的养分送给胎宝宝。孕周越长，胎宝宝发育越完全，需要的铁就越多，适时补铁还可以改善孕妈妈的睡眠质量。

怀孕期间，铁的需求达到孕前的 2 倍：孕早期每日摄入量至少 15 毫克，孕晚期每天摄入量为 25~35 毫克。

❤ 最佳食物排行榜【每 100 克可食部分含量（毫克）】

食物	含量	最佳吃法	营养菜谱
鸭血	30.5	鸭血与海带搭配，可滋养补血；鸭血与黄酒做成鸭血羹，可补血，适用于孕妈妈血虚引起的妊娠贫血	韭菜炒鸭血 粉丝海带鸭血汤 鸭血炖豆腐
鸡肝	12	鸡肝与枸杞子做汤，可以滋养补血，预防孕妈妈缺铁性贫血，促进胚胎的正常分化、发育和器官的形成	盐水鸡肝 爆炒鸡肝 鸡肝枸杞菠菜粥
葡萄干	9.1	进食葡萄干前最好用食醋浸泡一会儿，可使其中对抗自由基的多元酚含量成倍增长，孕妈妈食用后既补铁，又美容	葡萄干苹果汤 葡萄干西米露 八宝粥
银耳（干）	4.1	银耳与莲子同食，有助于孕妈妈的胃肠蠕动，减少脂肪吸收，还可淡化脸部黄褐斑、雀斑	银耳雪梨莲子汤 木瓜银耳羹 凉拌双耳

一日科学食谱推荐

早餐：三鲜馄饨 1 碗，鸡蛋 1 个

加餐：苹果、香蕉、核桃各适量

午餐：紫菜虾皮豆腐汤 1 碗，红烧排骨、清炒菜心各 1 份，米饭 1 碗

加餐：猕猴桃 1 个，葡萄适量

晚餐：小米粥 1 碗，什锦豆腐、清蒸鲈鱼各 1 份，豆沙包 1 个

加餐：牛奶 1 杯

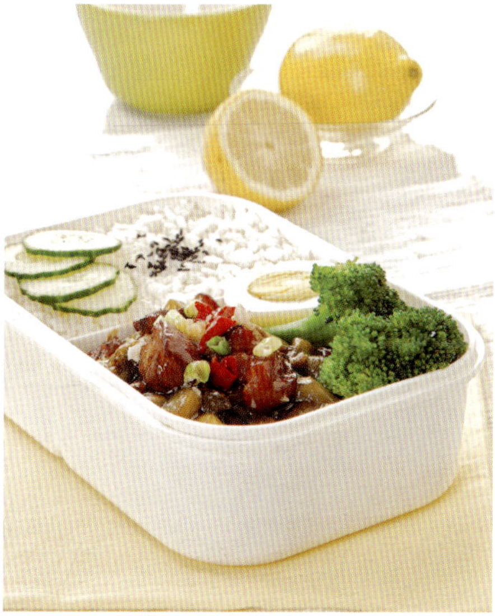

宜对工作餐“挑三拣四”

坚守在工作岗位的孕妈妈对待工作餐要“挑三拣四”，避免吃对胎宝宝不利的食物。口味的要求可以降低，但营养要求不能降低，一顿饭里要米饭、鱼、肉、蔬菜都有，同类食物尽量种类丰富。

宜常吃西红柿淡化妊娠斑

妊娠斑一般出现于怀孕 4 个月以后，多分布于鼻梁和两颊，是一种黄褐色的蝴蝶斑，是脑垂体分泌的促黑激素造成的。不过无需担心，西红柿就是一种能够淡化妊娠斑的好食物，它富含番茄红素和维生素 C，经常吃一些有助于祛斑养颜。

宜餐后来杯柠檬水

用餐后喝一些柠檬水或漱口，可令口腔保持湿润，还能刺激唾液分泌，减少因鼻塞、口干或口腔内残余食物引起的厌氧细菌造成的口臭。

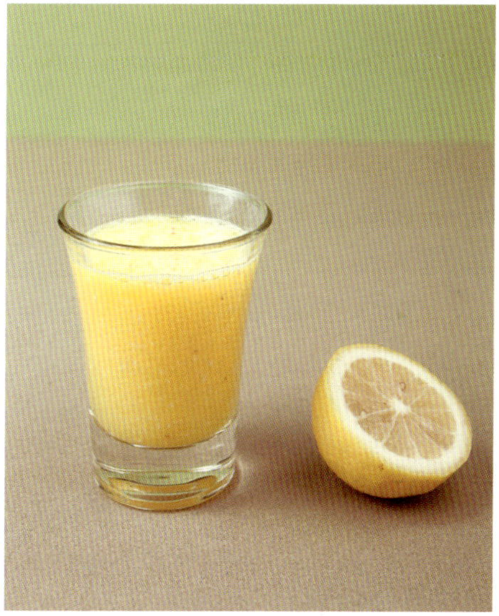

宜喝低脂酸奶

益生菌是有益于孕妈妈身体健康的一种肠道有益菌，而低脂酸奶的特点就是含有丰富的益生菌。在酸奶的制作过程中，发酵能使奶质中的糖、蛋白质、脂肪被分解成为小分子，饮用之后，各种营养素的利用率非常高。

不宜吃坚果每天超过 50 克

孕妈妈每天食用坚果不宜超过 50 克。坚果油性较大，而孕妈妈消

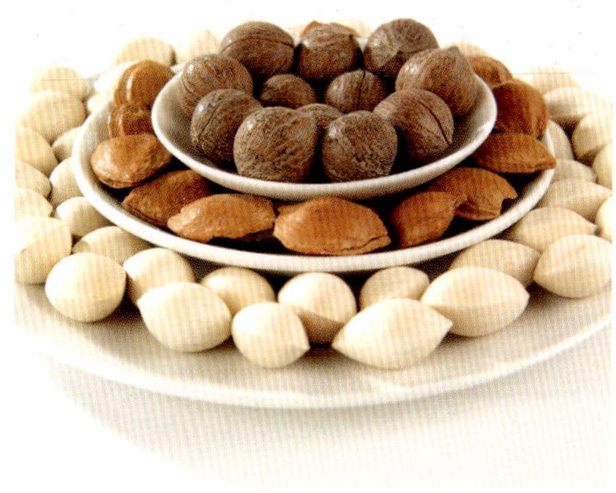

化功能相对减弱，过量食用坚果很容易引起消化不良。

不宜多吃鱼肝油

鱼肝油可以强壮骨骼，并预防、治疗佝偻病，对胎宝宝的骨骼发育有诸多好处。但是鱼肝油切勿滥用，国外研究表明，滥用鱼肝油的孕妈妈，产下畸形儿的概率反而高。

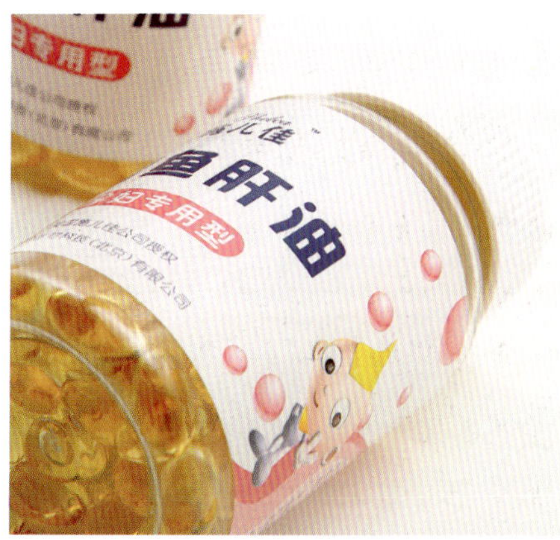

特殊妊娠讲堂

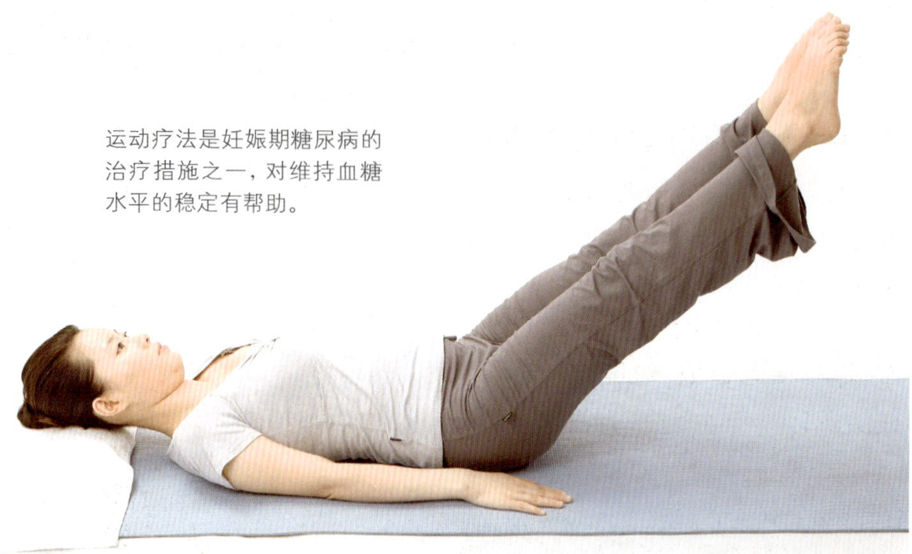

运动疗法是妊娠期糖尿病的治疗措施之一，对维持血糖水平的稳定有帮助。

妊娠糖尿病

妊娠糖尿病发病率，从以前的不到 1% 已经提高到目前的 5%，所以，孕妈妈要积极预防这种病症的发生。

❤ 为什么会得妊娠糖尿病

遗传因素：糖尿病具有明显遗传易感性。研究发现，父母都有糖尿病者，其子女患糖尿病的机会是普通人的 15~20 倍。

激素干扰胰岛素：怀孕以后，激素分泌增多，它们在人体组织外周有抵抗胰岛素的作用，可能会导致糖代谢异常或者胰岛素敏感性不够。

精糖饮食：过多的食糖、精炼碳水化合物会使血糖不平衡，使身体对体内胰岛素不能做出正确反应。

❤ 妊娠糖尿病隐患多多

容易导致胎宝宝过大，增加孕妈妈的负担，同时也会增加宫内窘迫和剖宫产的发生率。导致胎宝宝胎肺成熟减慢，易患肺透明膜病，也容易造成早产。新生儿容易发生低血糖，出现吞咽困难、脸色苍白、颤抖、呼吸困难、躁动等症状。

分娩后大多数“糖妈妈”血糖会自然下降甚至会降至正常，但这并不意味着就没有糖尿病了，大约有一半曾经得过妊娠期糖尿病的女性在 5~15 年会发展为 2 型糖尿病。应在产后 6~12 周复查口服葡萄糖耐量试验，重新评估血糖代谢情况，妊娠期结束后应改变生活方式，减轻体重和增加活动量，从而降低日后发生糖尿病的危险。

❤ 饮食预防

注意餐次分配：少食多餐，将每天应摄取的食物分成五六餐。晚餐和早餐时间相距过长，所以睡前要加餐。每日的饮食总量要控制好。

多摄取膳食纤维：在可摄取的分量范围内，多摄取高膳食纤维食物，如以糙米或五谷米饭取代白米饭，增加蔬菜的摄取量，不喝饮料等，并要控制吃水果的量。

饮食清淡：控制植物油及动物脂肪的用量，少用煎炸的烹调方式，多选用蒸、煮、炖等烹调方式。

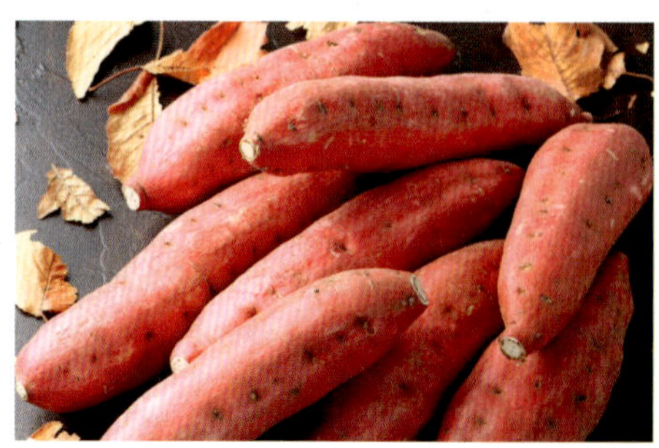

胎宝宝宫内发育迟缓

胎儿宫内发育迟缓也叫作胎盘功能不良综合征，或胎儿营养不良综合征，会增加胎宝宝的死亡率，还会影响儿童期及青春期的体格和智力发育。

❤ 引起的原因

可引起胎儿宫内发育迟缓的原因很多，但仍然有约一半的病例原因不明。导致胎儿偏小的常见原因有：

母亲怀孕期间吸烟或饮酒。

母亲怀孕期间患有疾病，如高血压，贫血等。

母亲怀孕期间患过感染性疾病。

胎儿染色体异常(如唐氏综合征)。

母亲怀孕期间服用过某些药物。

母亲体形较小(身高不足 1.5 米或体重不足 40 千克)。

胎盘因素：胎盘是胎儿获取营养的主要途径，因而脐带异常(如脐带过细、过长、扭转、绕颈等)、胎盘的各种原发或继发的异常(如胎盘中合体结节增多、无血管绒毛、绒毛梗死等)，均可导致胎盘灌注不足而出现胎儿宫内发育迟缓。

胎儿宫内发育迟缓可能发生在孕期中的任何时间。孕早期出现的发育迟缓通常与染色体异常、母亲疾病或胎盘严重异常有关。孕晚期(孕 32 周以上)则多为其他原因。

❤ 如何避免胎儿宫内发育迟缓

定期做好产检：胎儿宫内发育迟缓的发生，可通过孕期的超声波检查和胎心监测来及时发现。

加强孕期营养：胎儿主要通过胎盘屏障进行物质交换来获取营养，而这些营养多来自母亲所摄入的营养，因此，孕妈妈应该注意孕期营养的均衡摄入。

改变不良的习惯和嗜好：孕妈妈要注意避免孕期吸烟、喝酒，同时要保证充足的睡眠和休息，以改善胎盘的血液供应，改善胎盘的血液循环。

及时治疗孕期的疾病：当孕妈妈在孕期合并有高血压、肾病综合征等疾病时，应该积极配合医生治疗，以使身体机能尽快恢复到适宜妊娠的状态。

❤ 发生了怎么办

一旦诊断胎儿宫内发育迟缓，应及时治疗，小于 32 周开始治疗效果很好，超过 36 周治疗则效果较差。如果是母体因素引起的，应针对病因治疗，如治疗母体并发症及合并症。

营养不良的孕妈妈要及时补充营养素，如氨基酸、脂肪、维生素及微量元素等。

如果是胎盘因素引起的，配合医生积极治疗，改善胎盘微循环。

如果是胎儿因素引起的，如染色体异常、胎儿畸形等严重疾病，则应及早做产前诊断，终止妊娠。

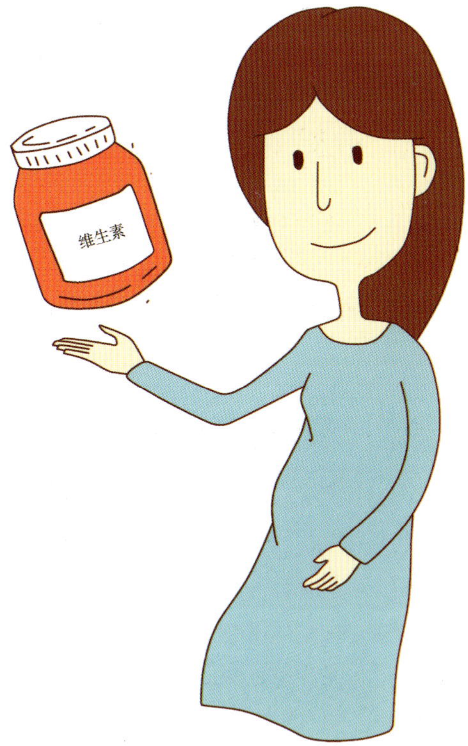

孕 7 月

本月大事记

预防早产

本月是早产的高发月份，如有未满孕周“见红”，并伴有规律宫缩、持续性下腹痛、下背酸痛、阴道有温水样的东西流出等异常情况出现，应及时与医生取得联系，尽早去医院接受检查。

准备婴儿用品

孕妈妈就可以有目的地准备一些宝宝用品，趁着现在走动还方便，赶快为宝宝准备一些出生之后要用的东西吧。

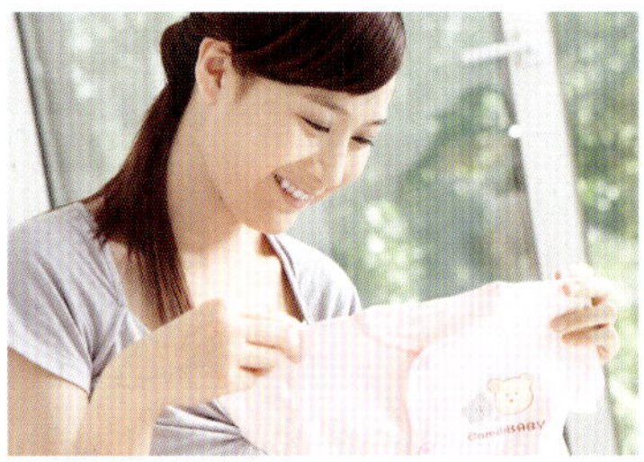

准爸爸的行动力

增大的子宫会使孕妈妈常感到腰背酸痛或腿痛，除做按摩外，还可为她准备几个靠垫，让她在坐或躺时使用，帮助缓解不适。

准爸爸的声音厚重、有磁性，更容易穿透子宫，传达到羊水里，进而传到胎宝宝的耳中，因此，胎宝宝会对爸爸的声音更加敏感，也更喜欢爸爸的声音。

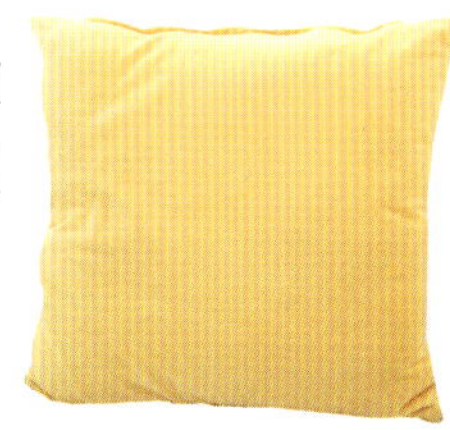

这个月胎宝宝会长到 37 厘米，体重约 1000 克。孕妈妈的体重将增重 6.8 千克左右，宫高在 21~24 厘米。

1000 克

孕 7 月，胎宝宝像棵圆白菜。

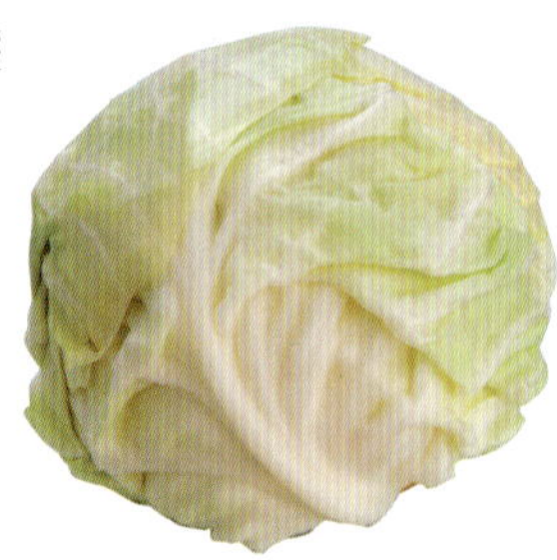

本月可能要做的产检项目

＊体重检查：通过体重增长情况对孕妈妈进行合理的饮食指导。

＊血压检查：检测孕妈妈是否患有妊娠高血压或低血压。

＊尿常规：检查结果便于医生了解肾脏的情况。

＊听胎心音：正常范围是每分钟120~160次。

＊测量宫高、腹围：了解胎儿宫内发育情况，是否发育迟缓或为巨大儿，宫高正常值26（22.4~29）厘米；腹围正常值87（82~94）厘米。

这个月，应该这样做：

• 胎动得很频繁，腹部一会儿像波浪一样滚动起来，一会儿鼓起一个小包，这可能是胎宝宝在撅屁股或者动胳膊肘，让准爸爸也感受一下胎宝宝有多“淘气”吧。

• 胎宝宝大脑的发育已经进入了一个高峰期，大脑细胞在这阶段迅速增殖分化，体积增大。不要偷懒，与胎宝宝积极互动，与他多做游戏吧！

• 针对胎宝宝可以感知明暗的发育程度，可以在本月开始光照胎教了，记得记录胎教时胎宝宝的相关变化。

孕妈妈平时可以在家中贴一些漂亮宝贝的图片，想象一下将来自己宝宝的美好形象，并悄悄告诉胎宝宝：如果是男孩，妈妈希望你善良勇敢；如果是女孩，妈妈希望你开朗大方。

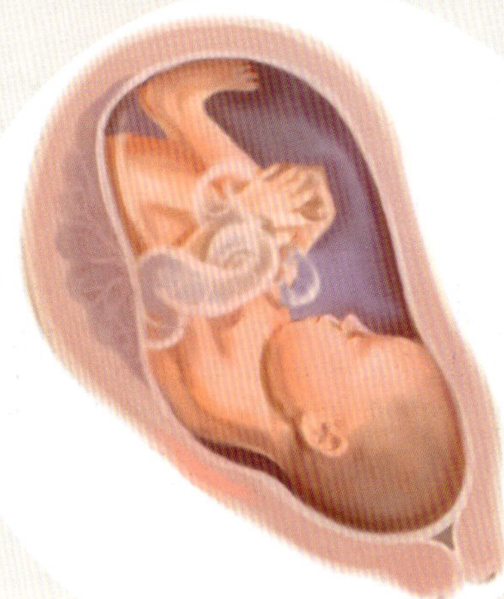

孕26周

胎宝宝对触摸有反应

孕28周

喜欢听爸爸妈妈给他讲故事

第 25 周

有关胎梦的种种

胎梦是与怀孕有关的梦，胎梦对盼望、期待孩子降临的父母来说有着巨大的意义。怀孕期间，孕妈妈和家人可能会做一些奇奇怪怪的梦，而且很自然地会将其与胎宝宝联系起来，赋予梦境特殊的意义。

胎梦既是一种生理现象，也是一种心理现象，做什么样的梦，与做梦者的欲望、情绪状态以及近期所发生的刺激性事件有关。专家表示，胎梦可以解释成做梦者在睡眠状态下某种心理活动的延续，表示他们想达成某种愿望，如想要男孩或女孩，希望宝宝将来的性格是什么样的，不要把胎梦看得过于神秘，也不必过于在意。

美育胎教

培养胎宝宝对美的欣赏能力，为他日后创造美的能力打下基础，这就叫作美育胎教。

看：阅读优秀的作品和欣赏优美的图画，孕妈妈要选择那些立意高、风格雅、个性鲜明的作品欣赏。

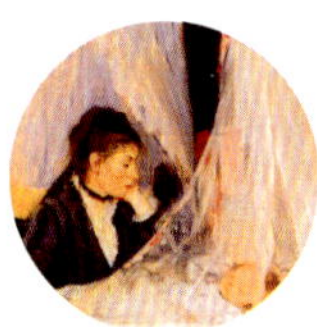

看画展，参观博物馆。

听：在欣赏音乐时，可选择主题鲜明、意境饱满的作品，它们能促使美好情怀的涌动，也有利于胎儿的心智成长。

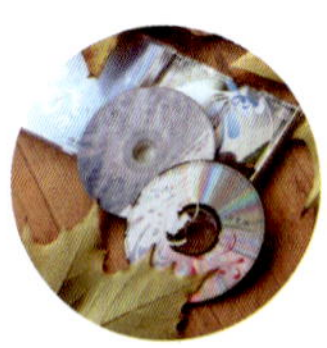

欣赏音乐演出、进行胎教音乐、音乐体验。

体会：包括对美的事物的想法，感受和领悟。孕妈妈通过欣赏美丽的景色从而产生出美好的情怀，这也是一种不错的胎教。

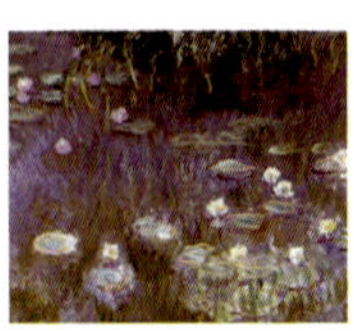

欣赏田园、麦浪等自然风光都是好的胎教感受。

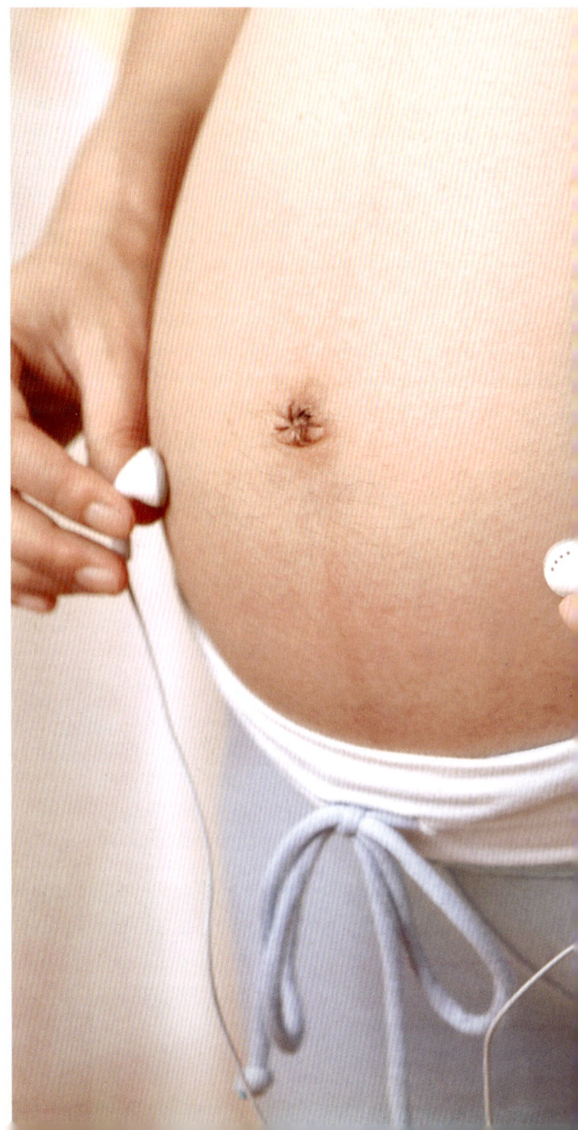

缓解不适的锻炼方式

孕妈妈常常会出现肩颈疼痛、后背酸痛、腿脚肿胀等不适症状。不用烦恼，生活中常做一些小动作就能轻轻松松把这些不适症状赶走。

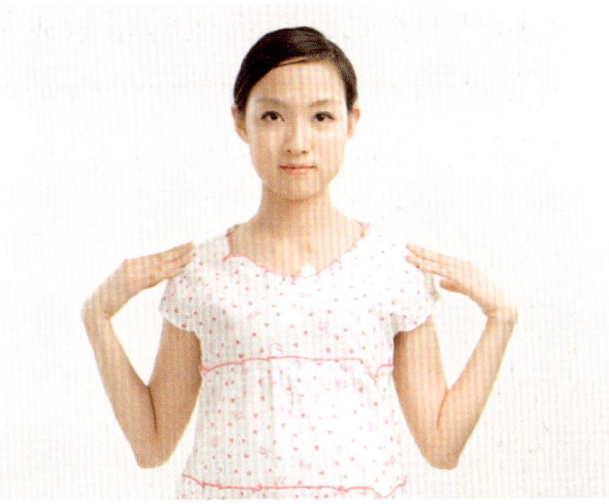

肩部运动：两脚分开，自然站立。两手放在肩膀上，让手肘带动肩部关节，向前转动10次，再向后转动10次，每天可以做3组。可以缓解肩部疼痛。

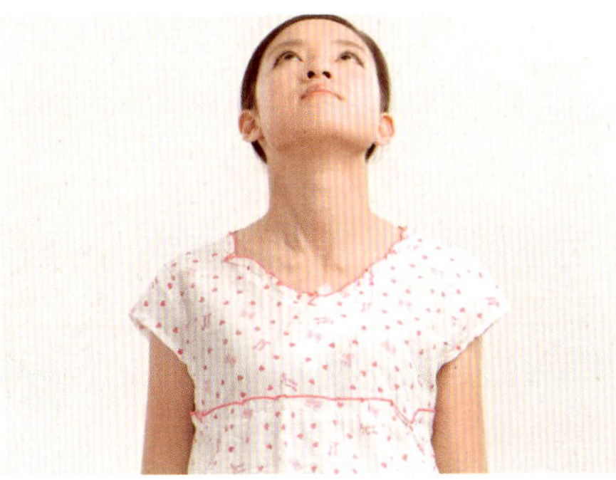

颈部运动：头部按顺时针和逆时针方向各缓慢转动3次，可放松颈部和肩部的肌肉，缓解紧张及疼痛。

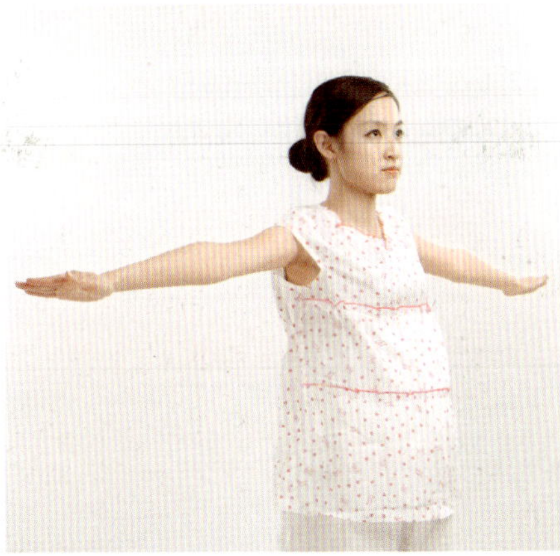

背部运动：向两侧伸开双臂，同时手掌打开，做画圈动作。幅度由小到大，共做10次，然后反方向画圈，动作由大到小，共10次。每节可重复2次。可缓解上背部的肌肉和上肢肌肉的疼痛。

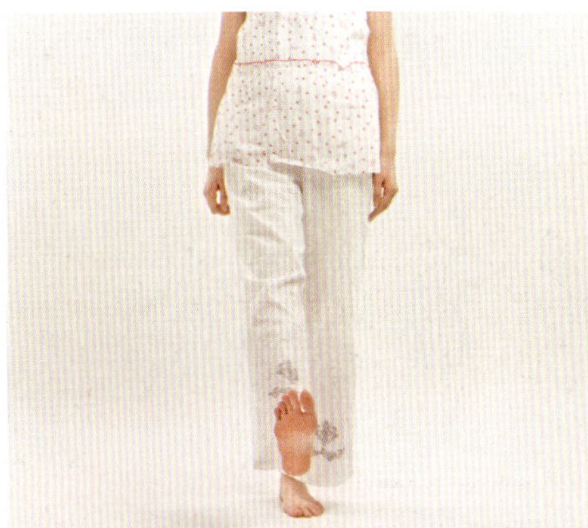

伸腿弯腿：站立，依次抬高双腿，使踝关节弯曲，脚趾朝上。换不同的方向转腿，然后换腿，再做同样的动作。不要让脚趾绷得太直太紧，以免抽筋。此动作有利于血液循环，预防静脉曲张和腿脚的水肿。

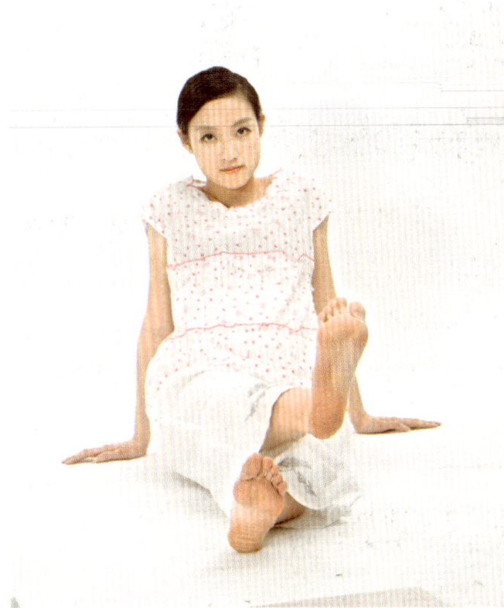

伸展小腿：如果发生腿部抽筋，就平坐地板上或床上，两腿平伸。让准爸爸一手压住你抽筋的腿的膝盖，另一手抓住脚，把脚趾向你头部的方向推按，慢慢施加压力，直至缓解抽筋。平时可坐在地板上，两腿伸直，一只腿略微抬起，脚趾向内勾。此动作可缓解腿部肌肉紧张，促进血液循环。

虽然孕期的这些不适感不能完全消除，但是多注意听专家的意见，采取一些措施，进行适当的锻炼，能缓解这些不适症状。

第 26 周

不宜睡软床

孕中期孕妈妈腰背部肌肉和脊椎压力大，不适合睡太软的床。孕妈妈可以选择软硬适中的床。挑床垫时，先坐在床垫边，站起来后，若发现床垫刚坐的位置出现下陷，即表示床垫太软。也可以两个人一起测试，较重的一方在床垫上翻身，看床垫是否摇动，是否会影响到另一方。

乳房需要护理

孕期对乳房多关注一点点，会让你在母乳喂养的路上走得更顺利。适当的孕期乳房护理能够帮助你的乳腺发育，疏通乳腺导管，从而促进分娩后的泌乳。同时孕期乳房护理能够改善皮肤弹性，缓解乳房松弛下垂。

坚持支托：乳房日益增大，不能为了舒服和方便就不戴文胸，要选购合适的文胸，并且坚持每天穿戴，包括哺乳期。

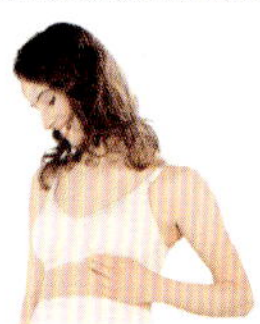

勤清洗文胸，保持文胸清洁。

经常按摩：孕中期时，要经常按摩乳房，由乳房周围向乳头旋转按摩。每天早晨起床和晚上睡觉前，按摩 5 分钟。

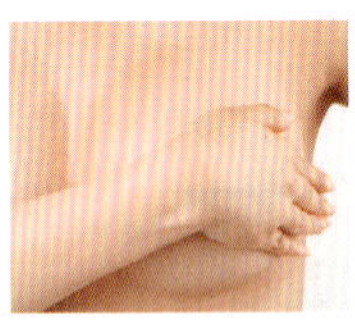

不要过度用力，如果感觉不适，一定要停止。

坚持清洁：清洁乳房不仅可以保持乳腺管的通畅，还有助于增加乳头的韧性、减少哺乳期乳头皲裂等并发症的发生。

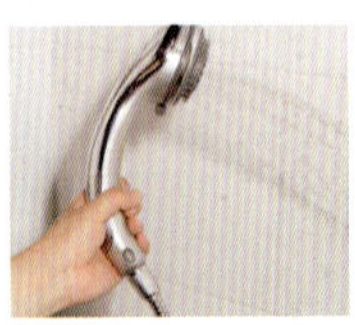

每天洗澡时可用淋浴喷头直接对着乳房进行冲洗按摩。

坚持护理：如果乳房胀得难受，可以每天用毛巾热敷，并进行轻柔的按摩，以促进胸部血液循环。

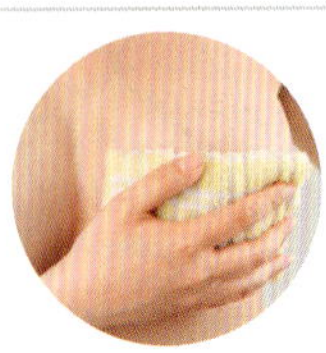

用橄榄油将乳痂软化，再用温水清洁干净。

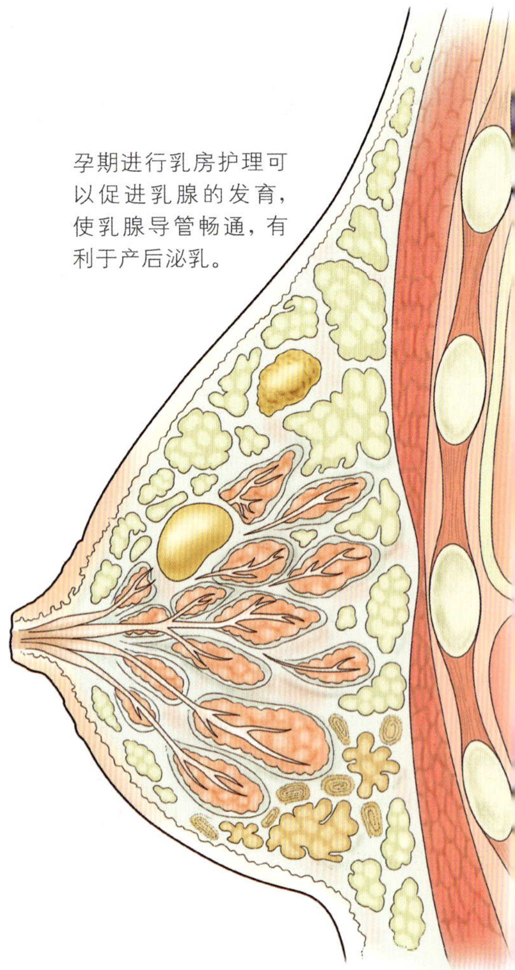

孕期进行乳房护理可以促进乳腺的发育，使乳腺导管畅通，有利于产后泌乳。

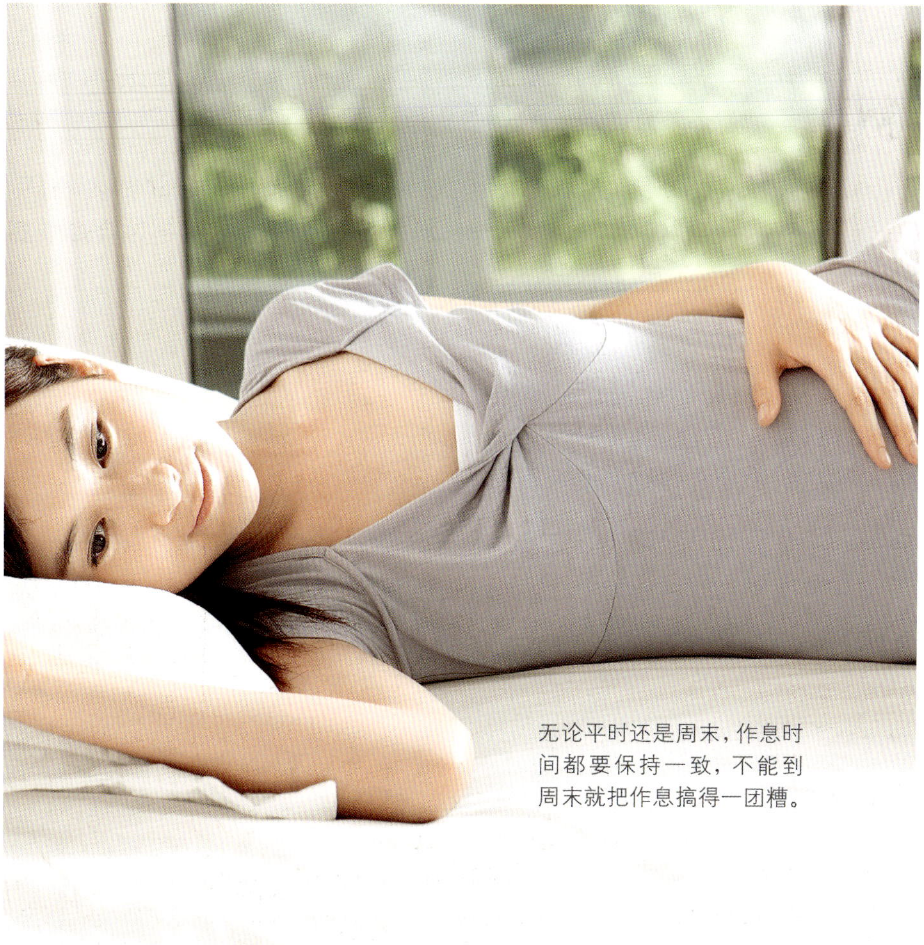

无论平时还是周末，作息时间都要保持一致，不能到周末就把作息搞得一团糟。

对抗失眠

良好的睡眠质量对孕妈妈非常重要，但是对于孕中晚期的孕妈妈来说，睡眠往往成了一件困难的事。肚子越来越大，想翻身都不那么容易，不但腰酸、背痛，有时候腿还抽筋，胎宝宝的运动也会影响睡眠。

❤ 养成规律的睡眠习惯

医生建议每天晚上 10 点前就睡觉，睡够 8 个小时。尤其是晚上 11 点到次日凌晨 4 点这段时间内，一定要保证最佳的睡眠质量。养成有规律的睡眠习惯，晚上在同一时间入睡，早晨在同一时间起床。

❤ 正确的睡姿

仰卧时增大的子宫会压迫腹部主动脉，影响对子宫的供血，所以尽量不要仰卧，最好取左侧卧位睡眠，这样对孕妈妈和胎宝宝都比较有利。当然，整晚只保持一个睡眠姿势是不太可能的，可以左右侧卧位交替。

❤ 舒适的卧具

对于孕妈妈来说，过于柔软的床垫如席梦思床并不适合。应该用棕床垫或硬板床上铺 9 厘米厚的棉垫为宜，并注意松软、高低要适宜。千万不要舍不得换掉你的高级软床垫，这可是保证你睡眠很重要的因素。

❤ 良好的室内环境

适宜的室内温度为 17℃ ~23℃，适宜的室内湿度为 40%~60%。要经常为你的卧室通风，还可配合使用室内空气净化器，经常进行室内空气净化和消毒。

第 27 周

腹部越来越痒

腹部的皮肤被拉伸得越来越厉害，很多孕妈妈会发现自己的腹部越来越痒，这有可能是妊娠皮肤症，约 15% 的孕妇可能碰到这种皮肤病。全身都可能发痒，一般在怀孕六七个月时发作。皮肤上除了有痒感之外，没有任何变化，不会出现疹子和水泡。致病的原因一般认为和怀孕期间雌激素的增加有关，对胎宝宝并无影响。

注意防雾霾

在雾霾天气里，孕妈妈应该最大限度地减少外出，尽可能将雾霾对你和胎宝宝造成的伤害降低到最小。

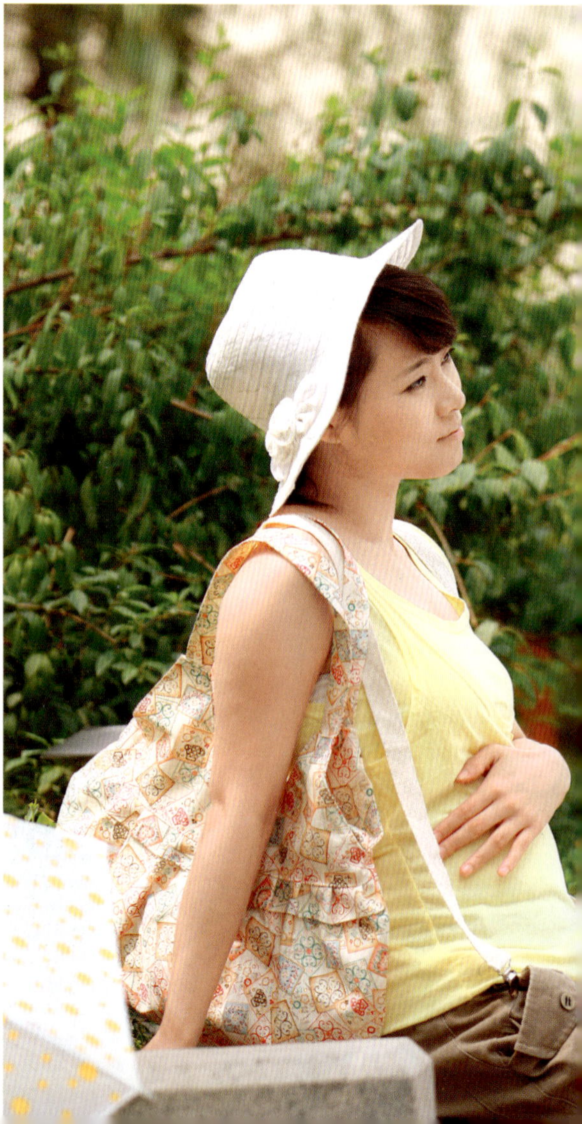

尽可能待在室内：用空气净化器来改善室内空气质量；使用加湿器来抑制颗粒物，房间里湿润一些。

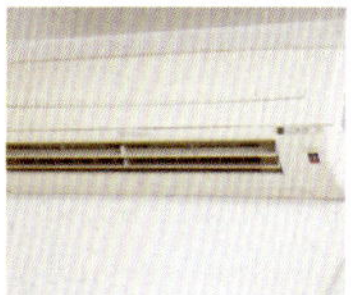

空气净化器、空调要注意定期更换滤心。

外出一定要佩戴口罩：要使用 N95 口罩，它能过滤 95% 的大于 0.3 微米的颗粒物。

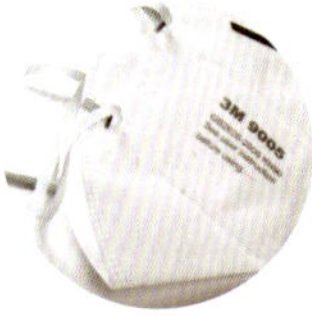

选择正规的生产厂家。

如果要开车：打开车内空调，调到空气车内循环模式；关闭所有车窗；打开车灯，提高路上的能见度。

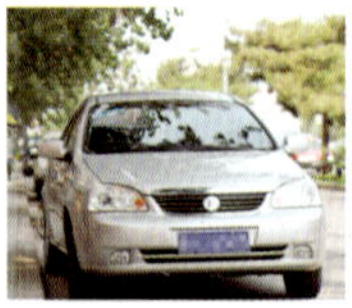

慢慢开不着急，安全是第一位的。

回家就洗手洗脸：清洗双手和脸，还要漱口，洗嘴巴和鼻子，让家里其他人也这么做。

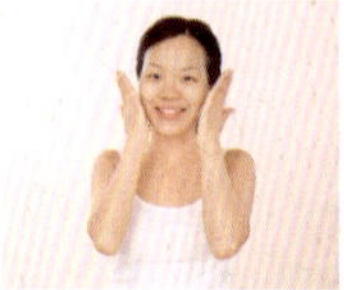

多喝水，吃点清肺的食物，如百合、枇杷、梨、木耳、蜂蜜等。

留张珍贵大肚照

这个月，孕妈妈的肚子已经突出来了，可以去拍一套纪念照了，就像婚纱照一样，让十月怀胎成为最美丽的纪念。

一定要和客服人员沟通好，挑选人少的时候去拍摄，这样不会等太久。

选择专门给孕妇拍摄的影楼，这样专业性会比较强，而且有很多孕妇服装可以选择。

与化妆师沟通，尽量少用化妆品，不要用含铅的化妆品，尤其是唇彩，不要吃到肚子里。

既然是拍大肚照，一定至少要有一组露出肚子的照片。不要害羞、遮遮掩掩的，大方地把骄傲的大肚子露出来，还可以涂些亮亮的橄榄油。但要注意对腰腹部的保暖。

拍摄的环境不要太封闭，以免空气不好。

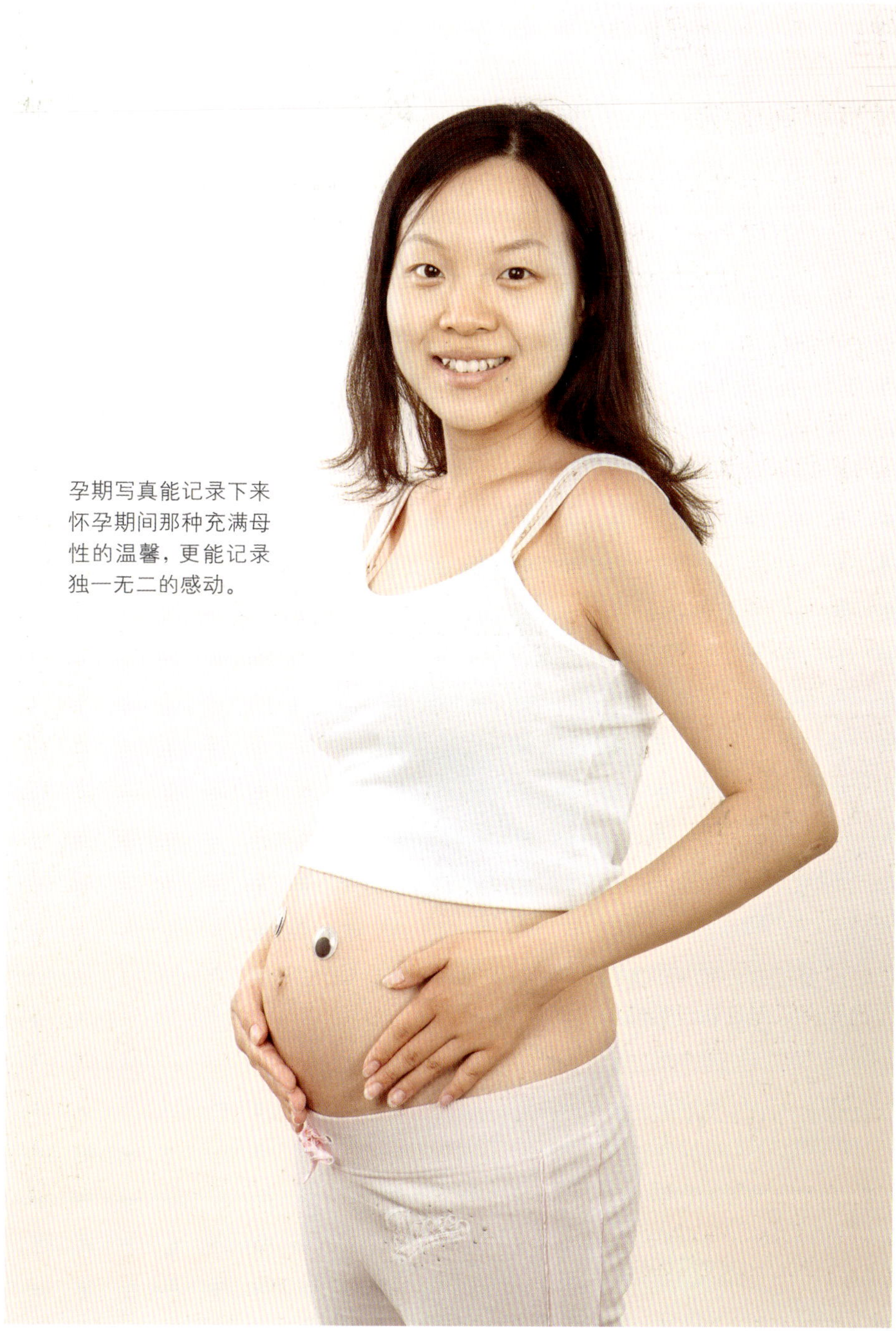

孕期写真能记录下来怀孕期间那种充满母性的温馨，更能记录独一无二的感动。

第 28 周

购买婴儿物品

宝宝出生后，所需物品多而零散，孕妈妈可以在和准爸爸一起散步时逛逛婴儿用品店，一点点购买齐全。因为宝宝长得很快，所需物品不需太多。婴儿皮肤娇嫩，贴身衣物宜选择质优、安全的，最好是纯棉质地。

❤ 宝宝 3 个月内所需物品清单

物品名称	数量	备注
抱被	一两个	可用于小宝宝出生时包裹
尿垫	1 条	若小宝宝用尿布，可将尿垫放在床单下隔尿
小号纸尿裤	5 包	最小号即可
纯棉贴身衣	5 套左右	小宝宝不能控制排便，很容易弄脏，多准备几套可供替换
棉衣棉裤	三四套	冬季出生的宝宝要购买，春、夏出生的小宝宝视情况购买
小棉袜	四五双	最小号
小布帽	1 顶	可调节大小的那种
毛巾或手帕	5~10 条	用于擦拭
毛衫和外裤	两三套	最小号
儿童洗澡盆	1 个	洗澡
洗漱盆	3 个	可用来洗脸、洗脚、洗屁屁
浴巾或大毛巾	一两条	最好是纯棉的，夏季还可用作被子，十分方便
奶瓶	大小各 1 个	一个喂奶，一个喂水
奶瓶刷	大小各 1 个	以清洗奶瓶不易被清洗的位置
吸奶器	1 个	手动、自动均可
小勺	1 把	喂水、喂药时可用
保温杯	1 个	宝宝出行时可备温水

准备待产包

❤ 妈妈用品

物品种类	具体物品	备注
证件	1. 身份证 2. 产检病历及围产卡 3. 医保卡 4. 准生证 5. 现金及银行卡	最好准备适量现金，方便购买一些小东西；孕妈妈可将证件放在小包内，并把小包放在待产包内容易取放的地方
衣物	1. 哺乳内衣两三套，内裤多带几条 2. 睡衣和替换外衣一两套 3. 吸奶器，防溢乳垫，拖鞋	孕妈妈也可以准备一两条束腹带；有的医院提供睡衣或住院服，孕妈妈睡衣准备 1 套足够，外衣准备根据情况而定
洗浴用品	1. 脸盆 2 个 2. 毛巾 2 条，小方巾若干条，可用于产后热敷乳房、擦汗 3. 水杯 1 个，漱口套装 1 套 4. 护肤品、梳子和镜子	有的医院可能会提供脸盆、漱口套装、毛巾等，若医院提供，孕妈妈可不带
食物和餐具	1. 巧克力及其他零食 2. 水或饮料，弯头吸管 3. 餐具 1 套或保温瓶	孕妈妈在产前等待时，可吃点巧克力或零食，以储备能量
杂物类	1. 相机或摄像机 2. 手机及充电器 3. 书刊杂志	相机或摄像机可用于拍照留念；手机可随时和家人保持联系；孕妈妈在待产前可以看看书刊杂志，转移注意力，消磨时间

❤ 宝宝用品

物品种类	具体物品	备注
新生儿衣服	3 套	小和尚服 3 件，根据季节来选择衣服厚度；一般不用频繁更换，够住院时替换即可
纸尿裤	30 片	新生宝宝一天大概用 8~10 片 NB 码纸尿裤，所以先准备 3 天的量
奶瓶刷	1 个	要彻底清洁奶瓶，不能随便冲洗，可以选择海绵刷头的奶瓶刷，加上奶瓶清洁剂进行涮洗
抱被	2 条	用于保暖；即使是夏天，宝宝睡觉也要遮盖小肚子，避免受凉导致肠道不适
玻璃奶瓶	2 个	应准备两种不同容量的宽口径玻璃奶瓶；无论是母乳喂养还是奶粉喂养都会用得上
配方奶粉	1 罐	虽然新生宝宝最好是喂母乳，但考虑到有些妈妈开奶困难或奶水不足，最好也先准备一罐配方奶粉

营养饮食宜忌速查

维生素 B_1 —— 帮助胎宝宝维持正常代谢

维生素 B_1 也称硫胺素，又被称为“精神性的维生素”，不但对神经组织和精神状态有良好的影响，还参与糖的代谢，对维持胃肠道的正常蠕动、消化腺的分泌、心脏及肌肉等的正常功能起重要作用。胎宝宝需要维生素 B_1 来帮助生长发育，维持正常的代谢。

整个孕期都要求维生素 B_1 的每日摄入量为1.5毫克，吃大米、面粉时选择标准米面即可，定期吃些糙米饭可以补充维生素 B_1。

❤ 最佳食物排行榜【每100克可食部分含量（毫克）】

食物	含量	最佳吃法	营养菜谱
榛子	0.62	榛子与大米煮粥，作为早餐或点心食用，对脾胃虚弱、神疲乏力的孕妈妈有很好的补益作用	榛子粥 榛仁酥
猪瘦肉	0.54	猪瘦肉与富含膳食纤维的豆苗同食，可以提高维生素 B_1 的吸收率，帮助胎宝宝维持正常代谢	多味肉丸 豆苗炒肉丝 鲜肉包
小米	0.33	小米与豆类同食，可以调节孕妈妈的精神状态，还可补血养颜	小米豆粥 小米糕 二米饭
燕麦	0.3	燕麦与小米、红糖搭配食用，可以帮助孕妈妈维持胃肠道的正常功能，还能调经、催产	榛子燕麦饼 燕麦小米粥

一日科学食谱推荐

早餐：酸奶1杯，生煎馒头1个、海带丝1份

加餐：梨1个，橙子1个，饼干1包

午餐：皮蛋瘦肉粥1碗，冬笋肉丝、麻婆豆腐各1份，馒头1个

加餐：柚子汁1杯，烤红薯1个

晚餐：玉米面粥1碗，油爆大虾、西芹百合各1份，米饭1碗

加餐：牛奶1杯，菠萝适量

宜适量吃利尿食物防水肿

为了防止水肿，孕妈妈可以适当吃一些冬瓜、萝卜、黑豆、丝瓜、玉米、红小豆、黄瓜等有利尿作用的食物。此外，鲤鱼、鲫鱼等含有丰富的蛋白质，同时也具有利尿作用，孕妈妈可以适当烹制鲤鱼汤、鲫鱼汤饮用。

宜补充 B 族维生素

B 族维生素参与体内多种物质代谢和生理反应，能调节孕妈妈情绪，可消除或缓解孕中期疲劳，孕妈妈可适当多摄入一些。富含 B 族维生素的常见食物有空心菜、菠菜、小白菜、韭菜、香椿，以及大豆和豆制品等。

宜试试“降糖菜”

❤ 煮豆腐

嫩豆腐 1 小块，胡萝卜 1 根，葱花、盐各少许，高汤适量。将嫩豆腐切成小方块，胡萝卜切成细丝；将所有材料放入锅中与高汤一起煮，开锅后加盐调味；起锅后加入葱花即可。

❤ 里脊肉炒芦笋

嫩里脊肉 150 克，青芦笋 3 根，大蒜 4 瓣，泡发木耳、盐、胡椒粉、水淀粉各少许。把木耳洗净切丝，里脊肉切成和芦笋一样粗细、长约 3 厘米的条状；油锅烧热，爆香大蒜，放入里脊肉、芦笋和木耳炒匀；加入盐和胡椒粉炒熟，用水淀粉勾芡即可。

宜谨慎吃的水果

怀孕之后，大家都叮咛孕妈妈多吃水果，正处于孕期的你却要留意，不能所有水果都照单全收，因为平时觉得多吃无妨的东西，可能对你和腹中的胎宝宝不利。

❤ 要慎吃的水果

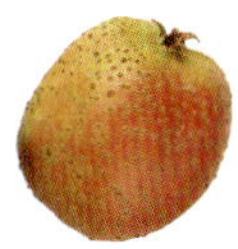

山楂：山楂酸酸甜甜，可口消食，但过量食用会引起宫缩，引发流产，即使是山楂制品也不例外，为防万一还是少吃为妙。如果想吃酸就选择西红柿、杨梅、樱桃、橘子、葡萄、苹果等新鲜水果吧。

荔枝、桂圆：从中医角度来说，怀孕之后，体质一般偏热，阴血往往不足。荔枝、桂圆是热性水果，过量食用容易产生便秘、口舌生疮等上火症状。有先兆流产的孕妈妈更应谨慎。

西瓜：适量吃西瓜可以利尿，但吃太多容易造成脱水，还容易造成妊娠糖尿病。胎动不安和胎漏下血的孕妈妈要慎吃。

柑橘：柑橘性温味甘，补阳益气，但过量食用反于身体无补，容易引起燥热而使人上火，发生口腔炎、牙周炎、咽喉炎等。孕妈妈每天吃柑橘不应超过 2 只，总重量在 250 克以内。

柿子：柿子性寒，有清热润肺、生津止渴等功效，其营养及药用价值均适宜孕期适量食用。但柿子吃多了会引起大便干燥，以饭后吃一个为宜。

猕猴桃：猕猴桃营养丰富，但其性寒，脾胃虚寒者应慎食，经常性腹泻和尿频者更不宜食用，不宜空腹吃。

红枣：红枣可以每天都吃，但是不能过量，否则会给消化系统造成负担，引起胃酸过多、腹胀等症，一般一天吃两三个就可以了。吃太多红枣还易引起蛀牙。另外，湿热重、舌苔黄的孕妈妈不适合吃红枣。红枣含糖量高，有妊娠糖尿病的孕妈妈不宜食用。

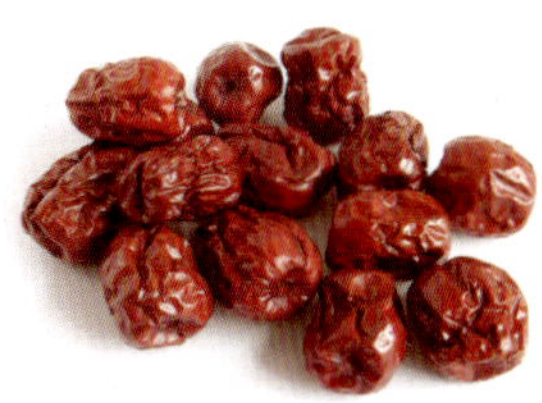

特殊妊娠讲堂

什么是前置胎盘

前置胎盘是孕中晚期严重的并发症，也是妊娠期出血的主要原因。前置胎盘，指胎盘在子宫内的位置过低，附着在子宫内口，而将子宫颈口遮住。正常妊娠时的胎盘，一般附着在子宫的前壁、后壁或侧壁。

一般前置胎盘是着床位置的问题，与胎宝宝本身健康没有什么关系。不过，着床位置不好可能会影响胎宝宝的营养吸收，造成胎宝宝较小，或是产前出血而使胎宝宝贫血、缺氧，引发后续的健康问题。有时候也可能因为早产而有发育未成熟的早产儿问题。

❤ 发生前置胎盘的原因

为什么会发生前置胎盘，医学上尚无清楚解释，较常见的解释为：前胎剖宫产，多次人工流产、堕胎等刮除子宫手术，多胞胎，进行过子宫内的手术等原因可能造成前置胎盘。

❤ 前置胎盘症状

发生前置胎盘的孕妈妈有些并没有症状发生，有可能是怀孕后期医生在例行 B 超产检时，才发现前置胎盘。而更多的是在怀孕 32 周后出现出血的症状，此种出血症状是属于无痛性的阴道出血。刚开始可能只是少量的出血，休息之后会停止，但之后仍会陆续少量出血。较危险的状况是，突然且无预警地大量出血，也有病例是合并胎盘剥离。如果没办法安胎，就可能发生早产等状况。

因此，怀孕期间如有不明原因的出血，都应该就诊检查，确认原因。另外，已经诊断出前置胎盘的孕妈妈，要更加留意怀孕时的症状，如果有出血、腹痛、阵痛等问题时，都应该立即就诊。

❤ 注意平时的预防

避免搬重物：怀孕中后期，生活细节要多小心，不宜搬重物或腹部用力。

视情况暂停性行为：如有出血症状或进入怀孕后期，就不宜有性行为了。此外，较轻微前置胎盘的患者，也要避免太激烈的性行为或压迫腹部的动作。

有出血应立即就诊：有出血症状时，不管血量多少都要立即就诊。如果遇上新的产检医生，也应主动告知有前置胎盘的问题。

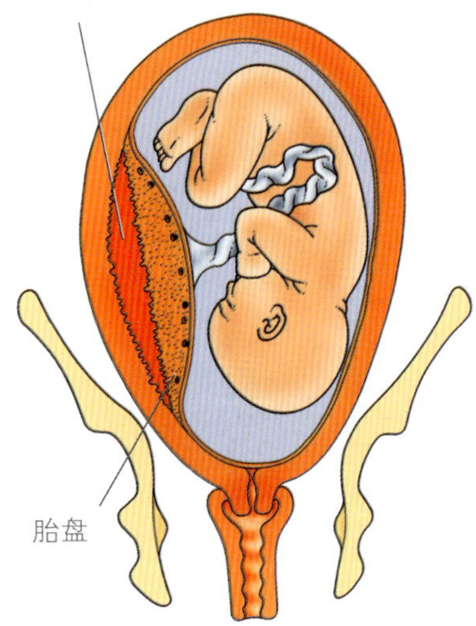

胎盘早剥示意图

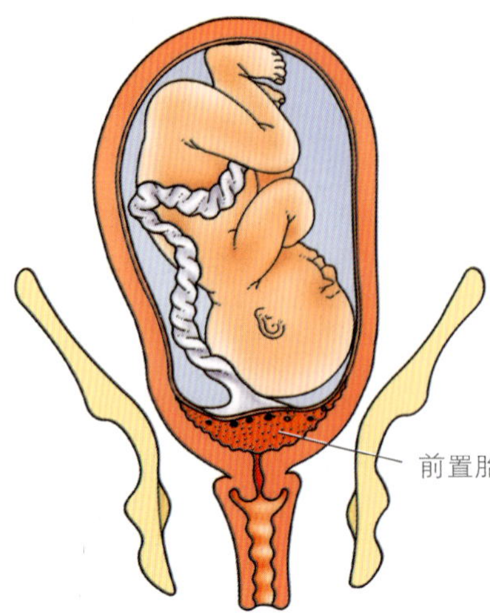

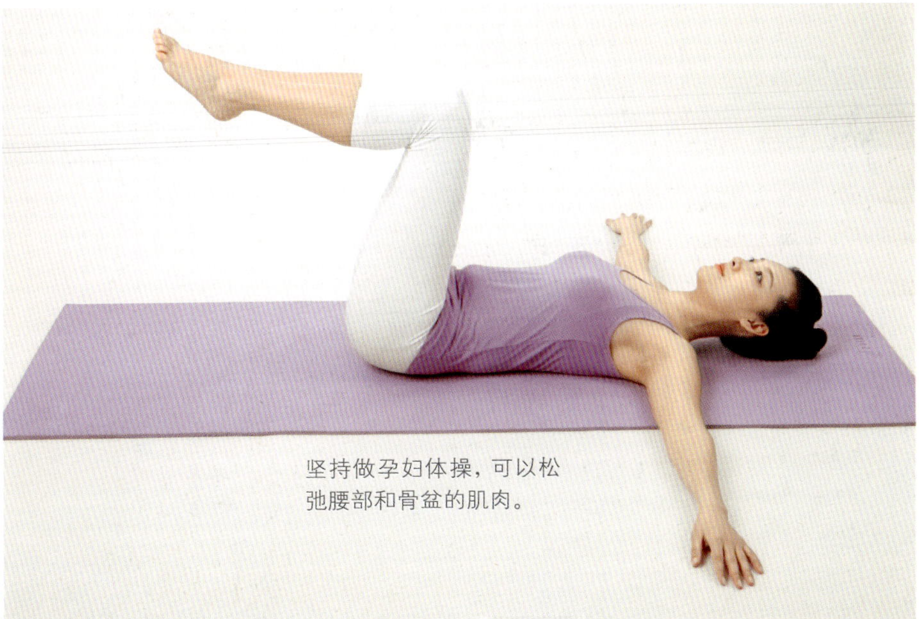

坚持做孕妇体操，可以松弛腰部和骨盆的肌肉。

高龄产妇面对的难题

随着社会发展，现在高龄产妇日趋增多，这个名词听起来也不那么陌生了，但危险系数依旧不低。高龄产妇是指年龄在35岁以上第一次妊娠的产妇。一般来讲，由于女性35岁以后机体功能处于下滑趋势，高龄产妇的胎儿宫内发育迟缓和早产的可能性较大。

❤ 高龄产妇要过三关

心理关：高龄不等于高危

高龄女性怀孕不容易，因此自己和家人都非常重视，往往造成精神紧张，过度担心。高龄不一定等于高危，并不是所有的高龄产妇都会遇到生育危险。只要产妇本身身体素质比较好，无糖尿病、心脏病及高血压、甲状腺疾病等，孕期做好相关检查，也能安全地生出健康宝宝。

检查关：三种检查是保障

及时做检查能为高龄孕妈妈保驾护航，有三种检查不要忽略，超声波、绒毛穿刺和羊水穿刺，尤其是第三个。对于高龄孕妈妈，羊水穿刺检查是非常必要的，这是诊断胎儿先天性疾病的重要手段，比如胎儿是否有畸形、唐氏综合征等。

调养关：高龄孕妈妈早点休息

如果高龄孕妈妈本身身体不好，那就一定要注意调养了。一般的孕妈妈建议在37周左右休息，高龄孕妈妈普遍建议在32周左右开始休息，但也要分情况，如果孕妈妈身体状况良好，工作也不是很累的话，也可以晚点休息。

❤ 高龄孕妈妈轻松顺产的法宝

孕期体操：孕妈妈年龄过大，产道和会阴、骨盆的关节变硬，不易扩张，子宫的收缩力和阴道的伸张力也较差，以至于分娩时间延长，容易发生难产。要解决由年龄带来的产道和产力的问题，孕妇体操可助一臂之力。

合理营养，控制体重：孕期饮食应以高蛋白、低脂肪、性质温和的食物为主，不宜过度食补。孕妈妈体重的增加应控制在15千克以内为宜。在身体允许的前提下，适当做做家务，每天散散步，都是不错的运动。

增强信心：高龄初产不是剖宫产的绝对指征，多数孕妈妈都可以自然分娩。临产时可以选择陪伴分娩——即整个分娩过程中，家人一直陪伴在产妇身边，使分娩过程变得温馨。很多医院都开展了一对一导乐分娩——临产时，由专业的助产士全程陪护在产妇身边，对产妇进行指导、观察，可帮助产妇克服恐惧心理，使分娩顺利进行。

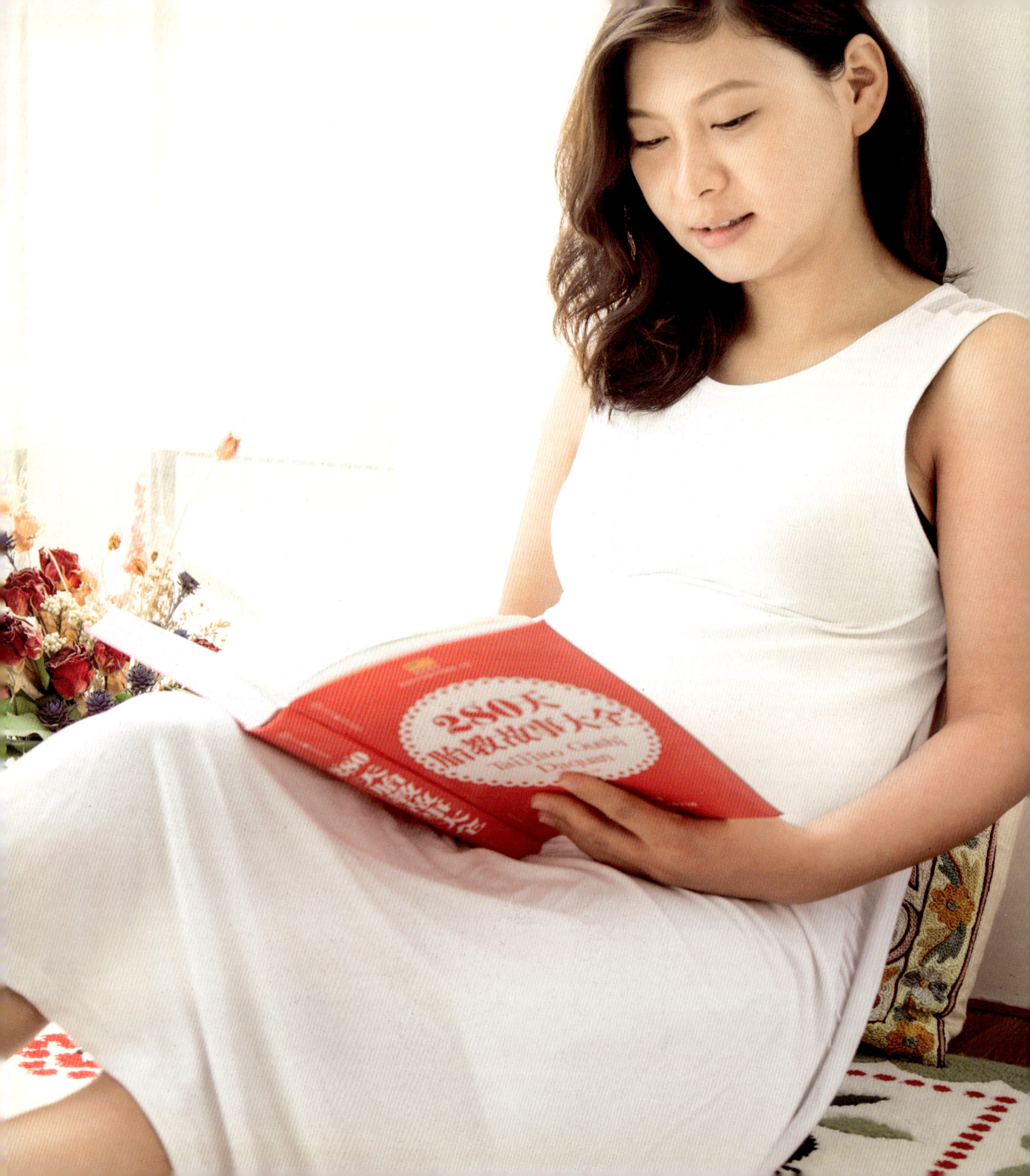
280天
胎教故事大全
Taijiao Gushi
Daquan

第四章 孕晚期

孕妈妈的行动变得越来越迟缓，腹部越来越大，这是你和胎宝宝“连体”的最后三个月，在日常生活中要提高警惕，顺利度过这段时期，你就可以和亲爱的宝宝见面了！

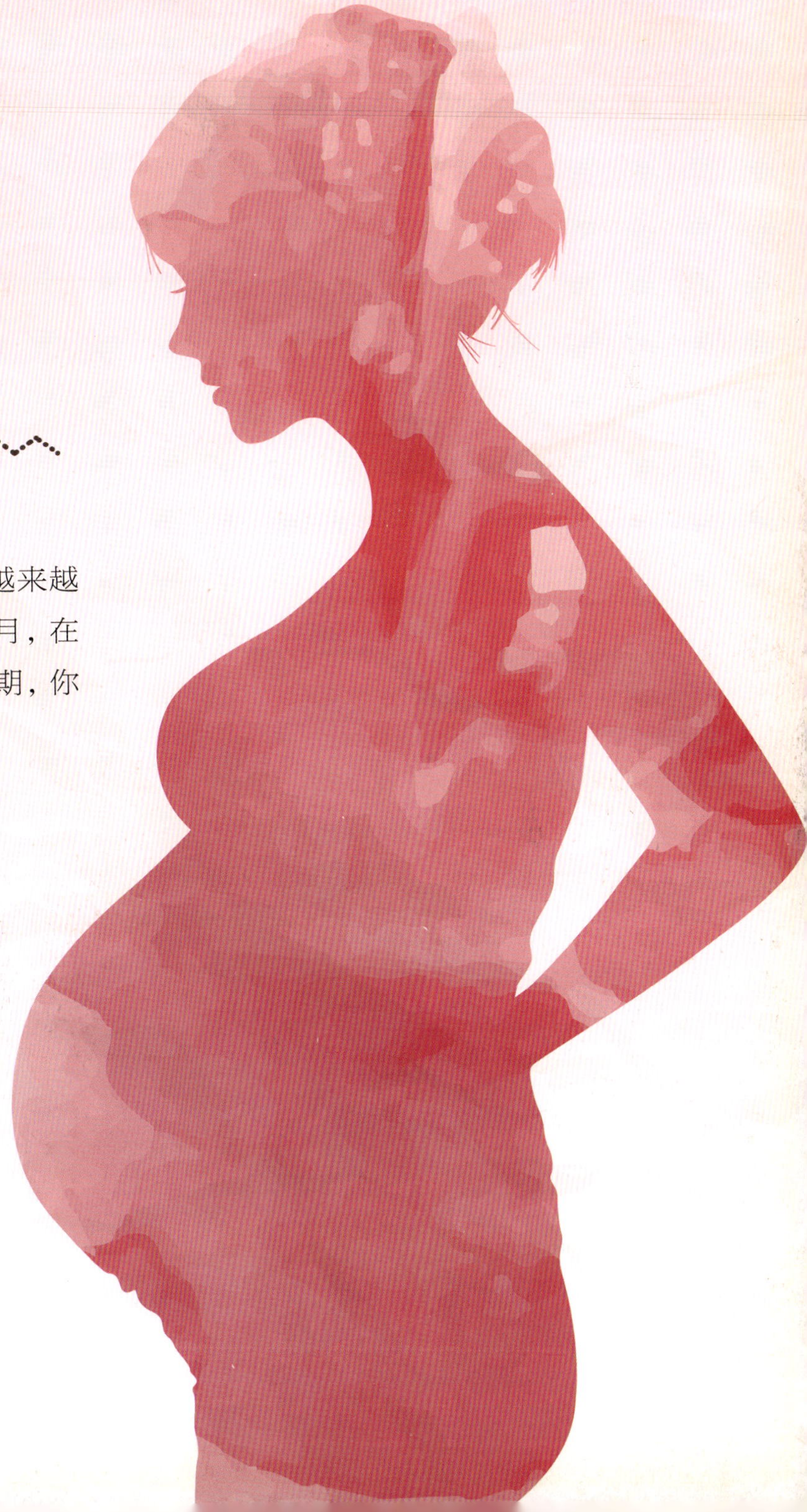

孕 8 月

本月大事记

了解分娩知识

距离生产的日子越来越近了，开始学习一些分娩知识，看与分娩相关的书籍或录像，可以更多了解分娩过程。有条件的话，可以参加一些分娩指导课，来消除你对分娩的恐惧。

保护好腹部

孕晚期，孕妈妈要注意保护好腹部，不要挤压腹部、不要提重物、不要向高处拿东西，谨防腹泻，最好避免性生活。万一有早产迹象，要赶紧就医。

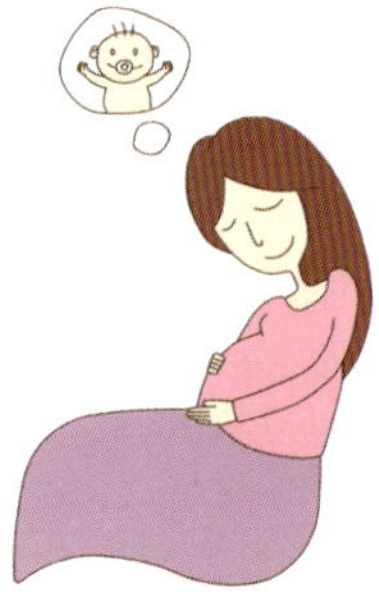

准爸爸的行动力

与孕妈妈一起参与产前分娩学习班，除了会更好地促进夫妻之间的感情外，最重要的是你们都可以学习到一些分娩知识，这对于妻子的产前产后的护理都大有帮助。

把所有的家务都包揽下来，孕妈妈即使想做家务也是有心无力，她需要更多的精力为分娩做准备。

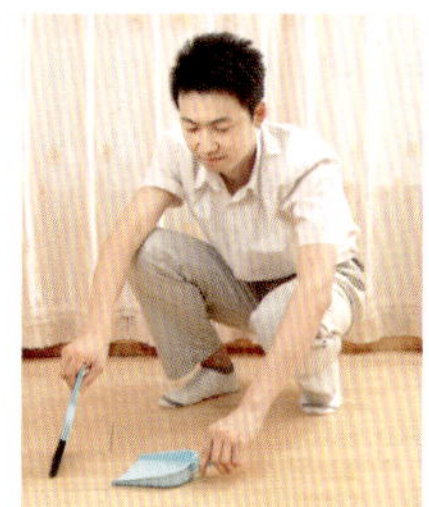

胎宝宝长约 40 厘米，重约 1800 克；孕妈妈的体重已经增加了 8.5 千克，在怀孕晚期，体重每周以 500 克的速度增加也属于正常情况。

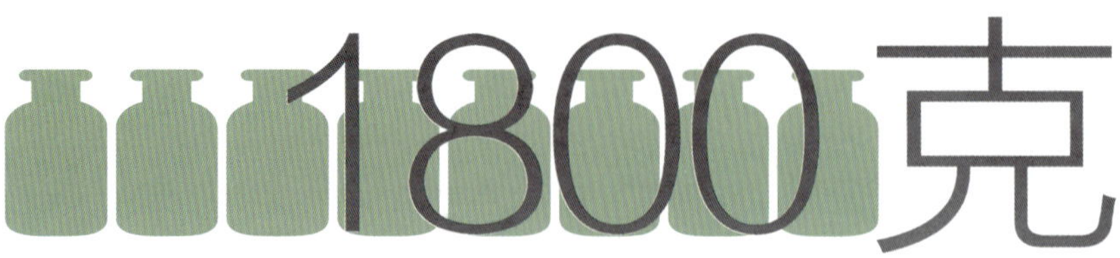

孕 8 月，胎宝宝大小像个哈密瓜。

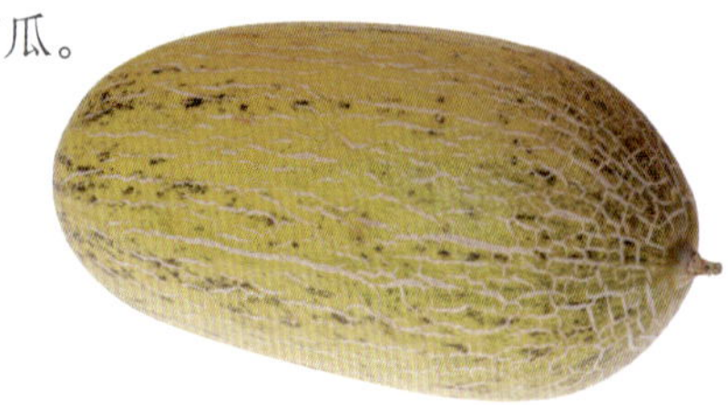

本月可能要做的产检项目

* 血压检查。
* B 超检查：是对大排畸检查的补充，了解胎宝宝肺部、肾部发育是否更加完善。
* 胎心监护：一般从孕 32 周开始，借助仪器记录下一定时间的胎宝宝心率的变化，推测出宫内胎宝宝有无缺氧。
* 体重检查：通过孕妈妈的体重增长情况对孕妈妈进行合理的饮食指导。
* 尿常规检查：便于医生了解肾脏的情况。
* 骨盆测量：骨盆狭小或畸形骨盆均可引起难产。
* 白带检查：判断孕妈妈是否有生殖道感染。
* 血常规检查：及时监测孕妈妈身体状况，是否贫血。

这个月，应该这样做：

- 要更加重视日常的监测，包括体重监测、胎心监测、胎动监测等。
- 即使身材走样了，也要穿得合体大方，按时护肤，头发保持清爽利落。
- 胎宝宝开始能感受到音乐的旋律，此时胎儿的身心正处于迅速发育生长时期，多听音乐对胎儿右脑的艺术细胞发育很有利。
- 如果体重增长过多，就应适当控制饮食，少吃富含淀粉和脂肪的食物，多吃蛋白质、维生素含量高的食物，以免胎宝宝生长过大。

胎宝宝的生长发育达到最高峰，孕妈妈的不适感会增加，易出现手麻脚肿、腰腿疼痛等状况。

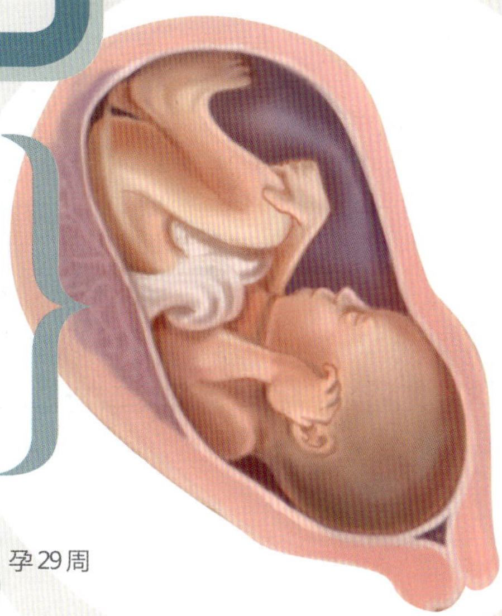

孕 29 周

胎宝宝的眼睛已经能转动

第 29 周

及时缓解坏心情

据调查，有 8%~10% 的孕妈妈会有不同程度的孕期抑郁症。如果你也有这种症状，要及时缓解你的坏心情。如果这种抑郁的情绪得不到缓解，则会增加患产后抑郁症的概率。如果感觉到情绪低沉、嗜睡，或者食欲不振、心烦意乱，不要闷在心里，及时向丈夫或好友倾诉。如果你担心或害怕某种意外情况，要及时咨询医生。

产前培训班预演分娩

产前培训课包括孕产课和育儿课。一般建议怀孕一两个月就可以上了，但大部分孕妈妈都是在怀孕六七个月时才开始上，正规的分娩课都有固定的课程安排。

了解生产时的状况：产前培训班会详细解释孕妈妈产前有可能出现的种种状况，避免临盆时担惊受怕。

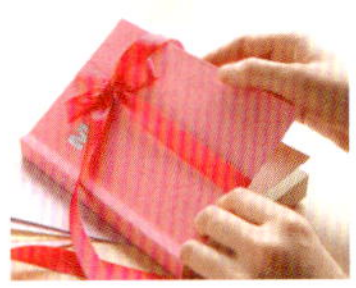

多听多记笔记，多问问题。

适当的运动：在产前培训班上，一起做一些简单的运动，缓解手脚水肿带来的不适。

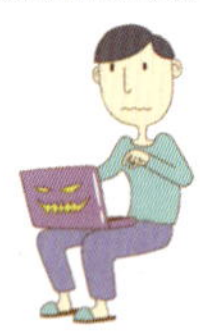

让准爸爸也参与进来。

学习缓解生产疼痛的方法：总结众多产妇的生产经验，教授第一次生产的孕妈妈切实有用的、缓解生产疼痛的方法。

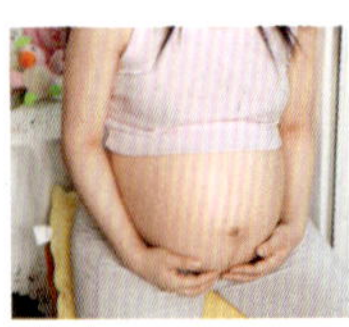

有可能进行分娩预演。

学习产妇和新生儿的护理：产前培训班开设专门的课程教授孕妈妈及陪护人产后护理婴儿和养育方法、注意事项。

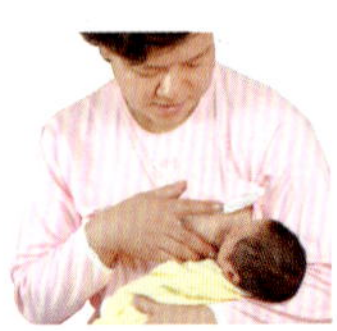

不同季节分娩注意事项会不同。

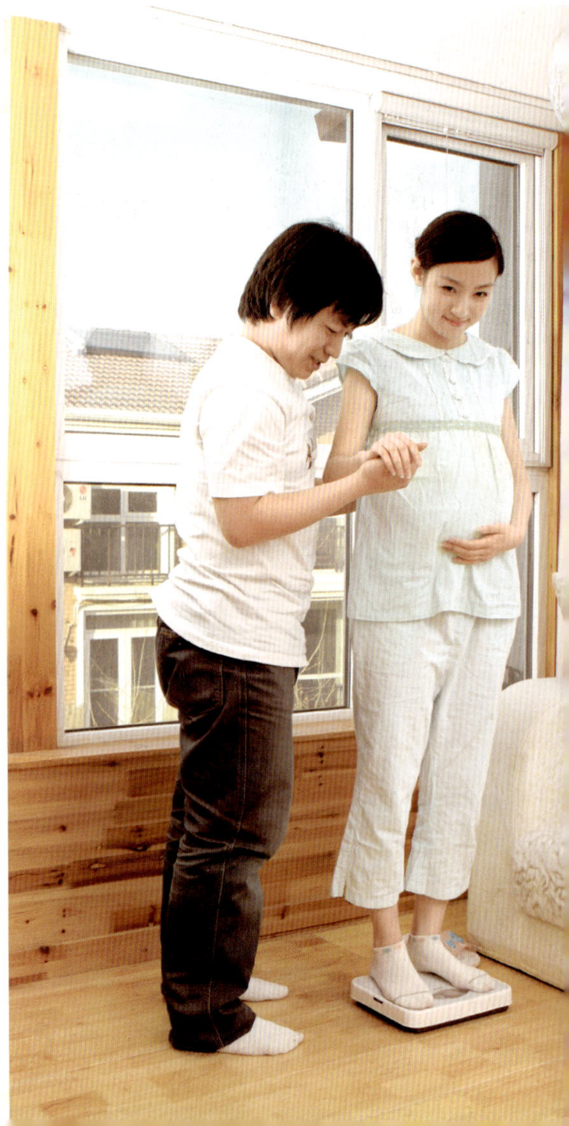

做个漂亮孕妈妈

担心孕期激素变化会影响美丽的孕妈妈，自己动手给皮肤来顿营养大餐吧！纯天然的护肤体验会让你更加安心。

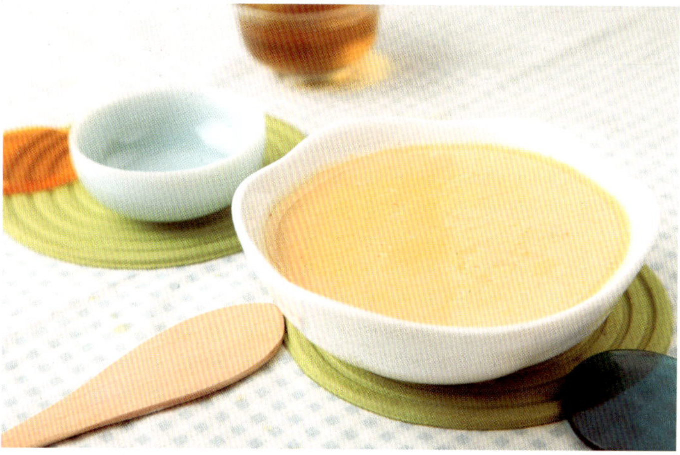

❤ 苹果面膜

将苹果磨碎后掺入面粉调匀，涂抹在脸部，20 分钟后用温水洗净。苹果含有丰富的碳水化合物、蛋白质、矿物质、维生素 C 等多种营养成分，有助于血液循环，且没有任何副作用，可以放心使用。经常坚持使用，可以使黯淡的皮肤变得透明和富有光泽。

❤ 啤酒洗发水

准备 1 杯啤酒、1 杯市售的洗发水。把啤酒倒进小平底锅里，用中火加热，收至原来的 1/4 ，再加入 1 杯市售洗发水，搅拌均匀，倒进干净的空罐中。啤酒能改善发质，增加头发光泽。

❤ 蛋清洗发水

把一个鸡蛋的蛋清和蛋黄分开，把蛋清打到起泡，加入约两次用量的市售洗发水搅拌均匀，把一半的蛋清洗发水倒在头发上待 5 分钟后洗掉。用蛋黄按摩头皮和头发，5 分钟后用温水洗净。最后用剩余的蛋清洗发水再洗一次头发，再用清水完全冲洗干净。蛋清可令头发有弹性和光泽，并能修护干燥受损的头发。

❤ 蜂蜜牛奶面膜

蜂蜜、面粉各 1 小勺，牛奶 2 小勺，混合在一起调匀，涂抹在脸部，大约 10 分钟后用温水洗净。蜂蜜含有丰富的维生素，具有保湿效果和促进皮肤再生功能，可让干燥的皮肤变得润泽而富有弹性。

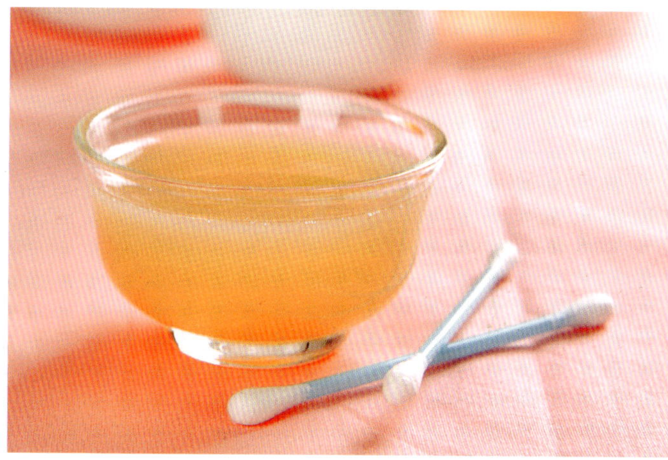

DIY 是给孕期生活增添乐趣的法宝，这种热爱生活的态度，胎宝宝也会感知到。如果有时间也可学着给宝宝制作一些小衣服、小鞋子之类的。

第 30 周

避免体重增长过快

这个阶段，胎宝宝长得特别快，因此，孕妈妈要注意合理饮食。如果营养摄入过多，就会使胎宝宝长得太大，分娩时就增加了顺产的难度。

戒零食，尤其是饼干、糖果、炸土豆片等热量比较高的零食；控制进食量，主要控制糖类食物和脂肪含量高的食物；补充维生素和微量元素。

回乡分娩

从家乡到大城市的年轻夫妻逐渐增多。因为只有两个人，妻子生孩子照顾起来很不方便，于是常会选择回到家乡，在父母家附近的医院产科住院分娩。

提前联系家乡医院：目前就诊的医院与家乡医院间的衔接问题。应先到家乡医院说明情况，取得该院的同意。

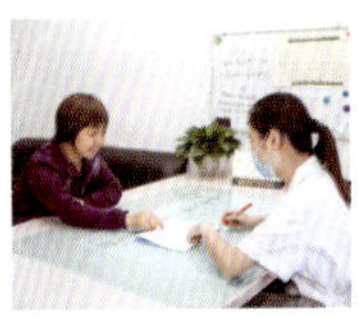

多咨询几家医院，说明一下情况。

和医生进行沟通：与自己的主治医师商量共同决定。如果医生同意，就要把所有产检报告和记录都转往家乡医院。

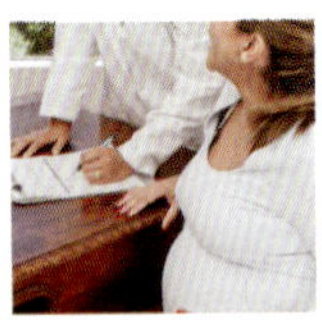

最好孕 30 周之前回去待产，这样比较安全。

回乡最好乘坐飞机：速度快而舒适，不像普通列车那样颠簸。如果距离较近，开车回家要注意车速，途中多休息几次。

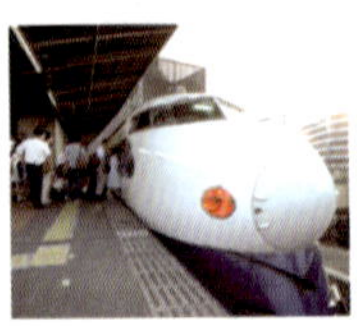

如果是坐火车，一定要有家人陪伴。

与丈夫随时保持联系：分娩时如出现异常，手术必须经过丈夫同意才能做，如果联络不上会非常麻烦。

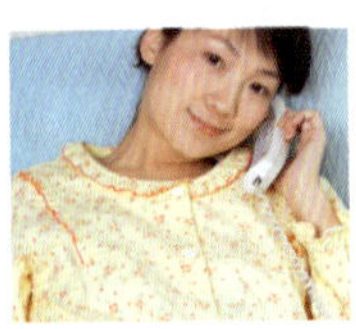

准爸爸最好在妻子预产期前回到家乡。

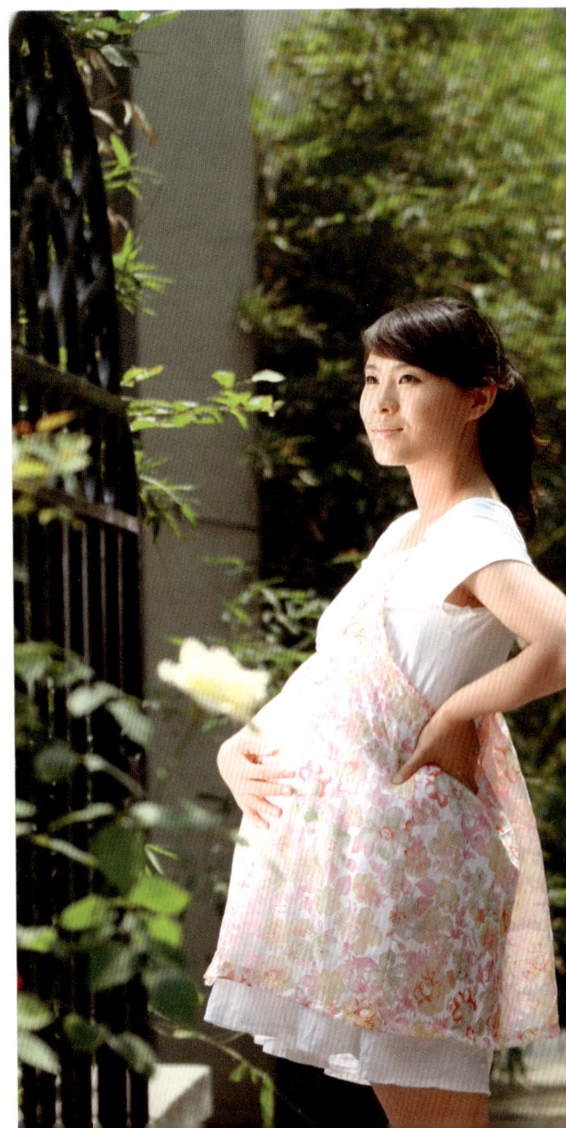

胎宝宝也会"打嗝"

到了孕 28 周左右，胎宝宝会在孕妈妈的体内不断吞食羊水，用来锻炼肺部的呼吸，肺泡在羊水里不断长大。在胎儿的胸腔和腹腔之间，有一个像帽子似的厚厚的肌肉膜，称为膈肌，将胸腔和腹腔分隔开。和身体其他器官一样，膈肌也有神经分布和血液供应，当引起打嗝的诱因刺激传导给大脑以后，大脑就会发出指令，使膈肌出现阵发性和痉挛性收缩，于是就出现打嗝。胎宝宝在打嗝其实是一种提升肺部呼吸能力的一种方式，所以孕妈妈就别太担心了，只要在胎宝宝打嗝的时候轻轻抚摸他就可以了，过个几分钟就好了。

打嗝也有规律

打嗝的表现为胎宝宝在腹中会有规律地动，2~3 秒一次，持续时间为 2~5 分钟，具体表现为一跳一跳的，类似心跳，孕妈妈手摸在跳动的地方，会一弹一弹的，很有规律，跟胎动是不一样的。胎宝宝有时候半夜打嗝，有时候早上起来会打嗝，这时你要轻轻地摸摸他。

通过打嗝看胎位

孕妈妈可以利用这一现象，自我监测胎位的变化。胎位是头位时，腹壁出现跳动的部位大致在左、右下腹。但如果发现跳动的位置明显上升，提示胎儿已经转成异常胎位，应该在医生指导下尽快矫正。

通过观察腹壁的跳动，也可以发现异常胎位是否转为正常。比如胎位是横位或臀位时，腹壁的跳动一般出现在中、上腹。若是发现跳动部位明显下降，有可能是胎位已经转成正常，没有必要继续矫正胎位或进行治疗了。但是由于胎宝宝及孕妈妈的个体差异，腹壁的跳动部位有一定相对性，不能够描述得十分具体和固定。

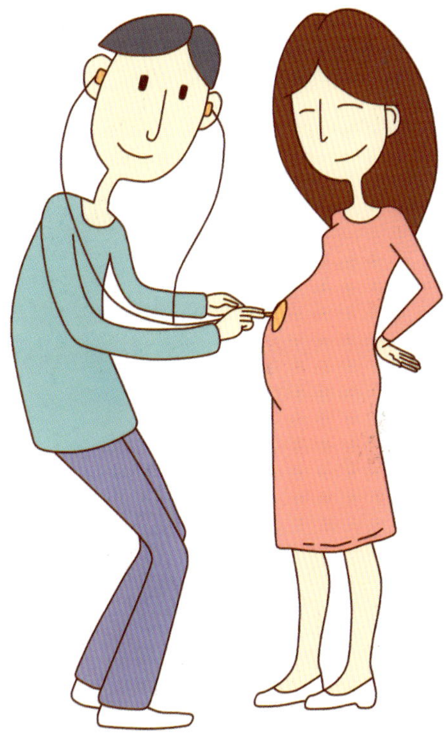

胎宝宝打嗝就跟大人吃饭睡觉一样正常，这是他成长经历的一个过程，是他在学习长大，学习一种体外生存的能力，所以孕妈妈不用担心。

第 31 周

多培养一些生活情趣

孕妈妈注重生活情趣，不但可以丰富孕期的精神生活，同时也能让腹中的胎宝宝得到美学的最初熏陶，有利于胎宝宝大脑的均衡发育。

优美的音乐可以使孕妈妈精神愉悦，可选择舒缓轻柔与欢快的曲目和胎宝宝一起听。书法有特殊的艺术美，练习书法时，观摩碑帖、揣其神韵，可以培养审美趣味和审美思想，同时还能得到艺术享受，陶冶性情、静心养性。养花弄草可以调剂孕妈妈的生活，还能使孕妈妈动起来。

警惕不正常乳汁

从孕早期开始，乳腺就在激素作用下不断增长，到了孕中、晚期，增长的速度会加快。有一些孕妈妈会在孕中期发现有乳汁分泌，这是很正常的。不过仍要小心乳头上是否有其他不正常的非乳汁液体流出来，这可能代表有潜在乳房疾病。

乳腺肿瘤及乳癌：怀孕造成雌激素急速上升，促进乳房持续长大，同时也会刺激已存的雌激素依赖性肿瘤快速生长。

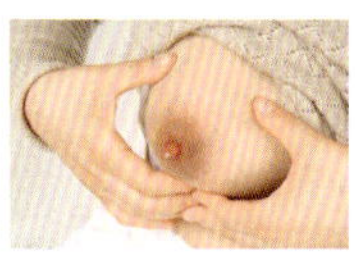

观察是否有不正常的液体流出。

急性乳腺炎：虽然大部分的乳腺炎是发生在产后哺乳期，但也有少部分会发生在怀孕期，乳房会有局部的肿胀。

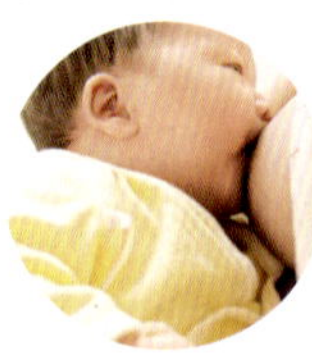

孕前注意乳房保养，产后尽量母乳喂养。

炎性乳腺癌：可能会出现局部的红肿热痛，出现类似乳腺炎的症状，此时需要借助其他的仪器及检查去做鉴别诊断，找出真正的原因。

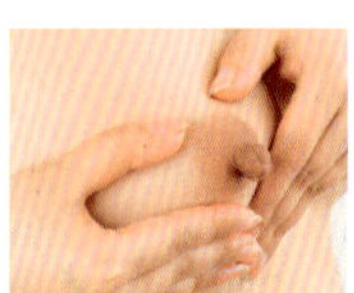

关注自身乳房的变化。

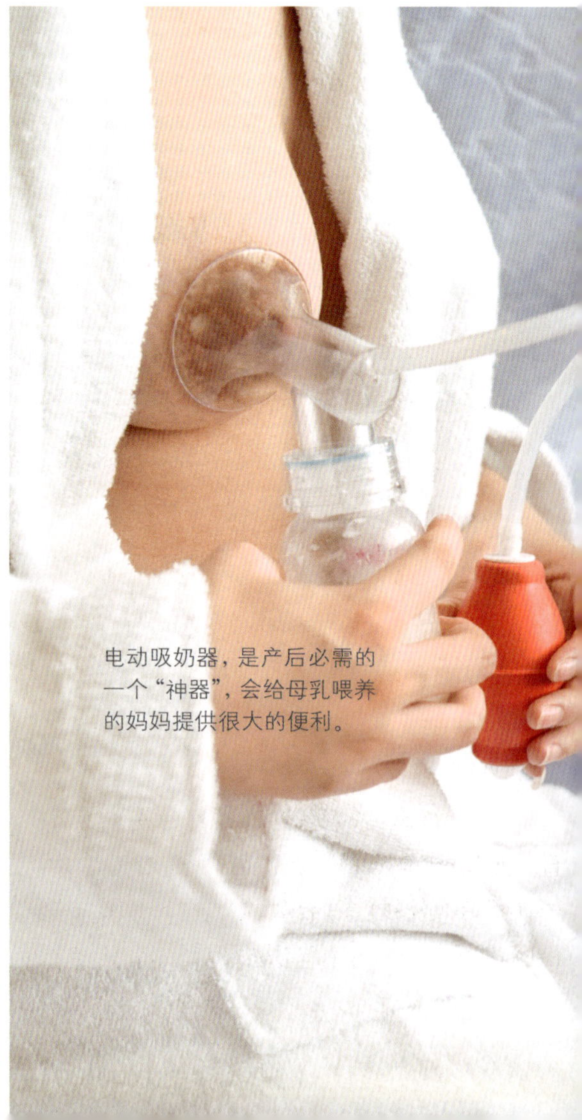

电动吸奶器，是产后必需的一个“神器”，会给母乳喂养的妈妈提供很大的便利。

有助于顺产的运动

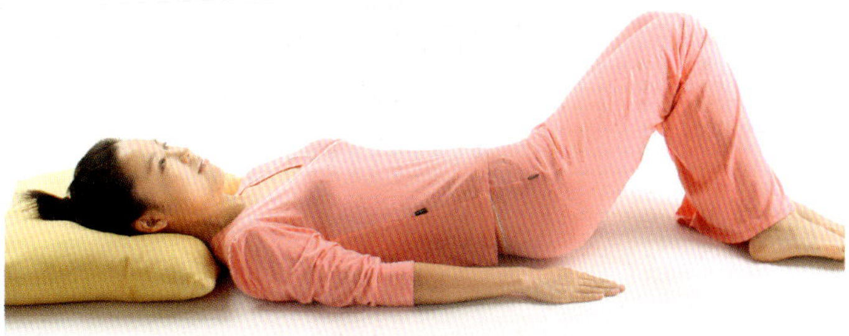

❤ 骨盆运动

仰卧在床上，屈膝，大腿与床成45°角。双膝并拢，带动大小腿向左右摆动。摆动时两膝好像是一个椭圆形，要缓慢有节奏地运动。双肩和双脚板要紧贴床面。双腿并拢、曲膝，右腿的膝盖慢慢向左倾倒。右腿膝盖从左侧恢复原位后，再向右侧倾倒。此方法两腿交换进行。时间不宜过长，5分钟即可。孕妈妈坚持做此运动，可以减轻耻骨分离引起的疼痛，为分娩时骨盆的打开做好准备。

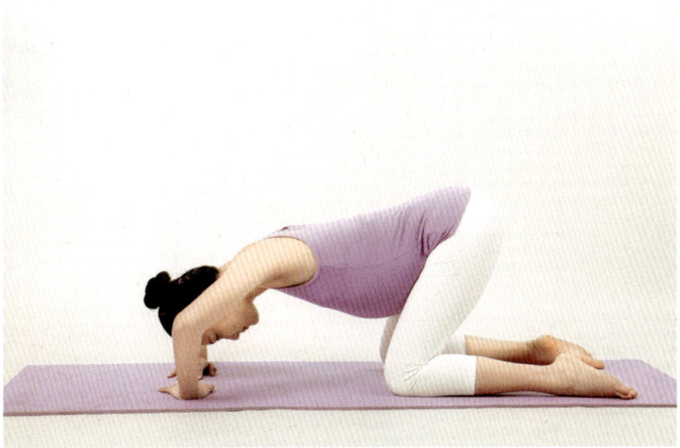

❤ 膝胸卧位操

在硬板床上或地板上跪趴，使大腿和双臂与床垂直，然后慢慢俯下，让胸部尽量接近床面，臀部高举。一次5~10分钟，每天2次，坚持1周。这个动作可纠正胎位不正，一定要有医生指导和允许方可进行。

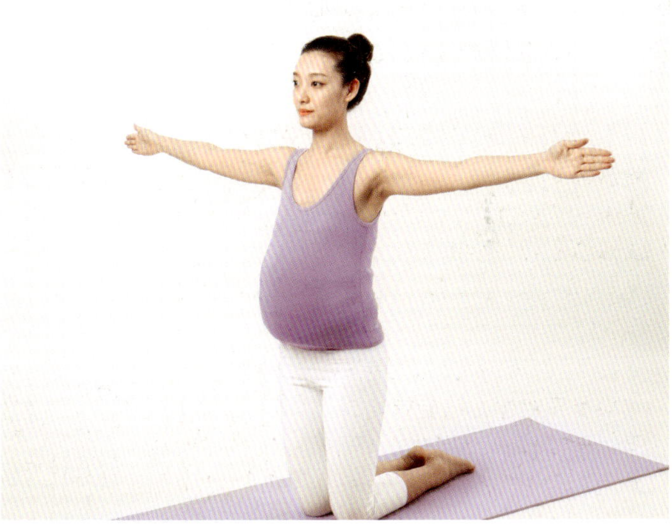

❤ 胸部瑜伽

跪姿，保持上身挺立，两臂向两侧平伸，与肩平行。深吸气，同时双臂尽力向后张开，仰头，保持均匀呼吸。呼气，双臂回到身体两侧，慢慢收拢至胸前，合掌，低头，调整气息，放松胸腔。此动作可缓解孕期喘不上气的状况。

第 32 周

起床动作别太猛

孕晚期，为了避免发生意外早产，孕妈妈尽量避免任何过猛的动作。起床时，如果睡姿是仰卧的，应当先将身体转向一侧，弯曲双腿的同时，转动肩部和臀部，再慢慢移向床边，用双手撑在床上，双腿滑到床下，坐在床沿上，稍坐片刻后再慢慢起身站立。千万别像做仰卧起坐一样的姿势起床，马上坐起来，那样有点危险哟。

骨盆大才好生娃

骨盆大的女人确实要比骨盆小的女人生孩子容易一些，但是孕妈妈屁股大并不等于骨盆大，所以关于女人屁股大好生养这个说法是不太准确的。决定女性好生产的原因有以下几点。

产妇年龄：年轻孕妈妈顺产的概率要大一些，而对于高龄产妇来说不管是身体还是精力方面都会相对比较困难。

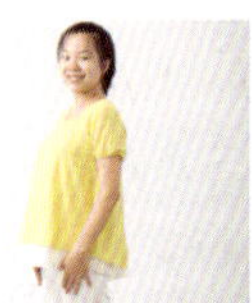

年纪轻生产的过程也会相对较短。

胎儿位置和大小：如果胎儿比较小的话自然是比较容易生，还有就是如果胎儿胎位不正，也会影响生产。

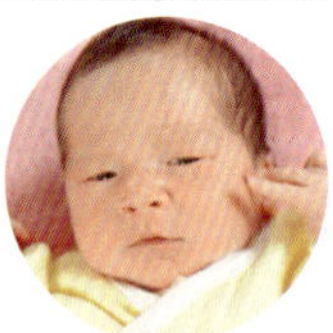

新生儿控制在3000克左右比较理想。

骨盆大小：如果女性的骨盆比较宽而且位置比较浅，相对来说比较容易生产一些，反之则会增加生产的难度。

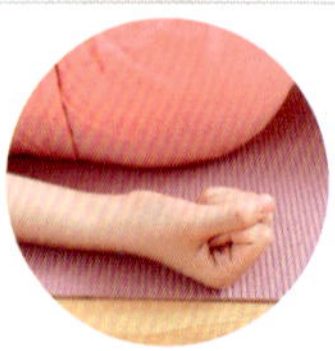

做一些有助打开骨盆的孕妇操，有助分娩。

产妇体重：产妇如果过于肥胖，会直接影响生产的速度，身体脂肪过多会增加生产的难度。

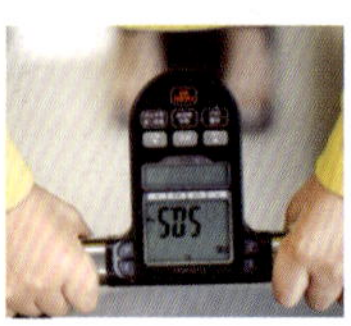

一怀孕就做好体重管理很重要。

孕前体重就超标的孕妈妈，管理体重是整个孕期都要做的事情。

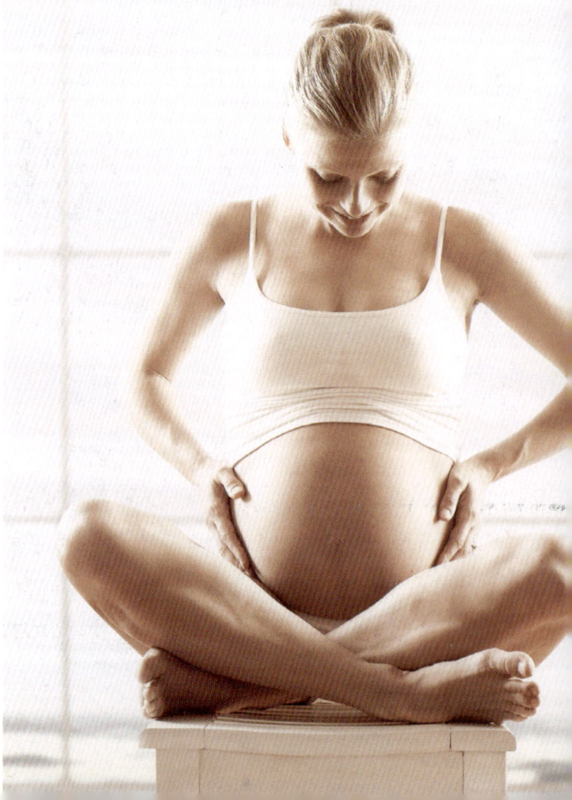

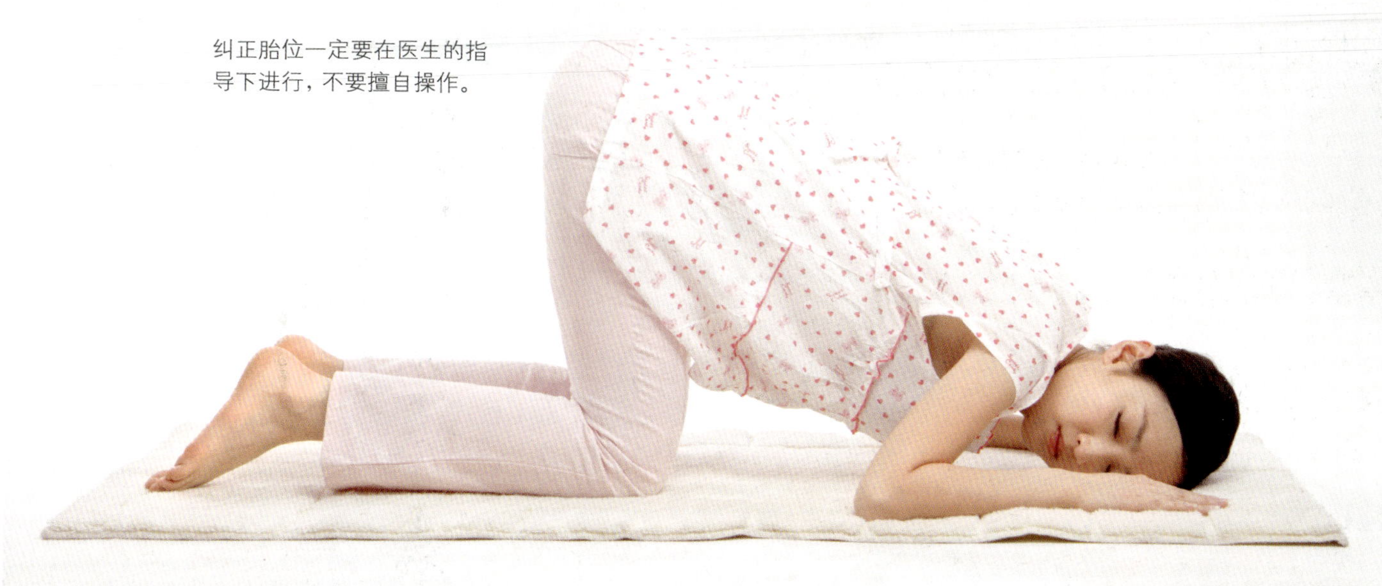

纠正胎位一定要在医生的指导下进行，不要擅自操作。

胎位不正的纠正方法

到孕晚期，胎位是最关键的问题。胎位正常与否与分娩方式密切相关。如果胎位很正，又没有其他意外，选择自然分娩为好，这样你和宝宝都将受益终身。若胎位不正，就要及时纠正过来。如果无法纠正，就要提前一两周入院，会有医生给你检查，根据你的情况选择安全的分娩方式。纠正胎位的方法很多，有些必须由医护人员进行，也有一些可以由家人配合着帮忙做。

❤ 胸膝卧位法

适用于怀孕30周后，胎位仍为臀位或横位者。于饭前或饭后2小时，或于早晨起床及晚上睡前做，应先排空膀胱，松开裤带。双膝稍分开（与肩同宽）跪在床上，双膝蜷成直角，胸肩贴在床上，头歪向一侧，双手放在头的两侧，形成臀部高头部低的姿势，两者高低差别越大越好，以使胎儿头顶到母体横膈处，借重心的改变来纠正胎儿方位。每日做2次，每次15~20分钟，一周后复查。要在医生允许和指导下进行。

❤ 外倒转术

医生会考虑从外部让胎儿来个180°的翻转，然后用腹带把腹部包裹起来，维持头位。当然这种方法必须由医生来操作，自己可不能擅自操作。其做法是用手在腹壁上摸到胎儿的头后，把胎儿的头慢慢转到骨盆腔里，再把臀部推上去。这种方法适用于腹壁松弛的孕妇，一般在孕32~34周进行，最好在B超和胎儿电子监测下进行，还要注意以后的胎心、胎动情况。

胎位不正是常见现象，在孕32周以后不是头位的占15%左右，没有必要为此愁眉苦脸。听从医生的建议，多做胸膝卧位的练习，一周后有可能就纠正过来了。平时也要多出去散步，做些揉腹、转腰等轻微的活动。

营养饮食宜忌速查

维生素 B_2——避免胎宝宝发育迟缓

维生素 B_2 又称核黄素，能参与机体内三大产能营养素（蛋白质、脂肪、碳水化合物）的代谢过程，促进机体生长发育，增强记忆力，能将食物中的添加物转化为无害的物质，强化肝功能，调节肾上腺素的分泌，保护皮肤。

孕期维生素 B_2 的每日摄入标准是1.7毫克，孕期的正常饮食都能满足这个需求。

❤ 最佳食物排行榜【每100克可食部分含量（毫克）】

食物	含量	最佳吃法	营养菜谱
猪腰	1.14	炒腰花时加上葱段、姜片和青椒，不仅味道会很鲜美，而且还有利于胎宝宝的生长发育	青椒炒腰花 猪腰木耳汤 拌腰片
鸡肝	1.1	鸡肝拌黄瓜，可防止孕妈妈眼睛干涩、疲劳，还能维持健康的肤色，对孕妈妈皮肤的健美有益	卤鸡肝 洋葱烧鸡肝 枸杞鸡肝汤
紫菜（干）	1.02	紫菜与鸡蛋搭配做汤，可促进胎宝宝的生长发育，增强记忆力，保护孕妈妈的皮肤	紫菜蛋花汤 紫菜包饭 紫菜炒鸡蛋
黑豆	0.33	各种谷类都适合与黑豆煮粥，不但味道好，还可增加营养价值，是孕妈妈补充B族维生素的好方法	黑豆豆浆 黑豆乌鸡汤 雪梨黑豆糖水

一日食谱推荐

早餐： 小米粥1碗，煮鸡蛋1个，拌黄瓜1份

加餐： 牛奶1杯，橘子1个

午餐： 冬瓜排骨汤1碗，西红柿炒鸡蛋1份，米饭1碗

加餐： 苹果1个

晚餐： 鲫鱼豆腐汤1碗，肉片炒木耳1份，玉米饼1个

加餐： 酸奶1杯

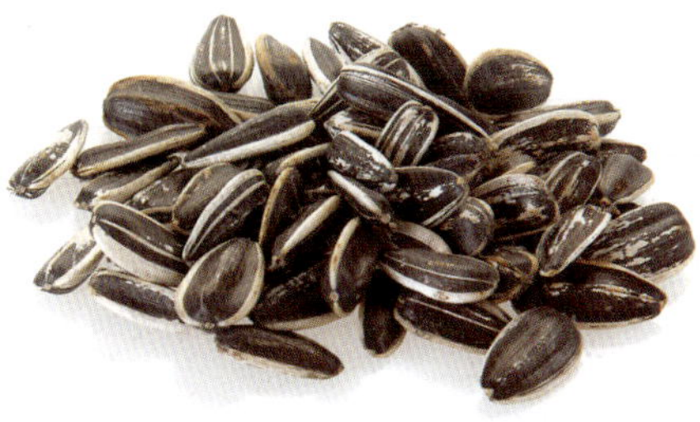

宜适量吃点葵花子

胎宝宝大脑的充分发育，离不开在母体内的良好营养。孕妈妈多吃补脑食品，可以让大脑正处于发育之中的胎宝宝受益。常吃葵花子有一定的补脑健脑作用。实践证明，喜食葵花子的人，不仅皮肤红润、细嫩，且脑子灵活、记忆力强、反应较快。

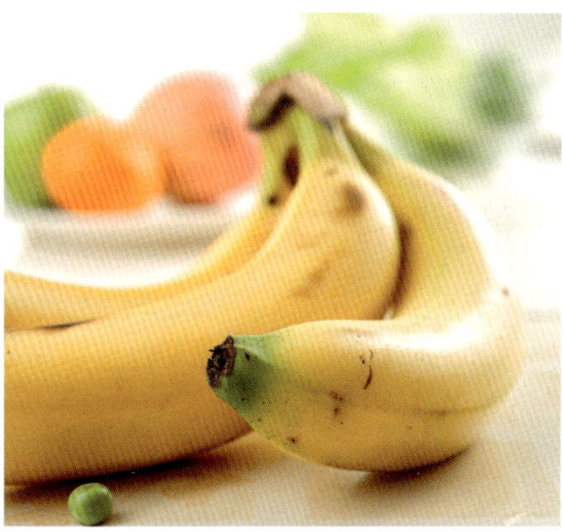

宜吃香蕉缓解疲劳

香蕉可以快速提供能量，帮助孕妈妈击退随时出现的疲劳。可以把香蕉切成片，放入麦片粥里，也可以和牛奶、全麦面包一起做早餐。

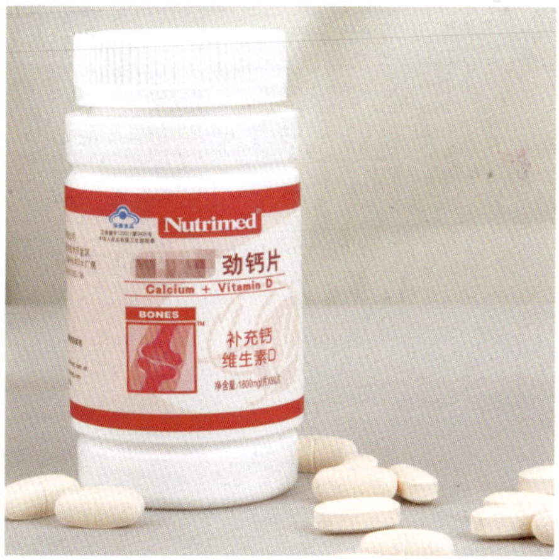

宜慎重选择钙片

孕中期和孕晚期，孕妈妈钙需求量大，很多孕妈妈都通过吃钙片的方式来达到补充钙质的目的。

但孕妈妈在选择钙片时应注意，体质较弱的孕妈妈不宜选择乳酸钙，否则会加重孕期疲劳、肌肉酸痛症状；胃酸缺乏的孕妈妈不宜吃碳酸钙，可以选择有机酸钙；孕妈妈便秘情况严重，应避免选择无机钙，否则会加重便秘情况；患糖尿病风险较高的孕妈妈最好不要吃葡萄糖酸钙，以免其中的葡萄糖增加血液中的糖浓度。

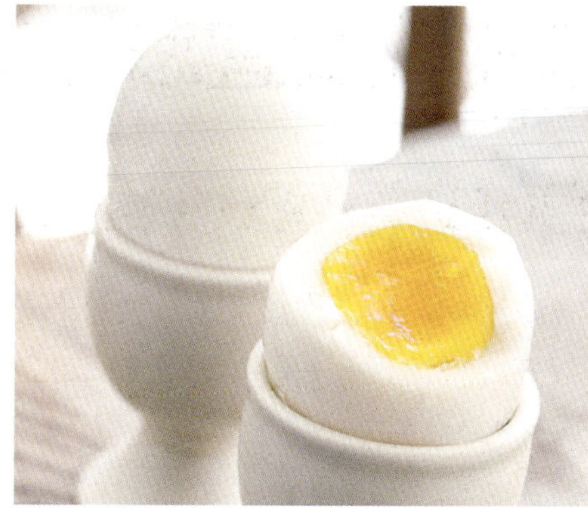

不宜多吃鸡蛋

怀孕期间，孕妈妈会通过鸡蛋来补充营养，但如果孕妈妈吃鸡蛋过量，摄入蛋白质过多，容易引起腹泻、食欲不振，还会加重肾脏负担。

不宜饮用糯米甜酒

糯米甜酒和酒一样，都含有一定比例的酒精。与普通白酒不同的是，糯米甜酒含酒精浓度较低。但即使是微量酒精，也可通过胎盘进入胎宝宝体内，使胎宝宝大脑细胞的分裂受到阻碍，导致其发育不全，从而造成中枢神经系统发育障碍。

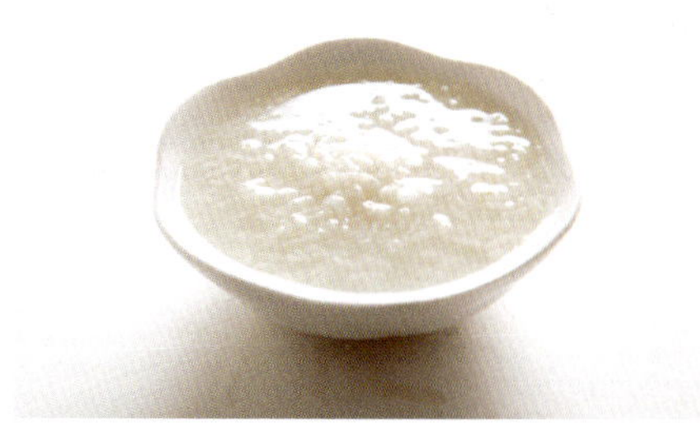

特殊妊娠讲堂

脐带绕颈

一听说脐带绕颈，孕妈妈都会非常担心。有的孕妈妈甚至会担心自己肚子里的胎宝宝因为太活泼而出现意外情况。事实上，脐带绕颈并没有那么可怕。

危险系数不高

其实，脐带绕颈 1 周的情况很常见。脐带绕颈松弛，不影响脐带血循环，就不会危及胎宝宝。脐带绕颈的发生率为 20%~25%，也就是说，每四五个胎宝宝中就有一个生下来发现是脐带绕颈的。有很多绕了 2 圈甚至还有 3 圈的，出生后宝宝也都很好。当然，任何事情都有意外。如果脐带绕颈过紧，可使脐血管或胎宝宝颈动脉受压，导致血循环受阻。严重时，可使胎宝宝脑组织缺血、缺氧，造成宫内窘迫或新生儿窒息。这种现象多发生于分娩期，如同时伴有脐带过短或相对过短，往往在产程中影响胎先露（最先进入骨盆入口的胎儿部分）下降，导致产程延长，加重缺氧，危及胎宝宝。

孕妈妈不要自行纠正

胎宝宝一直在活动，所以才会脐带绕颈，但是也有可能会通过胎动又解开的。孕妈妈不能想当然地通过锻炼来纠正脐带绕颈，这样会带来更大的风险。孕妈妈应减少震动，不要做幅度大的运动，多休息，如检查发现可以纠正，要在医生指导下进行。

注意日常生活细节

要经常数胎动。

羊水过多或过少、胎位不正的要做好产前检查。

孕妈妈要保持左侧卧位的睡眠姿势。

不要在分娩时，因惧怕脐带意外而要求医生实施剖宫产。

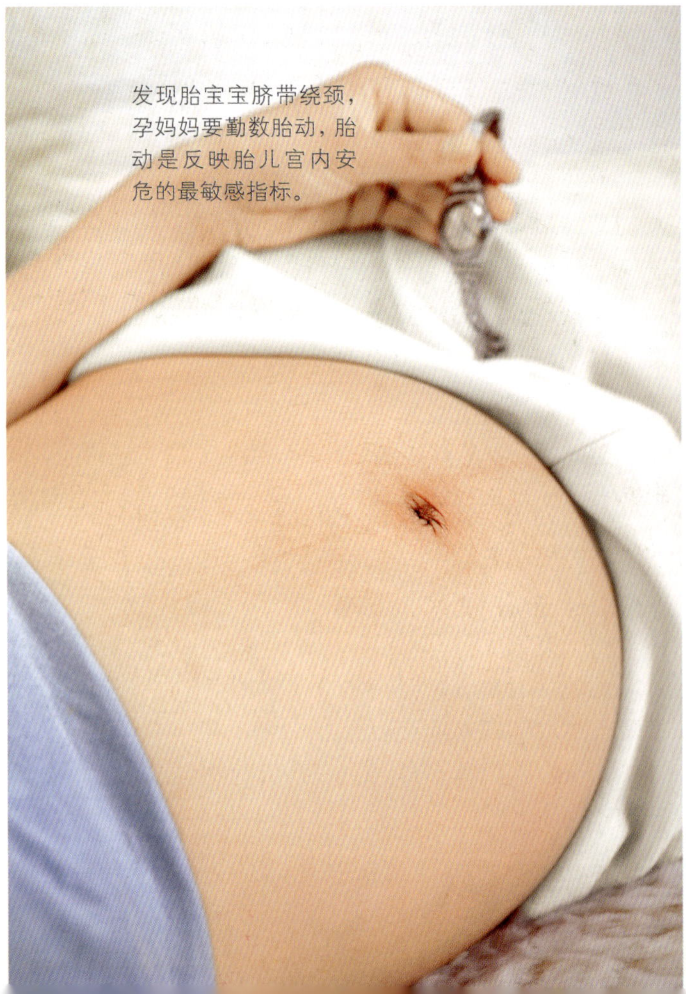

发现胎宝宝脐带绕颈，孕妈妈要勤数胎动，胎动是反映胎儿宫内安危的最敏感指标。

早产

在正常情况下，胎宝宝都在280天左右(即38~42周)降生，称为足月产。据世界卫生组织制定的定义，在怀孕29~37周之间发生的分娩为早产。早产儿的体重一般在1000~2500克，由于过早分娩，胎宝宝各种器官发育不成熟，体外生活能力较弱，调节体温、抵抗感染的能力差。

早产高危险群

曾有早产病史、怀多胞胎或在怀孕期间经常有阴道出血的孕妈妈，均是早产的高危人群，应多注意休息并观察子宫收缩的次数。

至于患有糖尿病、高血压的孕妈妈更应注意饮食控制与服用药物，必要时尽早住院治疗，控制可能发生的并发症并延长妊娠周数。

有些孕妈妈本身的工作量大，或是身体、精神压力大，亦应视情况在孕期多卧床休息。因为许多报告均显示身体或精神压力大都容易造成早产。

有时跌倒会引发阵痛，但不一定会流产或早产，如果经过两三天没有什么异常，那就是一切平安无事，这是因为羊水起到了缓冲的作用。

如果出现早产，在生理上会有一些明显症状，如下腹部变硬、阴道出血等。孕妈妈要多关注自己的身体，以防早产发生。

早产的症状

有时孕妈妈很难判断早产宫缩，如有两种或超过两种下列早产症状，就需要去医院进行检查了。

1. 异常宫缩，频繁规律宫缩，每小时超过5次，持续两小时或以上。
2. 下腹部痉挛性疼痛。
3. 背下方隐痛。
4. 下腹部和大腿压力增大，盆腔沉重。
5. 肠运动比平常快。
6. 阴道分泌物增加或异常，特别是分泌物呈水状、黏液状，或伴有淡淡的血色。

预防早产

1. 治疗生殖道感染。
2. 避免劳累和外来刺激。
3. 保持良好生活状态。
4. 关注自己的健康。
5. 警惕子宫颈松弛。
6. 防止羊水过多。
7. 孕32周后禁性生活，防便秘。

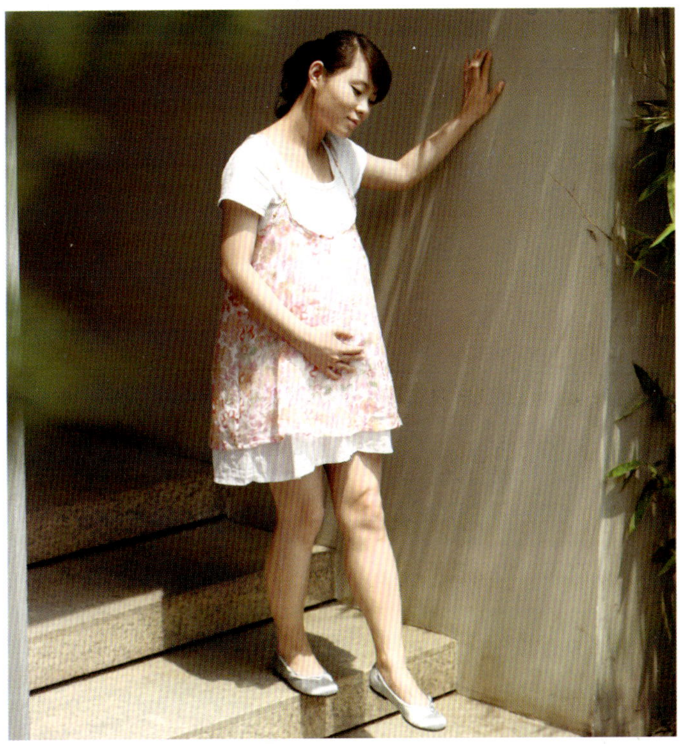

孕 9 月

本月大事记

注意安全

现在你的肚子已经变得又大又结实了，上下楼梯和洗澡时一定要注意安全，防止滑倒。在做家务的时候，一定要注意动作轻缓，不要过猛，更不能做有危险的动作。

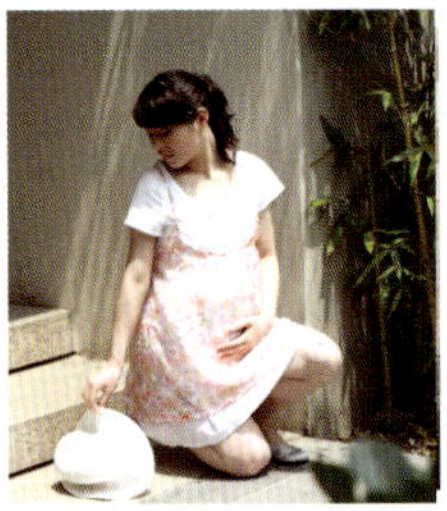

坐月子方案提前定

月子如何坐，要与家人讨论好。如果选择月子中心，就要找一家口碑和价格都可以接受的；要是请月嫂，就得提前确定下来，以免临时慌乱，找不到合适人选。

准爸爸的行动力

或许现在你已经和妻子商量陪产的事情了，分娩时如果你在旁边，对于她来说肯定是一种莫大的支持，也能增进两个人的感情。但是如果因种种原因不能陪产，那也可以等在产房外，为妻子默默加油、祈祷。

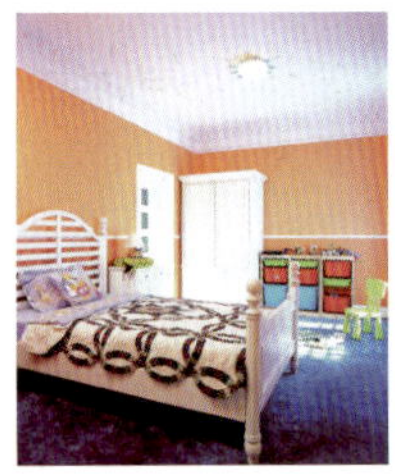

为迎接生产做好准备，准备住院时的物品，布置好婴儿房，确定月子里的照顾人选。

胎宝宝长约 45 厘米，重 2700 克；孕妈妈的体重已经增了大约 10 千克，肚子很大很沉，甚至连肚脐眼都凸出来了。

2700克

孕 9 月，胎宝宝大小像南瓜。

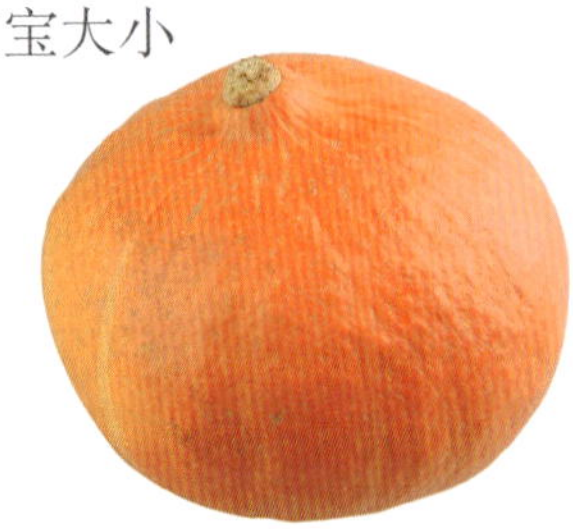

本月可能要做的产检项目

* 血压检查。
* 体重检查：通过孕妈妈的体重增长情况对孕妈妈进行合理的饮食指导。
* 尿常规检查：便于医生了解肾脏的情况。
* 心电图：判断孕妈妈的心脏能否承受生产压力。
* 胎心监护：动态监护胎儿 20 分钟内活动情况。
* 测量宫高、腹围：估计胎宝宝宫内发育情况。
* 骨盆内测量：判断孕妈妈适合哪种分娩方式，骨盆指数≥ 8.0，顺产的概率大。
* 血常规检查：检查孕妈妈是否有贫血，避免分娩危险，血红蛋白应在 110~160 克 / 升。

这个月，应该这样做：

• 面对日益临近的分娩，你一定感到紧张不安吧，如果你是初产，这种紧张感会更强烈，这个时候可以和准爸爸、家人聊聊，也可以找和自己孕周相近或刚生完宝宝的新妈妈交流下，向她们讨教一些经验，分享经历，这样你会感觉轻松一点。

• 随着临盆的到来，这段时间阴道的分泌物会增多，要注意清洁，每天用清水冲洗外阴，私处护理液如果不是在医生的许可下尽量不要用。

• 你可能还不知道，脐带血的移植对于白血病的治疗有一定的意义，所以现在你可以考虑要不要保存宝宝的脐带血。

“妈妈，你现在一定不好受，越来越大的我挤着你的五脏六腑，你一定要挺过这一关，为了让我和你更好地配合，请你多多跟我说话，让我们彼此了解，到关键时刻，我们就可以劲儿往一处使了。”

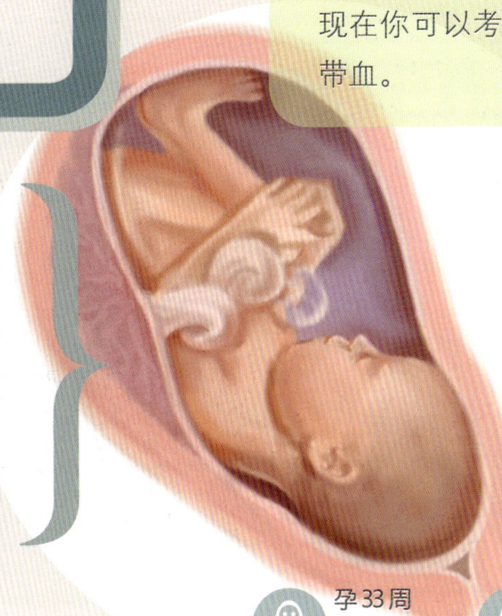

孕 33 周
子宫里没有什么空间让胎宝宝翻身了

孕 36 周
表情丰富，喜欢挤眉弄眼

第 33 周

谨慎对待排胎毒

民间说的胎毒即内热。排胎毒在南方比较流行，老一辈人认为南方的气候和水质湿热，排胎毒是很有必要的，还有各种各样的方法，如吃龟苓膏或饮凉茶，但这些并不适合孕妈妈，盲目服用会有隐患。孕妈妈要仔细询问医生，听从医生的指导，婉拒长辈或者亲属找来的各种偏方。

谁来照顾月子

月子期间由谁来照顾新妈妈和宝宝，是家里的老人，还是请月嫂，或者直接去月子中心？孕妈妈要提前和家人商量。

家人照顾：老人经验比较丰富，遇到常见情况也知道怎么处理。但老人的思想比较传统，观念与年轻人也有差异。

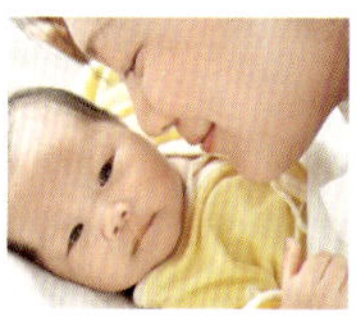

请老人照顾的话，最好是妈妈和婆婆轮换。

请保姆：保姆更注重的是家务活，并没有护理宝宝的专业知识，遇到一些问题不能及时解决，所以要充分考虑利弊。

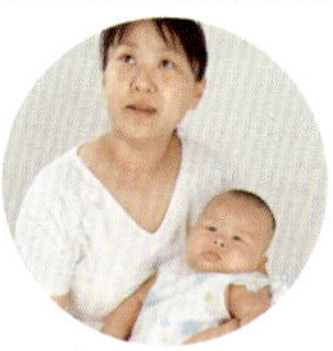

最好请带过孩子、中年、有经验的保姆。

请月嫂：月嫂经过专业的培训，且经验丰富，可以给产妇提供专业指导和建议，并能手把手教新爸妈科学护理宝宝。

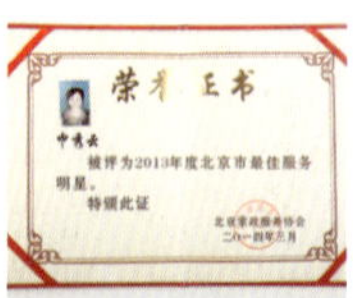

请月嫂前要考虑好经济问题。

月子中心：给新妈妈搭配营养月子餐，教新妈妈一些育儿的知识，让新妈妈能在较短的时间内恢复到最佳状态。

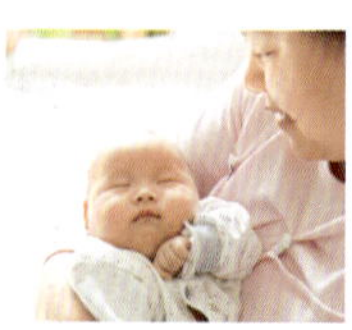

价格不菲，环境也需要一段时间来适应。

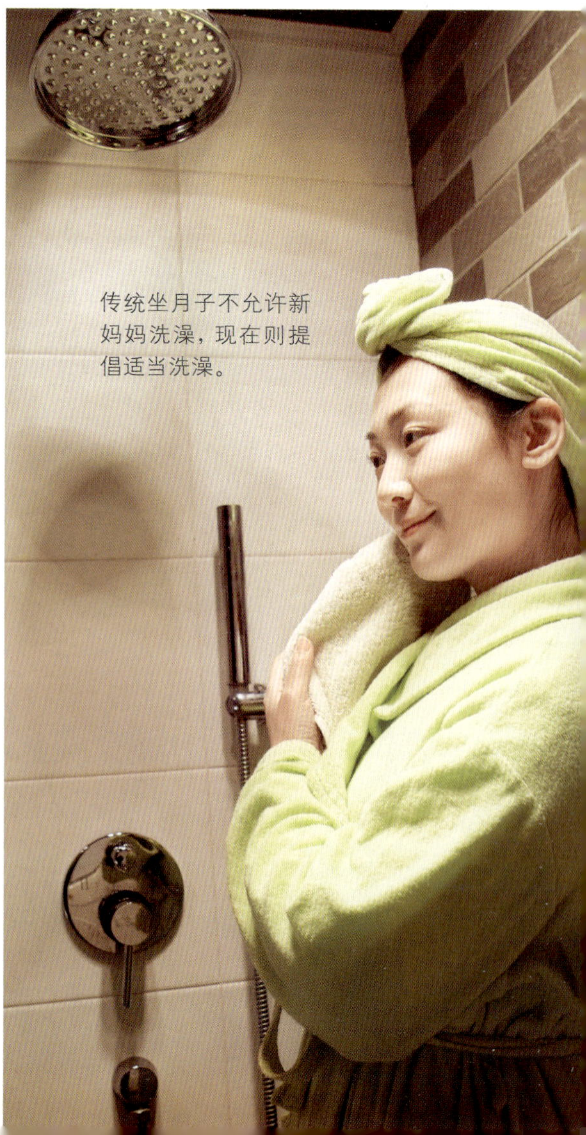

传统坐月子不允许新妈妈洗澡，现在则提倡适当洗澡。

使用托腹带的好处

托腹带的作用主要是帮助孕妈妈托起腹部，帮助保持正确姿势，让孕妈妈动作轻快，缓解因腹部增大带来的腰背疼痛、耻骨痛等身体不适。还能保护胎宝宝，使胎宝宝有安全感。

不是所有孕妈妈都适合用托腹带

如果孕妈妈在整个怀孕过程中并未感觉不适，身体能够承担，那么便不需要用到托腹带。托腹带是为身体不能承受的孕妈妈准备的，比如双胎妊娠的孕妈妈。也不一定怀孕后期才会用到，一切都因人而异。

此外，每位孕妈妈的身体状况不一样，腹壁肌肉的力量也不一样，有些孕妈妈能自如应对怀孕，而有些孕妈妈则需要借助托腹带来达到支撑下腹、提高腹壁肌肉力量的效果，所以要视个人情况决定是否使用。

使用时应注意

孕妈妈穿托腹带时，不要包得太紧，睡觉的时候也应该脱掉。穿得太紧不仅会影响腹部的血液循环，还会影响胎宝宝的发育。穿戴托腹带时最好躺卧在床上，待固定之后再站立起来，这样才能够完整地固定住。

需要穿托腹带的孕妈妈

▷ 已经生过宝宝，腹壁比较松弛，易成为悬垂腹的孕妈妈。

▷ 多胞胎或胎宝宝过大，站立时腹壁下垂严重的孕妈妈。

▷ 连接骨盆的多条韧带发生松弛性疼痛的孕妈妈。

▷ 本来胎位为臀位，经医生做外倒转术转为头位后，可以用托腹带来限制胎宝宝再转为臀位。

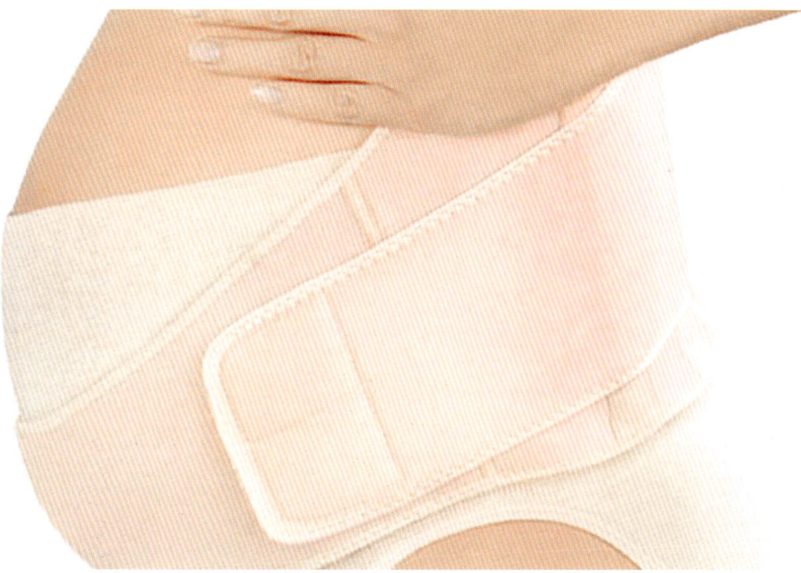

质地选择尽量以透气、吸汗的棉质为主。最好不要让托腹带直接接触皮肤，避免托腹带和皮肤摩擦，或因过敏出现疹子。

第34周

鼻出血是孕晚期正常现象

大量的孕激素使得血管扩张，鼻黏膜容易充血，同时，孕妈妈的血容量比非孕期增高，而人的鼻腔黏膜血管比较丰富，血管壁比较薄，所以十分容易破裂引起出血，尤其是在孕晚期。可以在鼻孔里用棉签涂些凡士林，如果双侧鼻孔出血，可用拇指和食指紧捏两侧鼻翼部，压迫鼻中出血区5分钟左右，再在额鼻部敷上冷毛巾或

孕晚期行动处处当心

孕晚期身体上的变化给生活上带来诸多不便，加上这是容易早产的时期，故孕妈妈需要注意的事项也比较多，尤其是挺着大肚子走来走去的时候，还挺让人揪心的。

上下楼梯：下楼时，要握住扶手防止身体前倾、跌倒；上楼时，拉住楼梯的扶手。

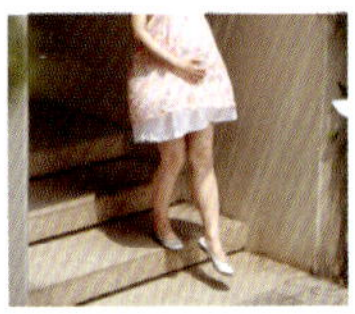

注意台阶，一层一层慢慢上下。

行走站立：行走时应抬头、挺直后背、收紧臀部。站立时，背部要舒展、挺直，重量集中在大腿上。

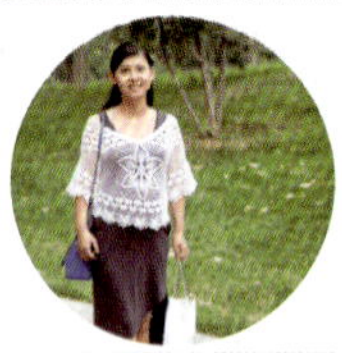

保持全身平衡，稳步行走。

坐下起立：选择直背坐椅，保持背部的挺直。起立时，要先将臀部向前移到椅子的前沿，然后双手撑在桌面上站起。

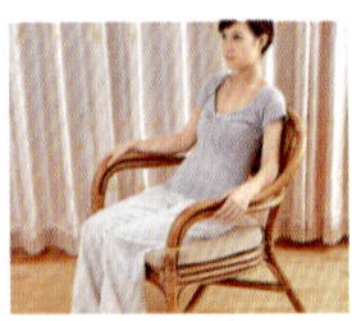

不要坐低矮的沙发，也不要坐太软的沙发。

做家务：不要过分弯腰曲背，应以蹲低或跪着的姿势来代替直接弯腰，然后缓慢地起身。

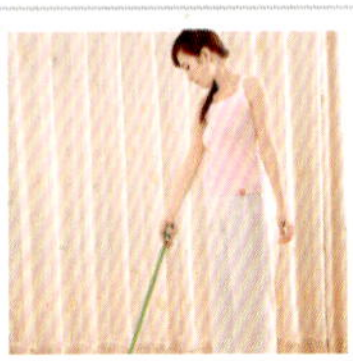

不要往高处晒衣服，以免抻着腹部。

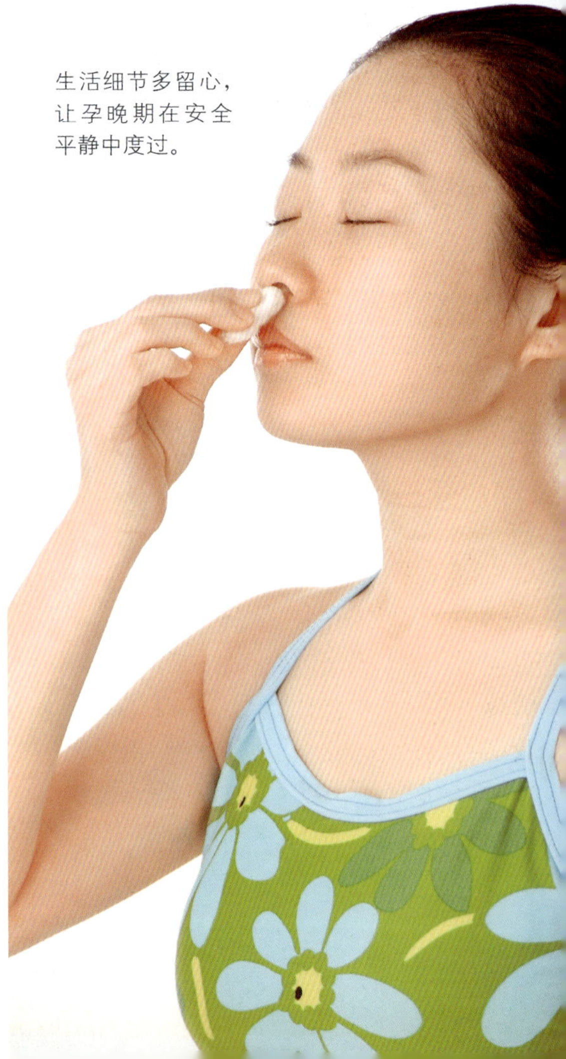

生活细节多留心，让孕晚期在安全平静中度过。

超尴尬的漏尿

一些孕妈妈在咳嗽、打喷嚏、大笑、走路急时，会出现漏尿的现象。这是因为在做这些动作时，腹部肌肉收缩，挤压腹腔，子宫就会压迫膀胱，出现漏尿现象。

及时排尿预防漏尿

漏尿的现象会在生完宝宝之后消失。不过经常出现漏尿的现象还是挺尴尬的，孕妈妈要注意每次排尿要排干净，出门前、参加会议或活动前应及时排尿。在包里备好护垫，可解决漏尿的尴尬，但护垫一两个小时要更换一次，防止细菌滋生。此外，咳嗽或打喷嚏时，张开嘴巴，可减轻对横膈膜的压迫，从而减少其对腹腔的挤压，减少漏尿的发生。

盆底肌肉锻炼

为了解决漏尿的尴尬，孕妈妈可以在怀孕期间做盆底肌肉运动。此运动可加强盆底肌肉力量，缓解骨盆疼痛，帮助顺利自然分娩。首先站在一扇打开的双开门门前，双手分别放在两侧门把手上，双脚呈外八字形站立。然后直立下蹲，膝盖大幅弯曲，保持舒服的蹲姿，要保证双脚站稳，用大腿、臀部和手臂的力量帮助自己站立起来。

如果孕妈妈做此动作时体会不到骨盆底部肌肉锻炼的感觉，也可以尝试在排尿时随意停止四五次，这样也能锻炼骨盆底部的肌肉，同时还能锻炼会阴。掌握了锻炼方法之后，孕妈妈可以在家每天练习三四次，每次收缩与放松 10 次左右，待熟练之后，可慢慢延长，增加到 50 次左右。

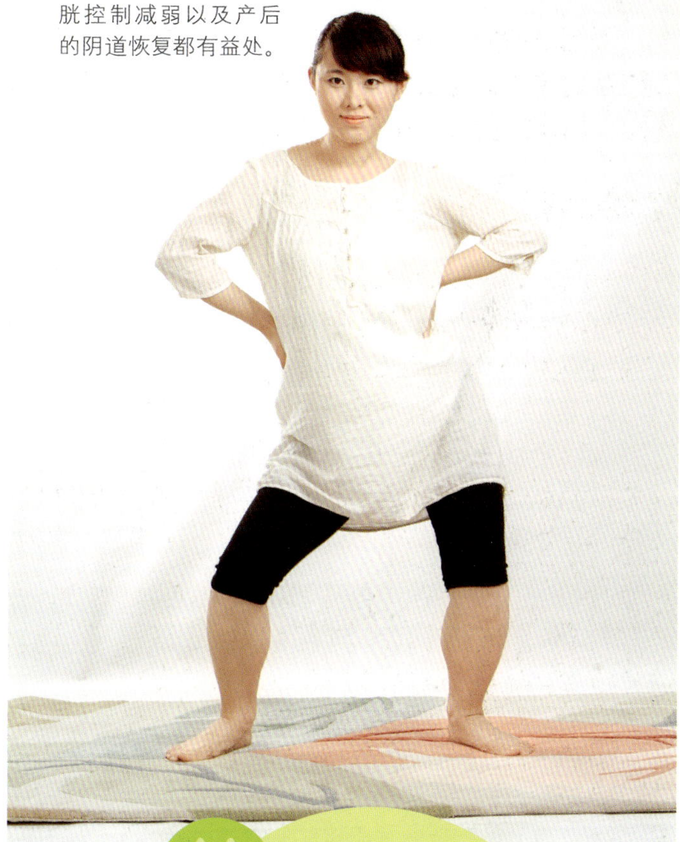

加强骨盆底肌肉练习，对于产前小便失禁、膀胱控制减弱以及产后的阴道恢复都有益处。

Do

为了避免漏尿的尴尬情况出现，孕妈妈最好平时携带一些护垫在身上。护垫要选择柔软透气的棉柔表层，这样可以减少对敏感的阴部皮肤的刺激。

第35周

手总是麻麻的

很多孕妈妈在早晨起床时，发现手指发麻，无法动弹。此时只要张开双手，做张手、握拳的动作，即能恢复。孕晚期由于体内血液循环量加大及静脉血液回流不畅，即会引起手发麻、手指发胀。加上晚上睡觉时，翻动次数太少，压迫到手脚的神经，也会导致血液循环不好。平时可自行加强手部力量运动，如有节奏地伸展、握拳；或是双手十指交叉，收紧、放松。也要注意补钙，除了正常的饮食外，钙质的补充一直要坚持到母乳喂养结束后。

呼吸放松术

深吸气，使肺部完全被气体充满，然后慢慢从口中呼出，让气流带着紧张情绪呼出体外。反复这样深呼吸，让胎宝宝和孕妈妈的压力可以得到不断释放。

用腹部呼吸：自然站立，吸气时将气吸入肺内，同时腹部慢慢隆起。呼气时相反，腹部趋于平坦。

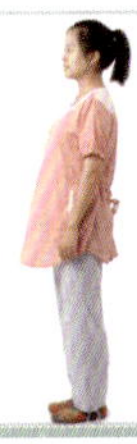

深吸一口气让腹部最大程度地鼓起。

肩部升降：最大限度地下降或提升双肩，就能达到深呼吸的目的。吸气时肩膀尽量上提，呼气时肩膀下沉放松。

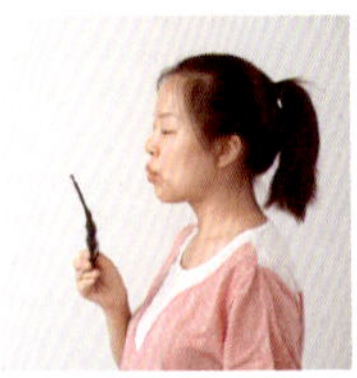

配合呼吸，不要僵硬地、机械性地上下摆动。

凝神静息：默念一个词与呼吸同步，比如吸气时想“放”，呼气时想“松”。思想集中在重复的词上，反复进行，全身彻底放松，与自我和平相处。

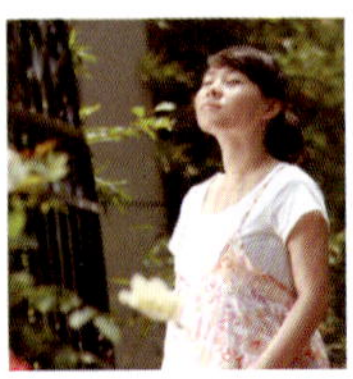

排出一切杂念，思想专注于呼吸。

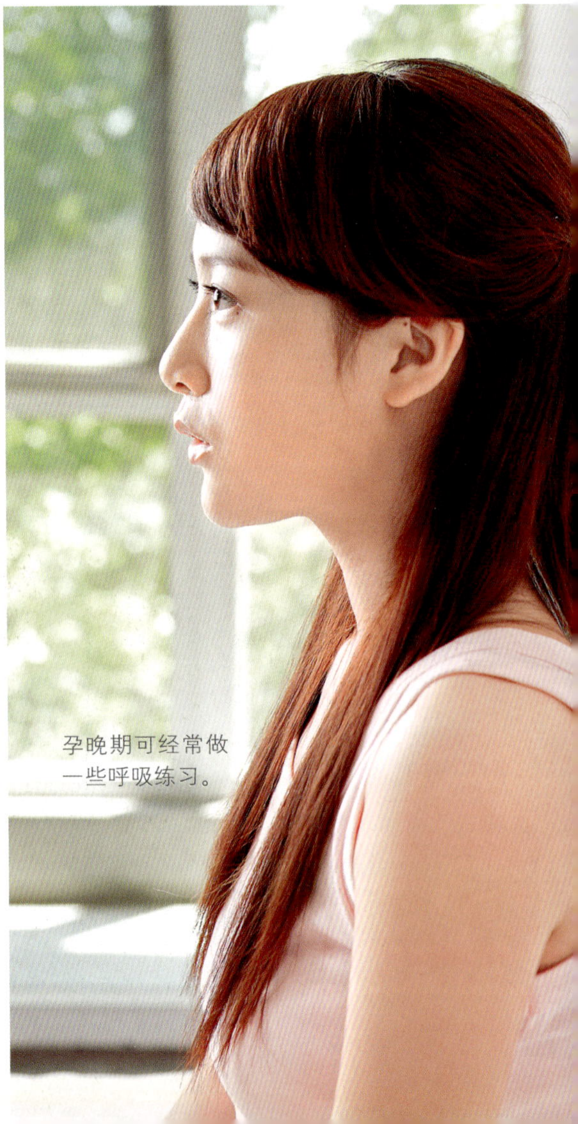

孕晚期可经常做一些呼吸练习。

了解胎儿窘迫

胎儿窘迫是指胎儿在宫内缺氧而危及胎儿的健康甚至生命。

产生窘迫的原因主要有几个方面：

母体血容量或血液含氧量不足，或是患有心脏病、高热、急性失血、严重贫血等病症。此外，子宫收缩过强、过频也会引起胎儿窘迫。

胎儿心血管系统功能不全、颅内出血、畸形及母婴血型不合。

脐带、胎盘因素。脐带运血受阻、胎盘功能低下都可能引起胎儿缺氧。

难产处理不当。产程过长、胎儿出血、大脑产伤、止痛和麻醉药物使用不当等。

要早期预见胎儿宫内缺氧，你需要监控每天的胎动情况。如果发现胎动次数减少甚至胎动停止，就应当尽快到医院检查。若在 12 小时内胎动次数少于 20 次，或 1 小时内胎动少于 3 次，往往是因为胎儿缺氧，这就是危险的预兆了，应当立即去医院检查治疗。

胎儿窘迫的检查方式主要有以下几种

1. 羊水监测。
2. 脐带血监测。
3. 胎心监护。
4. 胎儿头皮血血气分析。
5. 近红外分光光谱分析。
6. B 型超声系统检查。
7. 胎盘功能检查。
8. 胎动监测。

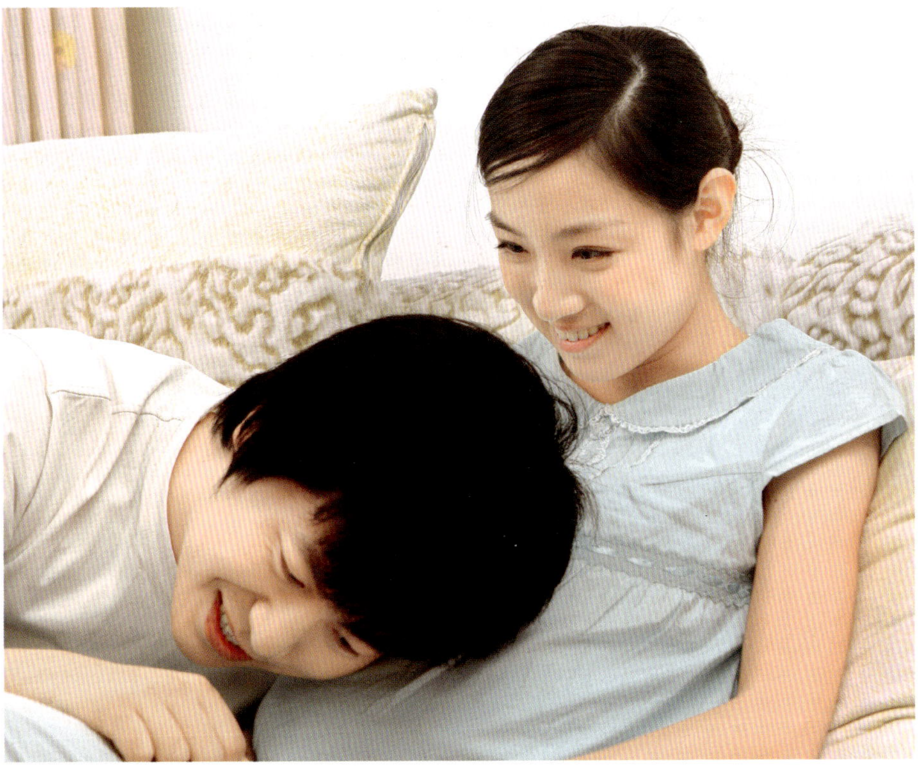

产前定期检查非常重要，可及时发现孕妈妈或胎儿的异常情况，自觉身体不适、胎动减少应及时就医。

第 36 周

看电视不宜久

有些孕妈妈怀孕后各种活动减少，于是花费了更多的时间看电视，其实这种做法对胎宝宝的危害是很大的。有关调查结果表明，每周接近荧光屏 20 小时，其中 20% 的孕妇发生了自然流产，而对每周接近荧光屏 40 小时的孕妇，自然流产率就更高了。

久坐看电视还会影响下肢血液循环，加重下肢水肿，更易导致下肢静脉曲张；电视中的紧张情节和惊险场面，对孕妈妈来说，可以称为劣性刺激，有碍优生；看电视睡得过晚，妨碍睡眠和休息，这一切对母子都不利。

掌握一些分娩技巧

眼看着预产期一天天临近，没有经历过生产的孕妈妈难免心里紧张，别担心，分娩也是有技巧的，你一定能够掌握它。

营造轻松氛围：临产时由家人陪伴，助产士指导，分散注意力，可缓解分娩过程中的不适，降低对宫缩的感受力。

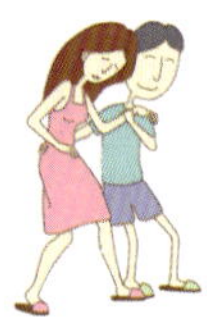

读读分娩注意事项。

调节呼吸的频率：主动调整呼吸的频率，可缓解由于分娩所产生的压力，增强孕妈妈的自我控制意识。

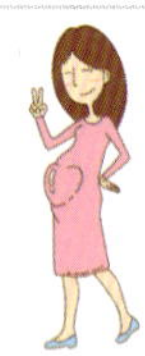

当运动或精神紧张时，呼吸频率就会加剧。

分散注意力：触摸孕妈妈的紧张部位，并指导其放松，反复鼓励孕妈妈并讲解进展情况。必要时可使用笑气镇痛。

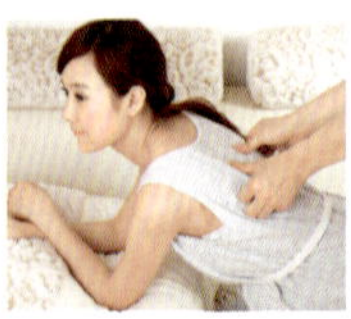

准爸爸可帮助按摩背部和腰部。

当宫口开全时：孕妈妈的疼痛会有所缓解，有种大便感，医生和护士会指导孕妈妈屏气用力的正确方法。

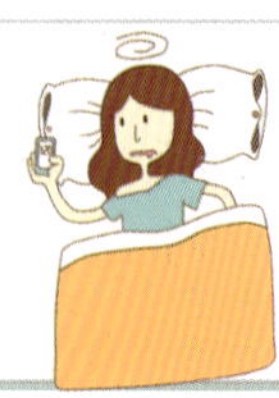

不大喊大叫，这样很容易消耗体力。

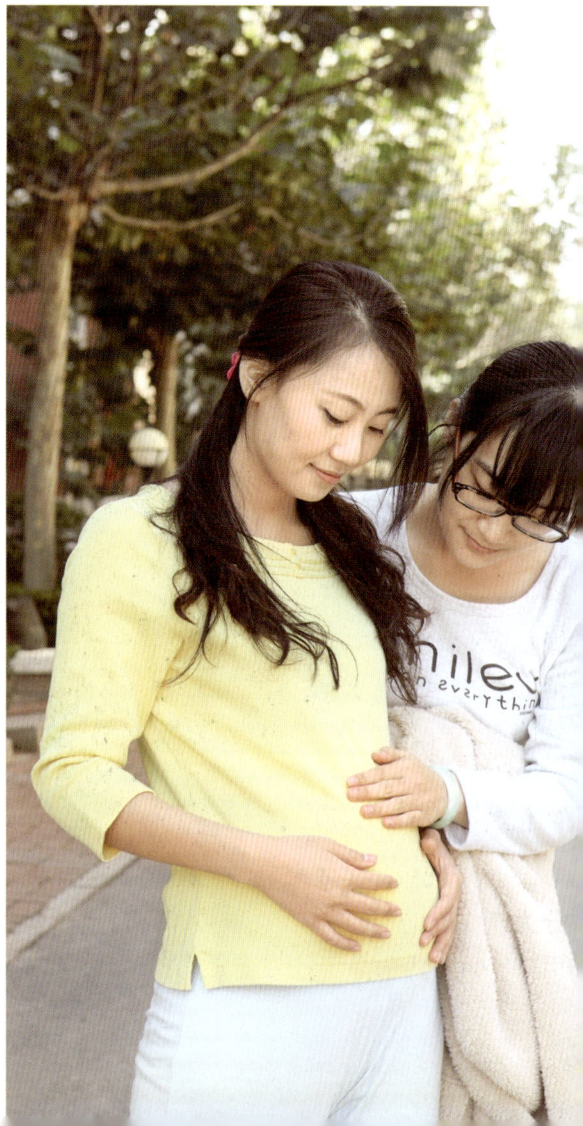

近视眼孕妈妈的顾虑

近视眼，尤其是那些超过 600 度高度近视的孕妈妈们，对于分娩比别人又多了一些顾虑。那么有近视的孕妈妈如何顺利分娩，应当注意些什么呢?

近视眼会遗传吗

宝宝是否会近视与遗传有一定的关系，尤其是当父母均为高度近视时，宝宝近视的概率就会更大，即使不是一出生就成为近视，也会成为近视基因的携带者，受到环境的影响，就可能发展为近视。不过，据相关的资料显示，因为遗传因素而成为近视的人数仅占近视总人数的 5%，可见后天环境和习惯的影响更加不容忽视。

高度近视可以自然分娩

只能说高度近视的孕妈妈比不近视的孕妈妈在自然分娩时会增加一点不利条件，从医学的角度来说，绝没有近视眼的孕妈妈就不能自然分娩了这一说。

视网膜脱离是高度近视的一种比较严重的并发症。从内因来说，主要是高度近视人士的视网膜组织因变性萎缩而变得脆弱，极易使视网膜脱离而失明。外因主要是外力的突然冲击，通过玻璃体的传导，促使视网膜破裂，造成视网膜脱离而失明。对于孕妈妈来说，自然分娩不可避免要用力屏气，强度过大时，确实有视网膜脱落的风险。但这仅是一种诱因，并不是必然原因，不能就此认为高度近视的孕妈妈就不能自然分娩了。

使用眼药要小心

对于细菌性结膜炎、角膜炎，我们经常使用主要成分为氯霉素的眼药水，但氯霉素具有严重的骨髓抑制作用，孕妈妈使用后可能导致胎儿产生严重的不良反应，所以建议孕妈妈最好不要使用。而红霉素相对比较安全，但是，为了自己和胎宝宝的健康安全，孕妈妈应在医生的指导下用药。

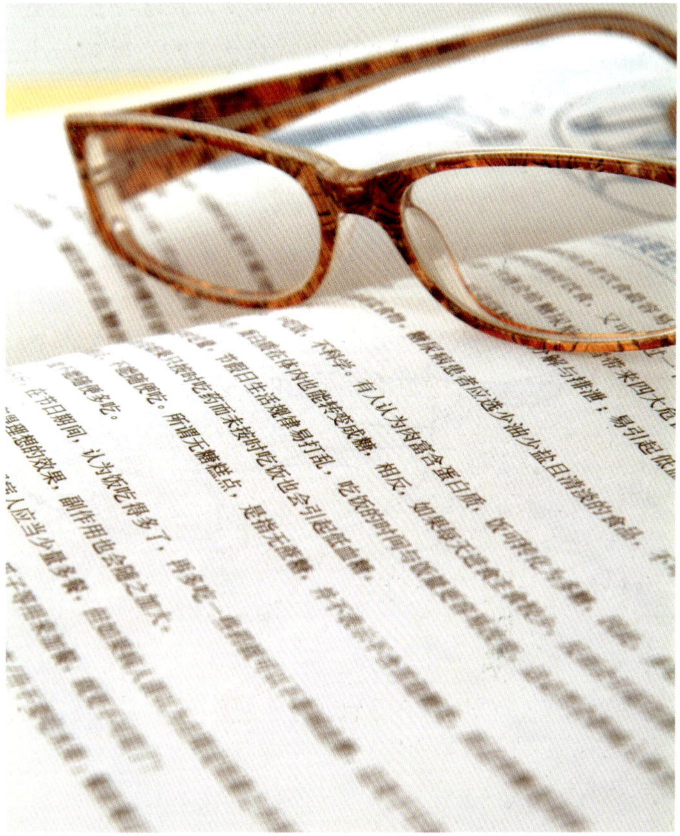

600 度以上高度近视的孕妈妈，在产前一定要进行眼底检查，经医生确认后方可进行顺产。

营养饮食宜忌速查

维生素 E——保胎安胎

维生素 E 是所有具有生育酚生物活性的色酮衍生物的统称，有很强的抗氧化作用，可以延缓衰老，预防大细胞性溶血性贫血，促进胎宝宝的良好发育，在孕早期常被用于保胎安胎。医学上常采用维生素 E 治疗男女不孕症及先兆流产，所以维生素 E 又名生育酚或者产妊酚。

孕期推荐量为每日 14 毫克。孕妈妈用富含维生素 E 的植物油炒菜，即可获得充足的摄入量。

最佳食物排行榜【每 100 克可食部分含量（毫克）】

食物	含量	最佳吃法	营养菜谱
黑芝麻	50.4	黑芝麻和核桃同食，可以为孕妈妈提供丰富的维生素 E，预防先兆流产	芝麻酱拌黄瓜 芝麻玫瑰饼
核桃（干）	43.21	核桃补“先天之本”，当零食或加餐吃，既能让孕妈妈延缓衰老，又能保胎安胎	核桃仁炒饭 烤核桃仁
榛子（干）	36.43	带十几粒榛子做零食，可以帮助上班族的孕妈妈提神助力，补充脑力，还能促进胎宝宝的大脑发育	榛子燕麦块 榛子饼干
葵花子（生）	34.53	孕妈妈每天吃一把葵花子就能满足孕期所需的维生素 E，充足的维生素 E 让孕妈妈安心孕育，让胎宝宝健康成长	葵花子酥饼 葵花子吐司

一日食谱推荐

早餐： 五谷粥 1 碗，花卷半个，蔬菜适量

加餐： 牛奶 250 毫升，核桃、开心果各适量

午餐： 米饭 1 碗，清蒸鲈鱼、蔬菜汤各 1 份

加餐： 酸奶 1 杯，葡萄适量

晚餐： 糊塌子 2 块，香菇油菜、枸杞鸡肝汤各 1 份

加餐： 大枣枸杞粥 1 碗

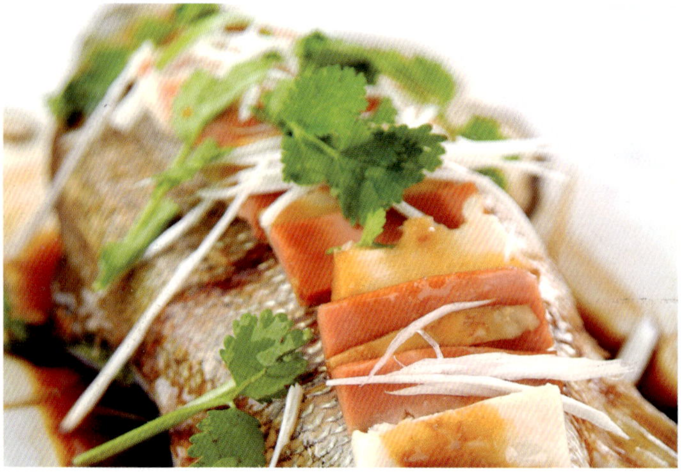

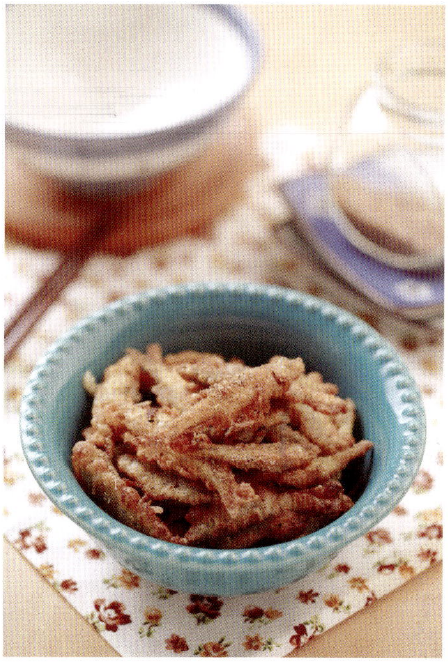

宜多吃鱼，防早产

鱼被称为“最佳防早产食物”。研究发现，孕妈妈吃鱼越多怀孕足月的可能性越大，出生后的宝宝也会较一般宝宝更健康、更精神。

鱼之所以对孕妈妈有益，是因为它富含一种脂肪酸，对防止早产有一定的功效，也能有效增加宝宝出生时的体重。像鲱鱼、鲥鱼等富含 ω-3 脂肪酸的鱼，还有缓解抑郁、抑制癌细胞生长等作用。

宜继续补锌和钙

孕妈妈缺锌容易导致难产，补锌的最佳途径是食补。要注意调整膳食结构、不偏食。适当多吃富含锌的食物，如牡蛎、鱼、瘦肉、蛋类、奶类、花生、芝麻、大豆、核桃、粗面粉等。海产品、动物内脏都是人体摄取锌的可靠来源。

妊娠全过程皆需补钙，但孕晚期钙的需求量显著增加，一方面孕妈妈自身钙的储备增加有利于防止妊娠高血压的发生，另一方面胎宝宝的牙齿、骨骼钙化加速，所以孕晚期钙的补充尤为重要，孕妈妈不仅应多吃含钙丰富的食物，还应适量摄入维生素 D，促进钙的吸收。

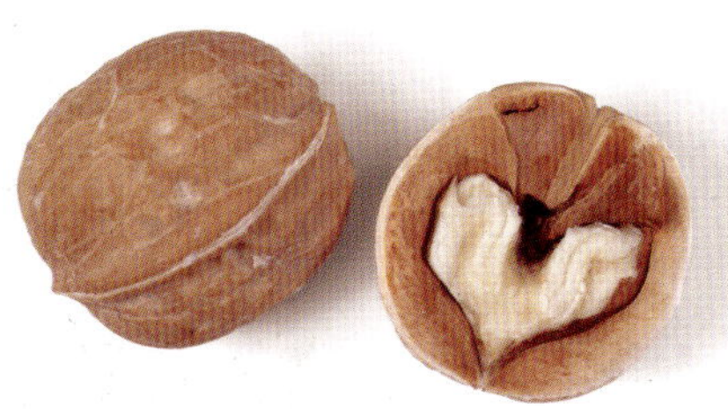

不宜暴饮暴食

临近分娩，为出生做准备的胎宝宝会向下滑动，这减轻了对胃部的压迫，孕妈妈的食欲会相比前些日子陡然大增，有可能导致无法控制地过量进食。这个时候孕妈妈一定要采取分餐、慢食的办法，保持有规律有条理地进食，以免造成营养过剩，给分娩带来困难。

不宜大量饮水

整个孕期饮水都要适量。到了孕晚期，孕妈妈会特别口渴，这是很正常的孕晚期现象，要适度饮水，以口不渴为宜，不能大量地喝水，否则会影响进食，增加肾脏的负担，还会对即将分娩的胎宝宝不利。

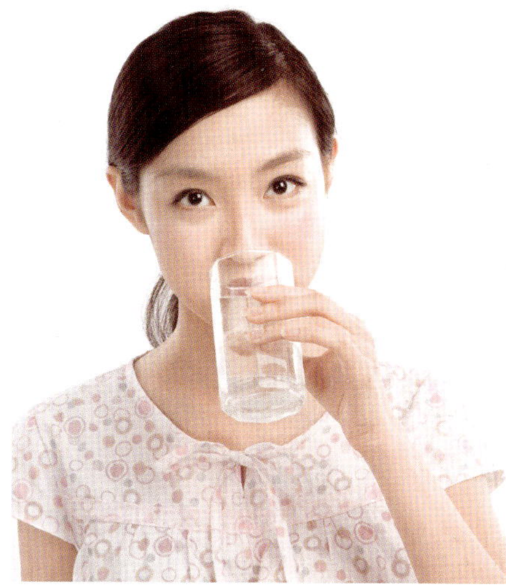

不宜吃马齿苋

马齿苋又名瓜仁菜，既是药物，又可当菜食用。性寒凉而滑利，对子宫有明显的兴奋作用，使子宫收缩频率增多、强度增大，易造成流产。因为马齿苋常做凉拌菜食用，故爱吃凉拌菜的孕妈妈需多加留心。

特殊妊娠讲堂

谨防妊娠高血压

妊娠中毒症是孕妈妈特有的疾病，常发生在怀孕 6 个月后或产褥早期。妊娠中毒症的主要表现有：浮肿、蛋白尿、高血压。此病严重威胁孕妈妈和胎宝宝的健康和生命，而且还可能导致远期后遗症，如高血压等。妊娠中毒症也是引起早产和胎儿、新生儿死亡的原因之一。

❤ 何谓“中毒”

关于妊娠中毒症的发病原因，目前尚无公认的结论。一般认为，由于子宫胎盘缺血引起，如双胞胎、羊水过多和首次怀孕的女性子宫张力较大、妊娠合并慢性肾炎、高血压及血管硬化等，均可造成子宫胎盘供血不足而引起妊娠中毒症。

❤ 不可轻视的妊娠中毒症

妊娠中毒症也是孕期水肿的原因之一。孕妈妈下肢甚至全身水肿，同时伴有各种各样的不适，如心悸、气短、四肢无力、尿少，甚至出现高血压、水肿及蛋白尿，严重时可出现抽搐与昏迷等。

根据孕妈妈症状的严重程度，临床分为三种。

轻度妊娠中毒症：血压较基础血压略有升高，可有微量尿蛋白或轻度水肿。

中度妊娠中毒症：有高血压、尿蛋白、水肿三者中任二者或二者以上。

重度妊娠中毒症：三种症状都有，同时可伴有营养不良性低蛋白血症、贫血，可发生头痛、呕吐、眼花和上腹部不适、抽搐、昏迷、心力衰竭和肾功能衰竭等。

❤ 妊娠中毒症的食疗方

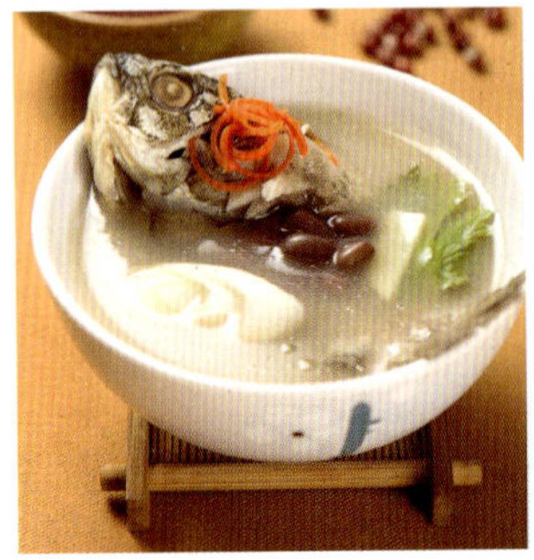

鲤鱼红豆汤：鲤鱼 1 条，红小豆 60 克，鲤鱼去鳞及内脏，与红小豆同放在锅内用慢火炖，待鱼熟豆烂时加盐调味，每日 1 次，连服 3~5 日，有利尿作用。

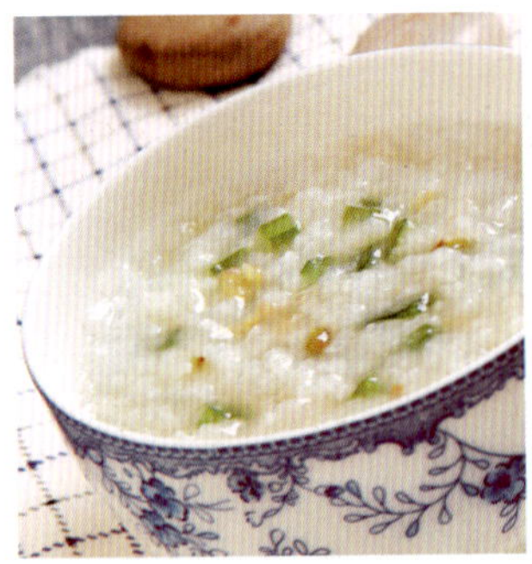

绿豆海带粥：绿豆、海带各 100 克，大米适量。将海带切碎与绿豆、大米同煮成粥。可长期当晚餐食用。

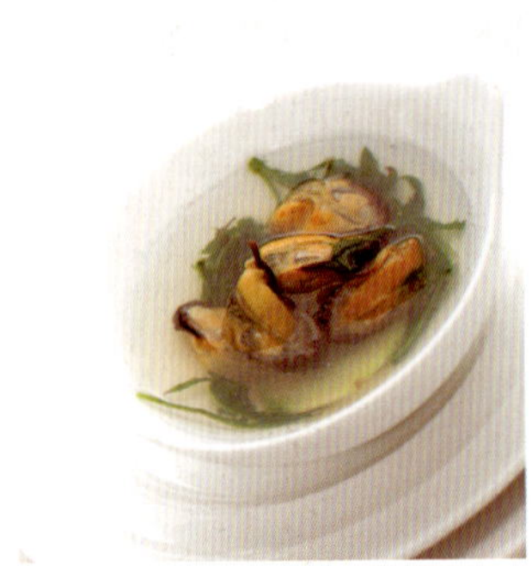

淡菜荠菜汤：淡菜、荠菜或芹菜各 10~30 克，每日煮汤喝，15 日为一疗程，对降压有效。

“熊猫血”孕妈妈的忐忑

Rh阴性血型与A、B、O、AB血型不同，后者血型的人群分布较为平均，几种血型的血源都容易寻找到，而Rh阴性血型是一种稀有血型，仅占ABO血型者的不到1%，所以又被称为“熊猫血”。由于Rh阴性血型的孕妈妈会与胎儿发生Rh血型不合，引发胎儿血液中的红细胞破坏，出现胎儿溶血病，因此Rh阴性血型的女性在怀孕的问题上一直苦恼不已。

“熊猫血”妈妈的宝宝会更容易得溶血症吗

其实这是个错误的概念。新生儿溶血不是说“熊猫血型”妈妈的孩子才会有，它是每个血型系统都可能产生的。只不过“熊猫血型”妈妈生产的孩子如果有溶血现象，会比一般血型的症状更重。

定期对孕妇进行免疫血液学产前检查(血型抗体检测)：一旦证实有抗体存在，应立即到对稀有血型生育有专业研究的医院进行治疗，这个很重要。如果有在孕中就发现产生抗体的情况，必须两周检查一次，观察抗体是否升高。

分娩时医院应提前备血

“熊猫血”的孕妈妈和其他普通血型孕妈妈的顺产概率是一样的，要看自己体质、外界因素等多种情况而定。但“熊猫血”的孕妈妈生产前要备血，这是为了以防万一。如果分娩时有紧急状况出现，失血太多就需要马上输血。要是不提前备血，遇到没血和血液提供迟缓就会给生产带来严重的后果。

“熊猫血”妈妈的宝宝一定是“熊猫血”宝宝吗

不一定。这需要结合父亲的基因来看，是完全遵照遗传性状决定的。人的遗传物质主要在染色体上，每个人有两套染色体，一套是母亲遗传下来的，另一套是父亲遗传下来的。Rh阴性血的人两套染色体都是Rh阴性的基因，而Rh阳性血的人至少有一套有Rh阳性基因。每个人向下遗传时，都只遗传一套染色体，所以“熊猫血”妈妈的宝宝不一定就是“熊猫血”宝宝。

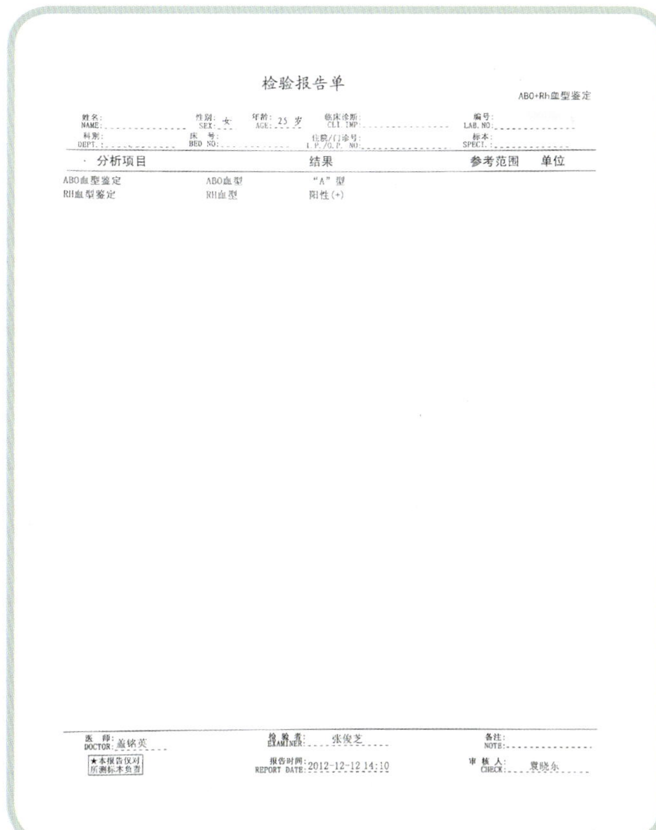
检验报告单

ABO+Rh血型鉴定

姓名 NAME:　性别 SEX: 女　年龄 AGE: 25 岁　临床诊断 CLI. IMP:　编号 LAB. NO:

科别 DEPT.:　床号 BED NO:　住院/门诊号 I.P./O.P. NO:　标本 SPECI.:

分析项目		结果	参考范围	单位
ABO血型鉴定	ABO血型	“A”型		
RH血型鉴定	RH血型	阳性(+)		

医师 DOCTOR: 庞铭英　检验者 EXAMINER: 张俊芝　备注 NOTE:

★本报告仅对所测标本负责　报告时间 REPORT DATE: 2012-12-12 14:10　审核人 CHECK: 窦晓东

孕 10 月

本月大事记

回家待产

交接工作回家待产。把工作阶段性地完成后，做好交接清单和特别提示，跟同事做好交接工作，填好休假单，并告之领导和同事们，你只是暂时离开几个月的时间。

清洗婴儿衣物

给宝宝准备的衣物一定不少了吧！现在将这些小衣服都清洗晾晒一遍吧，用肥皂和清水除去织物中的刺激成分，剪去贴身衣物上的商标，以保护宝宝娇嫩的皮肤。

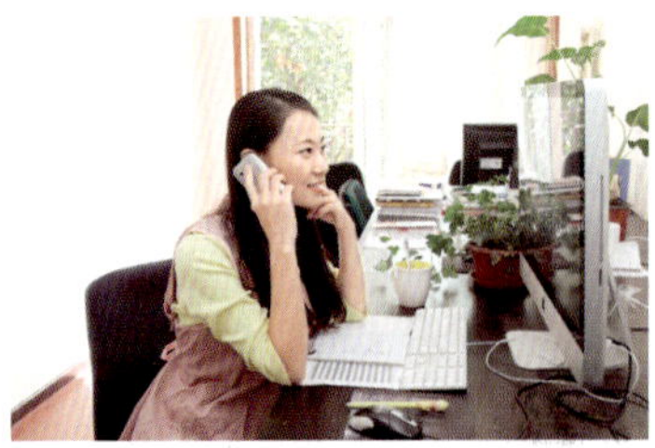

准爸爸的行动力

妻子马上要进入预产期了，此时应做好准备，迎接妻子分娩时刻的到来。

很多准爸爸在这个时候比孕妈妈更心急，既担心宝宝能否顺利出生，也担心妻子能否平安度过分娩难关。此时准爸爸一定不要慌了阵脚。

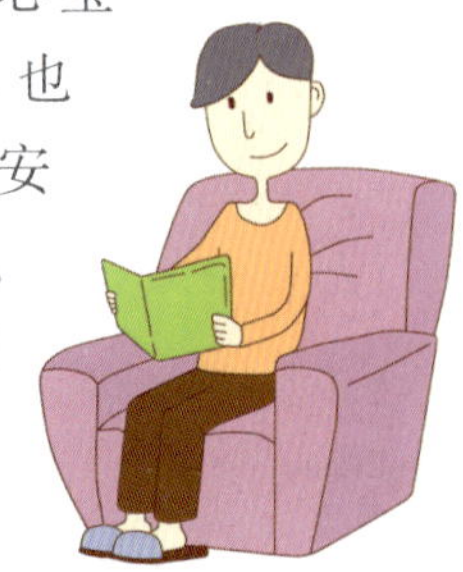

胎宝宝长约 50 厘米，重约 3500 克，此时孕妈妈的体重已经增重了大约 12 千克，宫高增加到 30~34 厘米，这时胎宝宝在你腹中的位置不断下降，腹部凸出部分有稍减的感觉。

3500克

孕 10 月，胎宝宝大小像个西瓜。

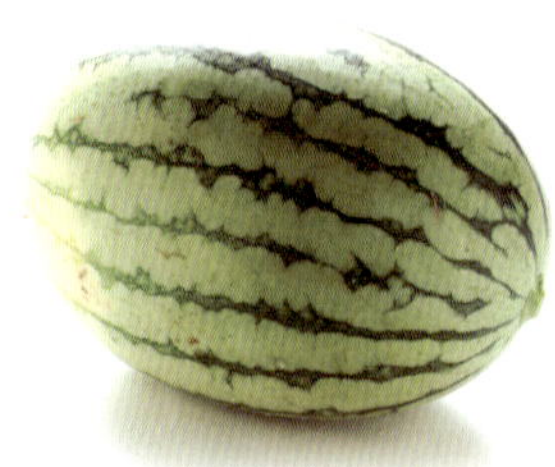

本月可能要做的产检项目

＊胎心监护：监测宫内胎儿有无缺氧。

＊胎位检查：确定孕妈妈分娩方式。

＊胎儿成熟度检查：一般临床采用测量子宫底高度和腹围，按公式计算胎儿体重、估计羊水来推测胎龄，36 周以上，体重 2500 克左右，可作为胎儿成熟度的指标。

＊手摸宫缩：宫缩的频度和强度是指导医生进行相应处理的依据。

＊B 超检查：将为确定生产方式提供可靠依据。

＊测量宫高、腹围：本月测量宫高和腹围可判断胎儿是否成熟。

＊羊膜镜检查：判断胎儿安危的检查，主要用于高危妊娠以及出现胎儿窘迫征象或胎盘功能减退的检查。

胎宝宝已经具备了多种反射能力，可以完全适应子宫外的生活了。当胎盘从子宫脱离，宝宝呼吸到第一口空气，脐带也要功成身退了。

这个月，应该这样做：

• 适当做一些有助于分娩的运动，如产道肌肉收缩运动，利用腹肌收缩，使尿道口和肛门处的肌肉尽量向上提，以增强会阴部与阴道肌腱的弹性。

• 在临近预产期的前几天，适当吃一些热量比较高的食物，为分娩储备足够的体力。

• 如果有计划实施剖宫产，手术前一天，晚餐要清淡，午夜 12 点以后不要吃东西，以保证肠道清洁，减少术中感染概率。

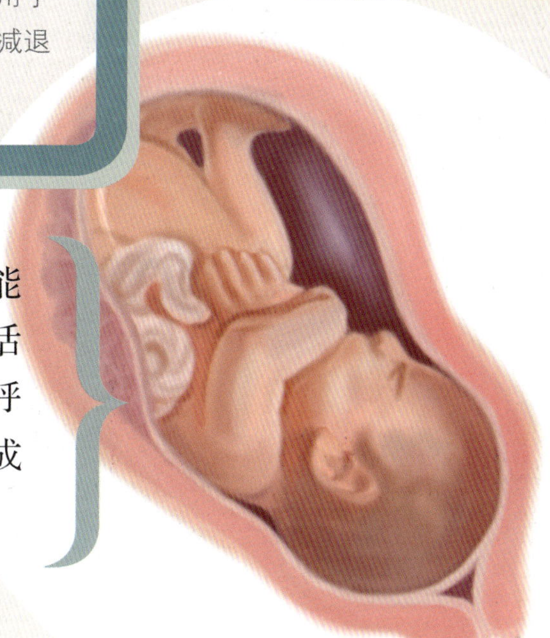

孕 38 周

胎宝宝已经看起来像个新生儿了，各个器官进一步发育成熟

第 37 周

暂离职场回家待产

孕期坚持上班是好事，不过这都是在孕妈妈身体条件允许的前提下，能坚持多久就坚持多久，千万不要勉强。如果孕妈妈身体状态很好，孕晚期也没有什么不舒服的情况，在医生允许的条件下，最好坚持到预产期前两三周请产假比较合适。孕妈妈可以在家好好休息一下，为下一步的生产做准备。另外，这期间孕妈妈要好好放松心情，抽空学习一下分娩的经验，再为宝宝准备一些新生儿用品，为自己整理一下待产包，再去吃一些想吃的东西，好好享受一下最后的孕期时光。

选择婴儿床的细节

一个设计合理的婴儿床不仅是宝宝健康成长的保证，同时也在一定程度上减轻了妈妈的负担。现在是该准备婴儿床的时候了。

安全第一位：选择天然材质，边角圆滑，无尖锐棱角，表面漆有防止龟裂的保护层，床沿的双边横杆装有护套。

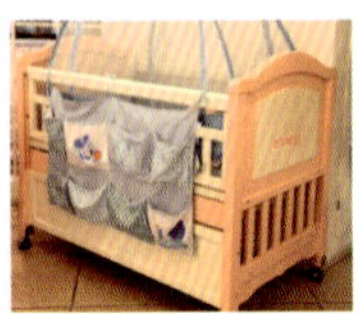

围垫最少要有六个以上的结缚处。

婴儿床的大小：可以调节长短的，但要注意是否结实，以免发生事故，有用的附件是婴儿床的必要组成部分。

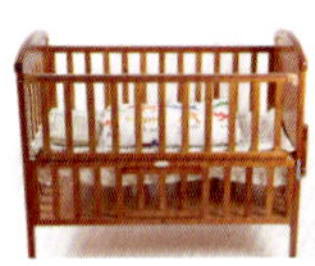

根据卧室的大小，选购合适的尺寸。

床垫：当床垫调到最高位置时，它与床沿的距离至少要 25 厘米以上，以防止宝宝会站后，从床沿翻出来。

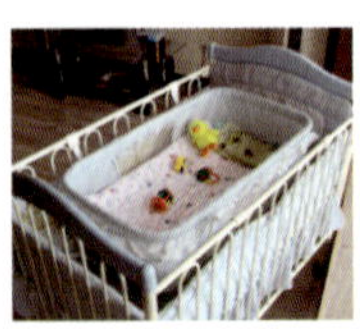

也可以铺棉花做的褥子，婴儿床不能太软。

调位卡锁：两边的床沿通常有两个高低调节位置，这些调节控制必须具有防范宝宝自己打开的固定卡锁功能。

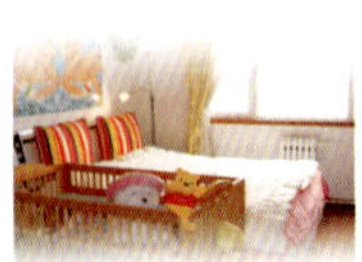

选择单边调节控制的，减少意外松开的机会。

婴儿床要放在父母大床的旁边，方便夜里照顾宝宝。

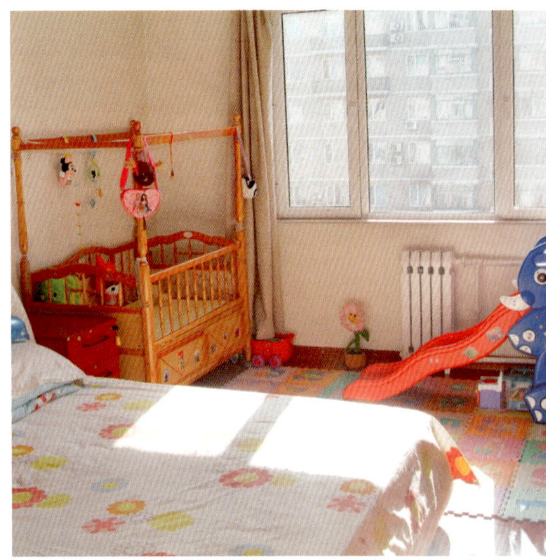

孕期放松术

生活中有种种需要孕妈妈面对和处理的问题，让孕妈妈习惯了时刻保持紧张和警惕。学会放松，将会对孕妈妈维持孕期健康、顺利分娩，并享受与胎宝宝共处的每一刻产生积极的意义。

❤ 10 步缓压术

第 1 步　戴上耳机，调暗灯光，坐在舒适的椅子上或躺下。如果不能平躺，可以用垫子支撑着腹部侧卧。

第 2 步　用一段时间平静下来，脑子中不考虑其他事情。

第 3 步　现在伸展脚趾，感到牵拉力，然后慢慢放松，再摇动数下。

第 4 步　用力绷紧两膝和大腿肌肉，保持几秒钟，感觉到用劲，然后放松，让大腿向两侧摆动。

第 5 步　绷紧腹肌，给胎宝宝一个大的紧缩力，然后尽量放松，使胎宝宝的活动空间加大。

第 6 步　握拳，保持一段时间，然后松开手指。

第 7 步　尽量向上提肩，保持一段时间后再放下，反复进行，使双肩感到放松和舒适。

第 8 步　口微微张开，绷紧面部肌肉，然后放松，反复进行。

第 9 步　放松一会儿，体会身体的感觉。在深呼吸和静息时，胎宝宝会得到更多的氧气。

第 10 步　每当准备打哈欠，伸懒腰时，就慢慢坐起，准备做放松 10 步法。

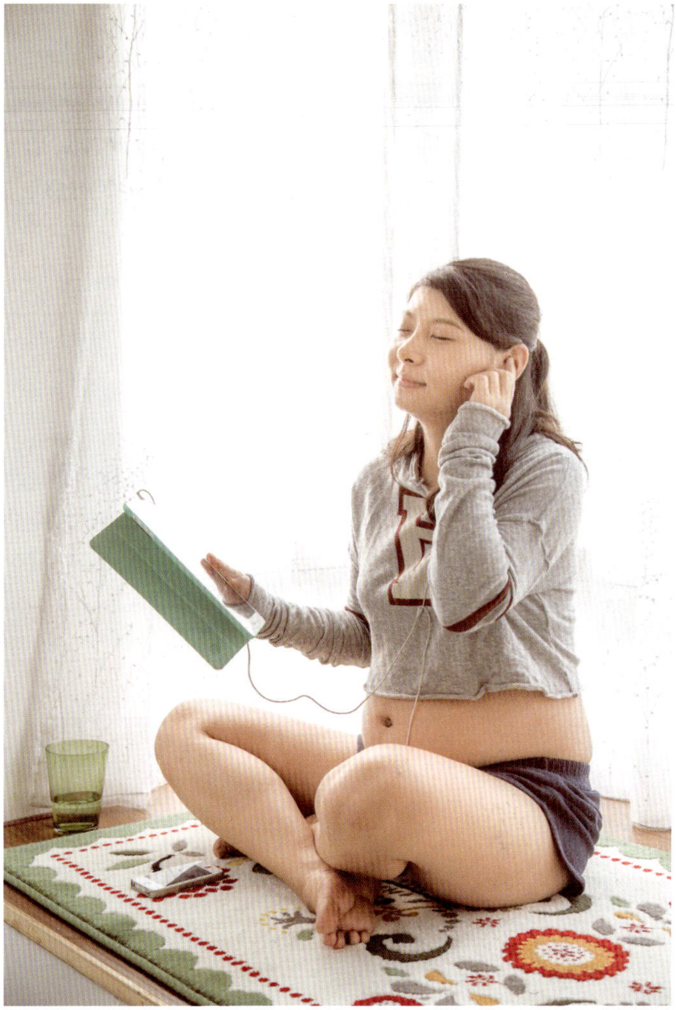

压力太小，不能激发我们的潜能，充分展示我们的才华。然而，压力过大，又能使人烦躁、易怒、身心疲劳。

第 38 周

分娩并没有传说中那么痛

人们对分娩疼痛的印象通常是强烈的程度没法用语言来形容，但事实上妈妈们对于分娩时刻的记忆是“痛并快乐着”。

产痛到底有多痛，听听过来人的描述

“宫口开全以前是越来越疼，比痛经还要疼，尤其是两三分钟一次的时候，坠疼明显，为了生产时能有力气，我没有喊叫，只能轻轻地哼，所以浑身发抖，好在我宫口开得比较快。到生的时候就是一种排便的感觉，因为胎头压迫，反而感觉不到疼，只有胀，感觉胎头用力往外顶。总体来说，这种疼还是能够承受的。”

分娩产痛来时缓慢，逐渐增强，直至痛到极点，最后又缓慢地退去。有人曾诗意地形容它就像是海浪向岸边涌来，最开始平缓不急不徐，浪头逐渐增强，越来越大，直至成为冲击海岸的冲天浪涛，随后潮水慢慢退去……

分娩疼痛到底来自哪里

分娩的疼痛均来自于宫缩，宫缩是临产的重要特征，宫缩开始是不规律的，强度较弱，逐渐变得有规律，强度越来越强，持续时间也会越来越长。一般头胎的产妇在宫缩 5 分钟左右一次时就可以去医院了，而第二胎的产妇则在 10 分钟左右一次时就需要去医院。

宫缩时，会觉得像浪潮涌来一样，疼痛感会向下腹扩散，可能还会有腰酸或者排便感，而每一次宫缩都是为宝宝出生做准备。

当然，疼痛感的强弱也因人而异，所以孕妈妈也不要为此感到害怕，这点痛与见到亲爱的宝宝比起来就显得不算什么了。

减轻疼痛的办法

缓痛运动：孕妈妈在孕 7 月就可以开始练习。仰卧，屈膝，双腿充分向两侧张开，脚后跟尽量靠近臀部；抬起双腿并用双手抱住大腿，膝盖以下要放松，自然下垂；大口吸气将胸部充满，然后轻轻呼气，如同排便时的感觉那样，呼气→吸气→结束，共需要 20 秒钟左右。

转移注意力：生产时可以通过与医生聊天，或在产房播放音乐等方式来转移注意力，减缓分娩疼痛。

选择适合自己的镇痛措施：可以使用笑气（一氧化二氮）、阵痛仪等措施，减轻宫缩疼痛。不过这些措施不能完全无痛，不能完全依赖。

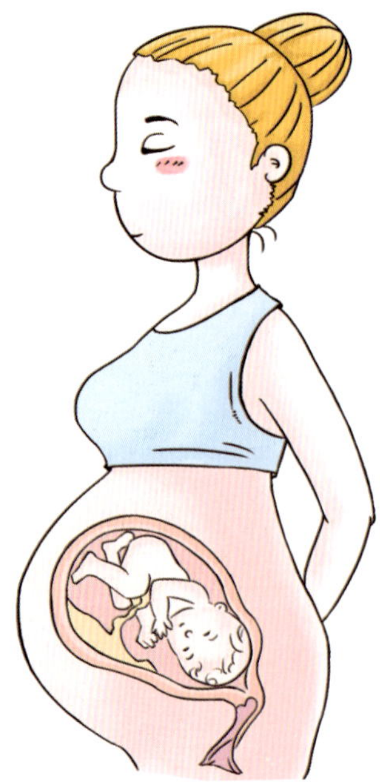

如何辨别羊水破与尿失禁

辨别羊水破了与尿失禁

一般而言，尿失禁是尿道口憋不住，流出一点水的感觉，且尿液有骚味。而羊水破了会有“水往低处流”的感觉，会感到有股水一直不停地从阴道流出，流水不会因为憋住尿道而消失；羊水呈清亮或乳白色，没有气味，并且量比较多。

如果孕妈妈还是没办法确定到底是羊水破了还是尿失禁时，可用 pH 试纸放入阴道里测试。由于羊水呈弱碱性，若是羊水早破，pH 试纸会从橘黄变成深绿色。这个试纸在显微镜下观察，还可以看到羊水中的小脂肪块和胎毛。

羊水破了先平躺下来

孕妈妈发现自己羊水破了，肯定会感到恐惧，但是也要令自己快速冷静下来，不能傻站着。因为站着会加快羊水的外流速度，如果羊水过少就会影响到胎儿的呼吸，情况非常危险。应该第一时间在家人的帮助下平躺下来，让家人观察羊水流出的情况，如果羊水流出的量多，平躺后应立刻将枕头放在臀下，尽量保持头低臀高位，防止脐带脱垂。

要保持外阴干净，降低感染，可以用事前准备好的干净卫生巾垫好，如果量大可以用干净的浴巾或是毛巾垫在臀下。只要发生破水，不管产妇是否到预产期，有没有子宫收缩，都必须立即赶往医院就诊。即使在赶往医院的途中，也需要采取头低臀高的躺卧姿势。

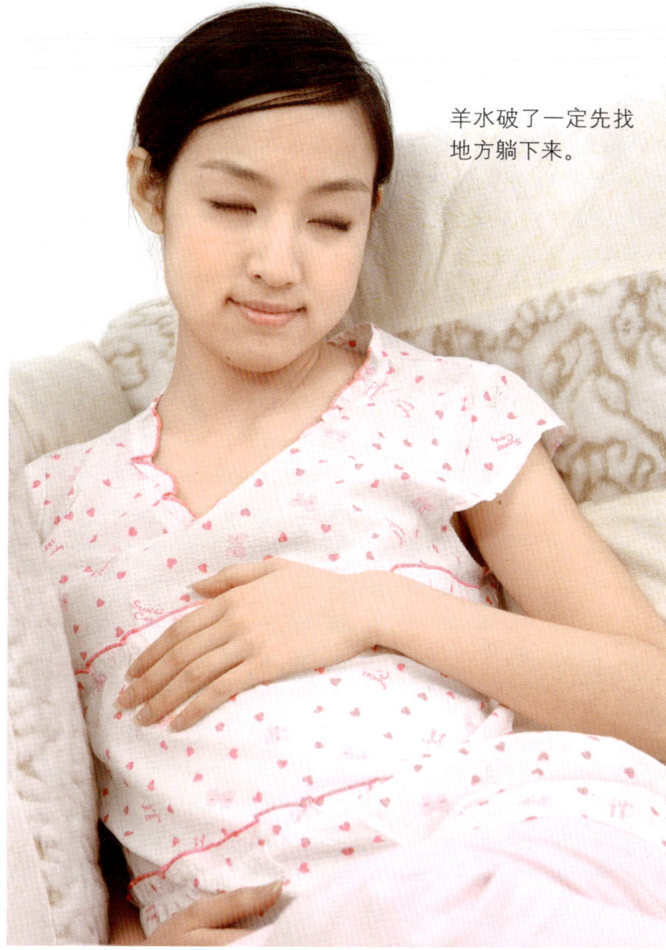

羊水破了一定先找地方躺下来。

羊水破了不能现洗澡

宫缩与破水，其实要看先后。如果宫缩的时候还没有破水，那是可以先洗澡再去医院的，但如果已经破水了，孕妈妈就千万别再折腾了。如果是站立洗澡，只会让羊水流得更快，对胎宝宝很不利。失去羊水，胎宝宝等于失去了一层保护的盔甲，这时候一旦有细菌或者脏水进入阴道，很可能会感染到胎宝宝。

第 39 周

见红后多久要去医院

见红是由于临近分娩，子宫收缩，胎头入盆，胎膜和子宫壁逐渐分离、摩擦，导致血管破裂引起的。通常见红就意味着开始进入分娩的“旅程”，但这并不是判断是否分娩的唯一指标。大多数孕妈妈见红都是在阵痛前 24 小时出现的，也有孕妈妈在分娩前几天，甚至 1 周前就有反复见红的情况。如果见红没有伴随宫缩和阵痛，孕妈妈不用着急，可以留在家里观察。如果流出的是鲜红的血，且超过了生理期的出血量，孕妈妈要马上就医。如果见红还伴随规律的宫缩出现，孕妈妈宜立即入院。

临产前的信号

到底出现什么身体信号才该去医院，最好在产检时向医护人员了解清楚，提前有个心理准备，以免到时手忙脚乱。

子宫底下降：临产前两周左右，子宫底会下降，这时会觉得上腹部轻松起来，胃部受压的不适感减轻了许多。

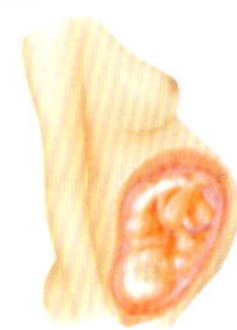

胃不觉得顶了，食欲变得好一些。

见红：子宫颈口附近的胎膜与该处的子宫壁分离，毛细血管破裂而经产道排出少量血。

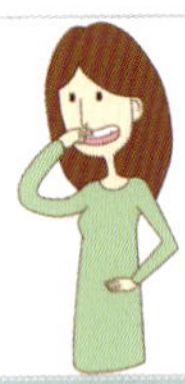

如果出血量大，可能是胎盘早剥。

规律宫缩：腹部开始规律地发紧，并且这种感觉慢慢转为很有规律的下坠痛、腰部酸痛。

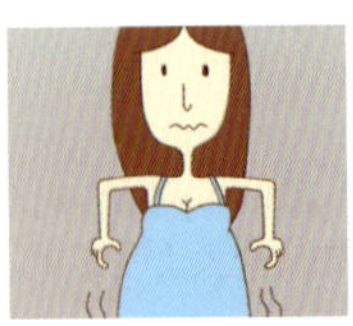

规律性的疼痛达到每六七分钟一次。

破水：阴道流出羊水，这时离宝宝降生已经不远了，要马上去医院待产。

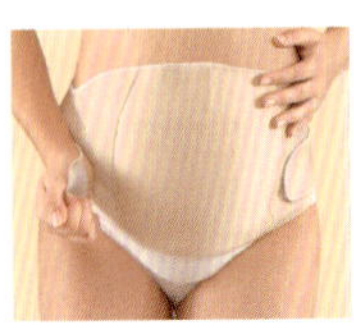

羊水正常的颜色是清亮的，如有异样必须告诉医生。

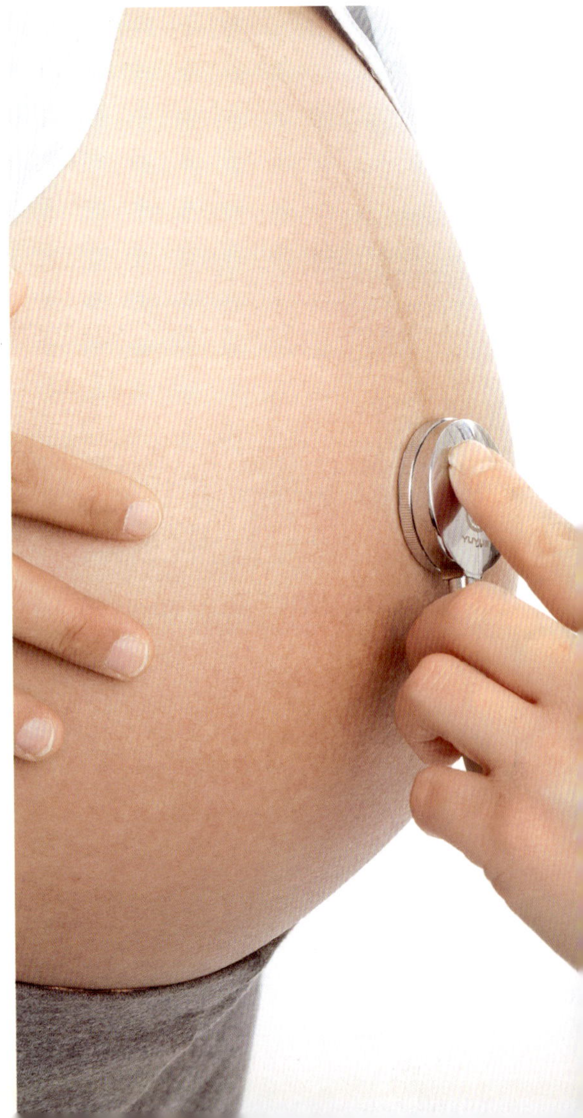

分娩方式有哪些

分娩方式的选择往往是医生根据孕妈妈的身体状况、胎宝宝在子宫内的情况以及孕妈妈的意愿来决定的。分娩方式可以分为自然分娩、剖宫产、水中分娩、无痛分娩四种，不同的分娩方式适合不同情况的孕妈妈。

❤ 四种分娩方式优缺点比较及适宜人群

分娩方式	分娩情况	优点	缺点	适宜人群
自然分娩	经产道自然娩出	产后恢复快，并发症少；对胎宝宝的肺功能和皮肤神经末梢发育都非常有益	阵痛；初产妇分娩时间可达 16~18 个小时；产后有可能会出现阴道松弛，但可通过运动恢复；有可能出现子宫膀胱脱垂后遗症	孕妈妈身体健康，骨盆正常，无内外科合并症；胎宝宝胎位正常，大小合适
剖宫产	通过剖宫产手术方式分娩	可挽救母婴性命；减少妊娠并发症和合并症对母婴影响；免受产前阵痛之苦	恢复比自然分娩慢；需面临手术风险；术后较疼痛	孕妈妈、胎宝宝或产力等出现异常，不宜进行自然分娩
水中分娩	在水中分娩	水中浮力可降低胎宝宝降生时的压力；缓解新妈妈的阵痛；分娩出血量少；产后恢复快	操作规范要求较高，可能会出现新生儿呛水等问题	可自然分娩的产妇都可以选择
无痛分娩	通过某些手段，使产妇感受不到阵痛，目前采取的主要手段为硬膜外麻醉	减轻疼痛、疲倦	会降低腹壁肌肉收缩功能，延长第二产程	特别怕疼、承受能力弱的产妇可选择此方式

第 40 周

要坚强和乐观

如果胎宝宝的头已经朝下了，孕妈妈可能会舒服一些，消化不良和便秘可能也会有所好转。手脚肿胀会让你很难受，胎宝宝下坠也会让你的骨盆很痛。但是坚持下去，你已经快要完成伟大的孕育使命了，在这最后的时刻，最需要你的坚强和乐观。

研究表明，女人的生活态度直接影响怀孕的状况，越乐观的妈妈，生育的宝宝越健康。因为通常乐观者的生活方式也很健康，免疫力也越强，这些都对生育健康宝宝大有帮助。

不可忽视过期妊娠

当妊娠超过预产期两周还未出生的，称为过期妊娠，一般占妊娠总数的 5%~12%。过期妊娠，对孕妈妈和胎宝宝的健康都不利。

运动催产：每天上午和下午，以 30 分钟为一次，到空气清新的户外环境里快步行走，行走时间以不感觉劳累为宜。

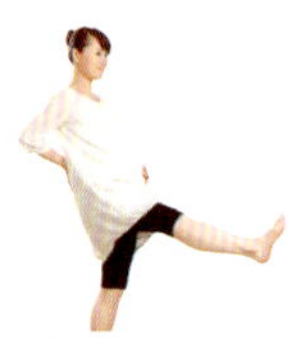

爬楼梯也可以，但一定要有家人陪同。

淋浴催产：用温水淋浴，反复地从肚皮上部冲刷隆起的腹部。一边冲洗，一边用手掌温柔地轻抚腹部。

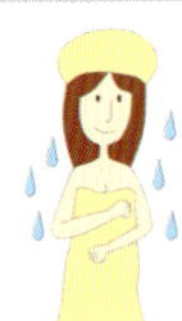

每次沐浴时间以不超过 15 分钟为宜。

乳头刺激：刺激乳头和乳晕，可以诱发内源性催产素的释放，导致子宫收缩。

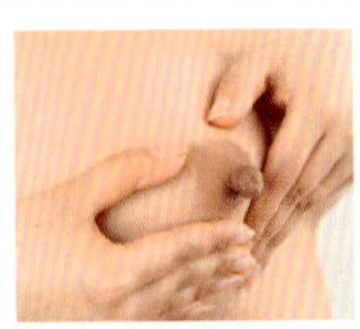

出现宫缩时，可以暂停，宫缩消失再刺激。

药物催产：如果胎盘确实已成熟并趋向老化，会建议打催产针进行药物催产。催产针的主要药物成分就是缩宫素。

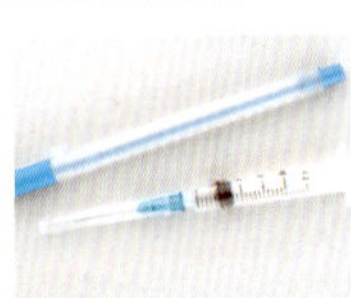

药物催产必须由医护人员随时控制。

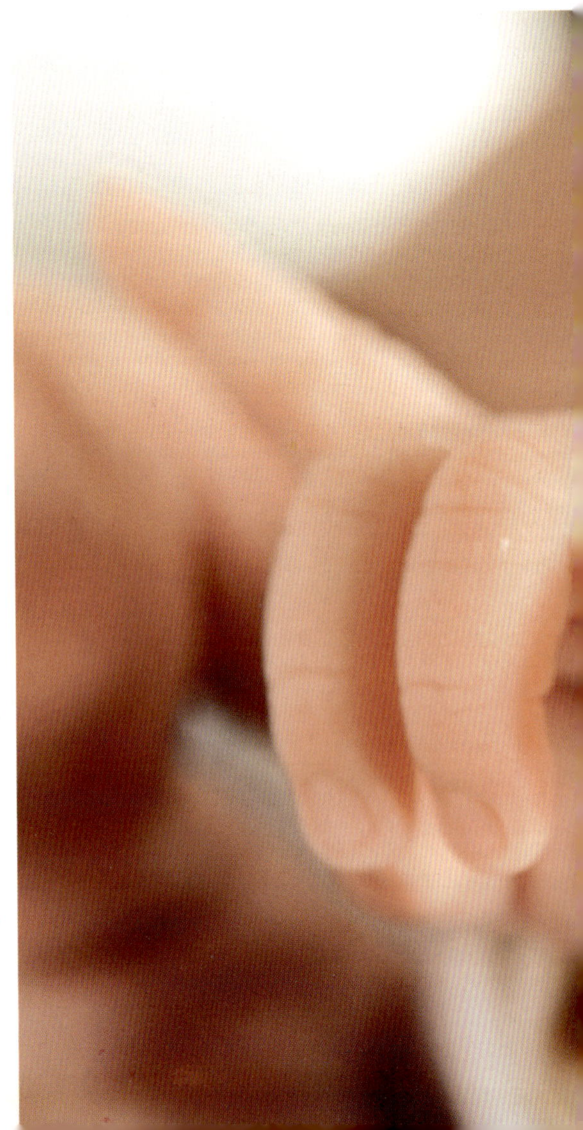

图解分娩全过程

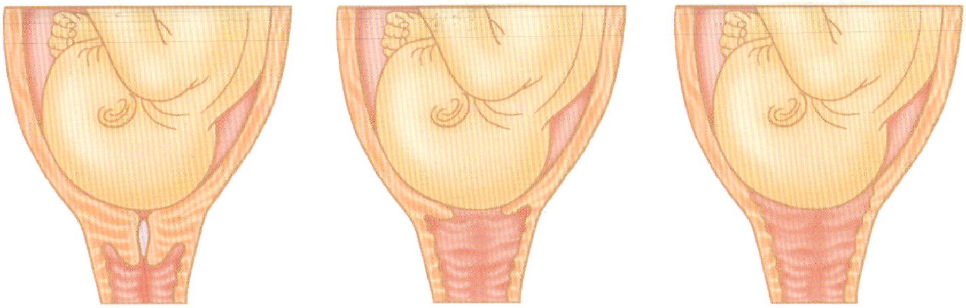

自然分娩的过程从规律的子宫收缩开始，到宝宝胎盘娩出为止。一般来说，分娩过程分为三个产程。

第一产程——开口期

从子宫有规律的收缩开始，到子宫口开全，初产妇往往要经历12~14小时的阵痛，经产妇则需要6~8小时。

第1阶段，产道变软。分娩时，子宫颈由紧闭变柔软使胎宝宝通过。子宫口开始缓缓张开，羊水和黏液会起到润滑作用，帮助胎宝宝通过产道。

第2阶段，子宫开始缓缓收缩，加大子宫内的压力，挤压子宫口，使子宫颈扩大，胎宝宝往下滑。

第3阶段，阵痛开始，子宫口开始张开，开到1厘米左右后会停止一段时间，然后以每次2~3厘米的速度缓缓张开，最后开到10厘米，能通过胎宝宝的头部为止。

第二产程——分娩期

从宫颈口开全至胎宝宝娩出为止。初产妇要持续1~2小时，经产妇可在1小时内完成。

第4阶段，羊水破裂。子宫口开始张开时，羊水破裂，此时会感觉有股温暖的液体从阴道流出。阵痛时会有排便的感觉。

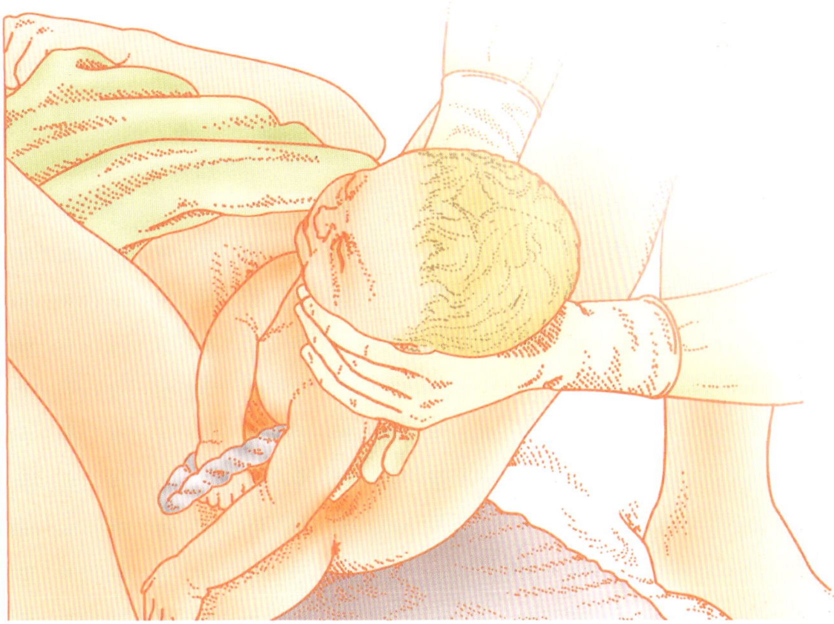

第5阶段，每隔一两分钟阵痛来临一次。阵痛时，根据医生的口令，进行呼吸和用力，正确有效地用力非常关键。

第6阶段，宝宝出生。第二产程的阵痛来势凶猛，孕妈妈因体力消耗极大，应努力保持清醒。胎宝宝头部娩出后，就不要向腹部用力了，要短促地呼吸，使其自然娩出。胎宝宝出生后，医生会剪断脐带。

第三产程——娩出期

第7阶段，胎盘娩出。胎宝宝娩出后，宫缩会有短暂停歇，大约相隔10分钟，又会出现宫缩以排出胎盘，这个过程需要5~15分钟，一般不会超过30分钟。

营养饮食宜忌速查

维生素 C——预防胎宝宝发育不良

维生素 C 又称为抗坏血酸，能够预防坏血病，还可促进胶原组织形成，维持牙齿和骨骼的发育，促进铁的吸收，最为熟知的是它能增强机体的抗病能力，促进伤口愈合，并具有防癌、抗癌作用。对于胎宝宝来说，它可以预防胎儿发育不良，还可使胎儿皮肤细腻。

孕期推荐量为每日 130 毫克。

最佳食物排行榜【每 100 克可食部分含量（毫克）】

食物	含量	最佳吃法	营养菜谱
红枣（鲜）	243	每天食用 5 颗，就可维持胎宝宝牙齿和骨骼的发育，促进孕妈妈体内铁质吸收	银耳红枣汤 红枣茶
猕猴桃	62	猕猴桃与富含益生菌的酸奶同食，可维持孕妈妈的肠道健康，帮助肠内益生菌的生长，防止孕期便秘	猕猴桃汁 猕猴桃酸奶 猕猴桃布丁
西蓝花	51	西蓝花富含维生素 C，搭配含有蛋白质的虾仁食用，可消除孕期疲劳，使胎宝宝的皮肤细嫩	清炒西蓝花 西蓝花炒虾仁 西蓝花牛奶浓汤
橙子	33	橙子与柑橘搭配，柑橘中的维生素 P，可加强橙子所含维生素 C 对人体的作用，增强孕妈妈身体的抗病能力	橙汁 橙子鸡丁 蜂蜜橙子茶

一日食谱推荐

早餐：花卷 1 个，鸡蛋 1 个，豆浆 250 毫升

加餐：猕猴桃酸奶 1 杯，红枣适量

午餐：豆沙包 1 个，西蓝花炒虾仁、清炒圆白菜各 1 份

加餐：橙汁 1 杯，榛子适量

晚餐：米饭 1 碗，香干芹菜、西红柿炖牛腩各 1 份

加餐：牛奶 1 杯，苹果 1 个

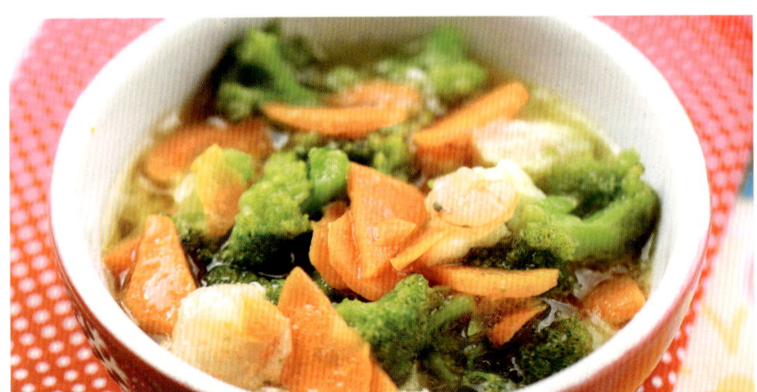

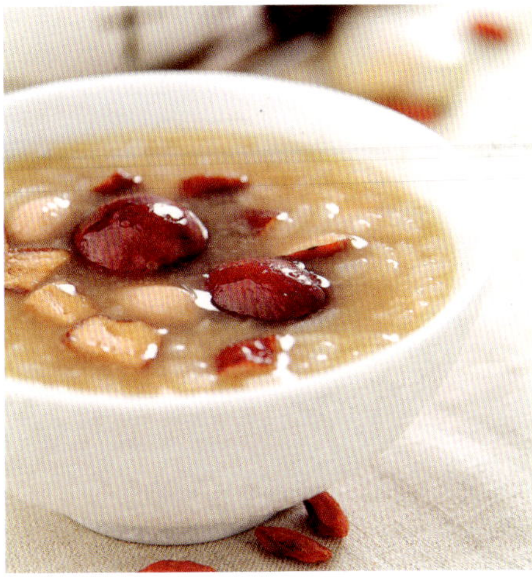

宜在分娩前多吃的食物

桂圆：孕期吃桂圆并无多大益处，还会加重内热。但临产前吃桂圆十分有益。产妇在分娩时要消耗较大的体力。体质虚弱的孕妈妈在临盆时往往会出现手足软弱无力、头晕、出虚汗等。此时喝桂圆汤，对增加体力、稳定情绪、帮助分娩有一定的好处，能起到良好的益气养血的作用。

红枣：临产前补充维生素C能有助分娩。红枣中含维生素C最多，还含有大量的葡萄糖和蛋白质，尤其适合产后脾胃虚弱、气血不足的人食用。其味道香甜，吃法多种多样，既可生吃，也可熬粥蒸饭熟吃。

山楂：山楂会促进宫缩，孕期不适宜吃，但产前吃可以帮助分娩。同时，山楂中含有大量的山楂酸、柠檬酸，能够生津止渴、散瘀活血，产后适量进食山楂，能帮助产妇排出子宫内的瘀血。

宜在顺产前吃饱喝足

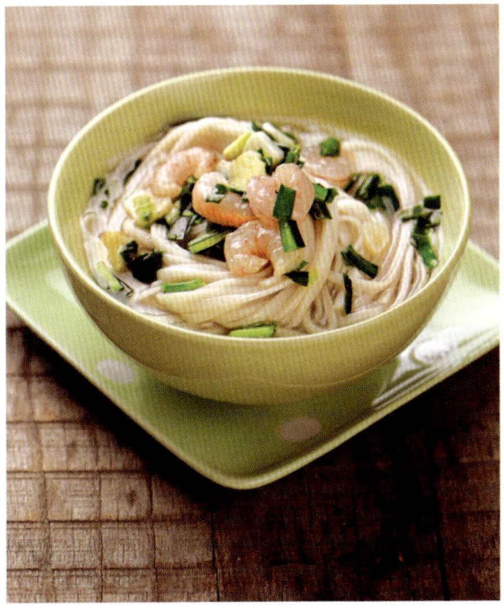

初产妇从有规律的宫缩开始到宫口开全，大约需要12个小时。如果你是初产妇，无高危妊娠因素，准备自然分娩，可准备一些易消化吸收、少渣、可口味鲜的食物，如面条鸡蛋汤、面条排骨汤、牛奶、酸奶、巧克力等，同时注意补充水分，让自己吃饱吃好，为分娩准备足够的能量。否则吃不好睡不好，紧张焦虑，容易导致疲劳，将可能引起宫缩乏力、难产、产后出血等危险情况。

不宜在剖宫产前一天夜里进食

如果是有计划实施剖宫产，手术前要做一系列检查，以确定孕妈妈和胎宝宝的健康状况。手术前一天，晚餐要清淡，午夜12点以后不要吃东西，以保证肠道清洁，减少术中感染概率。手术前6~8小时不要喝水，以免麻醉后呕吐，引起误吸。手术前注意保持身体健康，避免患上呼吸道感染等发热的疾病。

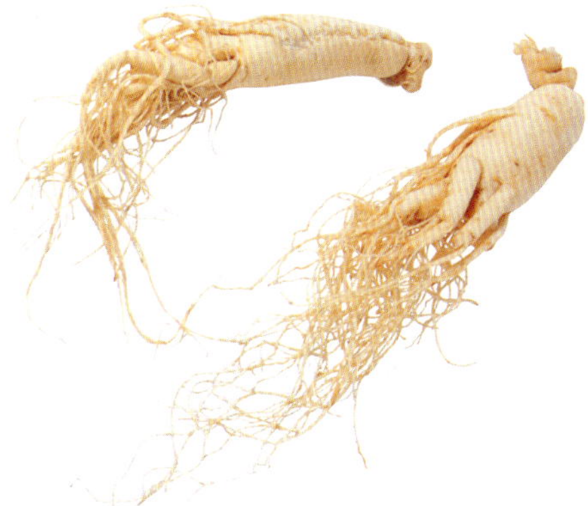

不宜在剖宫产前进补人参

有的孕妈妈在剖宫产之前就进补人参，以增强体质，补元气，为手术做准备。但是，人参中含有人参苷，具有强心、兴奋等作用，用后会使孕妈妈大脑兴奋，影响手术的顺利进行。另外，食用人参后，会使新妈妈伤口渗血时间延长，不利于伤口的愈合。

特殊妊娠讲堂

胎位不正

子宫内胎儿的位置称为胎位。胎儿在子宫内浸泡在羊水中，由于头部比躯体重，所以正常的胎儿在孕妈妈腹中呈头下臀上、脊柱前弯、四肢屈曲交叉于胸腹前的状态，医学上称为枕前位（即正常胎位，分娩相对顺利）。而胎位不正是指妊娠 30 周后胎儿在母体子宫内出现非枕前位以及其他异常胎位，包括妈妈们熟知的臀位，横位等。

❤ 常见胎位不正的分类

1. **臀位：** 胎儿头在上，臀在下，臀、足或膝先露。

完全臀位或合臀位： 胎儿双髋关节屈曲，胎儿臀部和双足先露。

单臀位或腿直臀位： 胎儿双髋关节屈曲，双腿向上伸直，胎儿臀部先露。

足位： 一足或双足，一膝或双膝先露。

2. **横位：** 胎儿横卧于宫腔，与母体垂直，根据胎头在母体左或右侧及肩胛骨朝向前或后方，可分为肩左前、肩左后、肩右前、肩右后四种方位。

3. **头位：**

颜面位： 胎头极度仰伸，使头枕部靠近胎背，生产时面先露。

额位： 胎头仰伸，使头枕部靠近胎背，生产时胎儿额头先露。

枕后位： 分娩后期胎头枕部持续位于母体骨盆后方或侧方。

枕前位：（正常胎位）

胎位不正的产妇在分娩时根据胎儿体位决定分娩方式，医生会与孕妇商量如何选择最佳的生产方式。如果经过调整，胎儿转为头位，自然生产方式是首选。如果调整不回来，选择剖腹产较为安全，医生会分析利弊，让产妇、家属及医生共同做出选择。

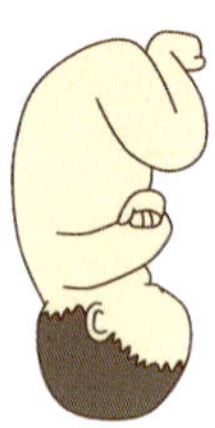
枕前位

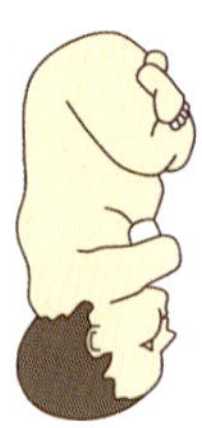
前囟位

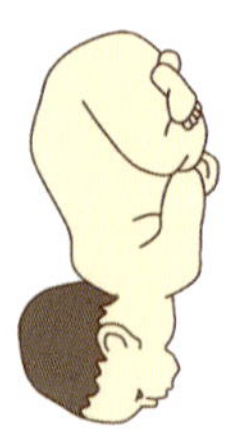
额位

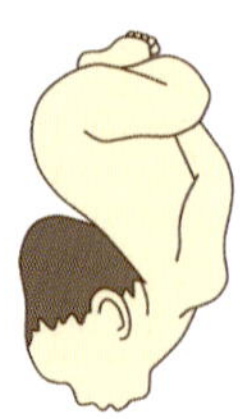
颜面位

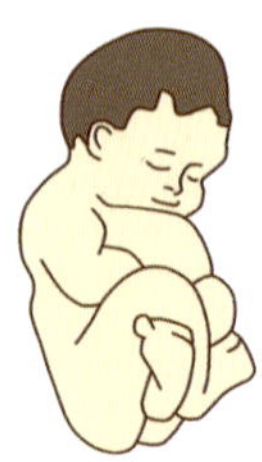
完全臀位

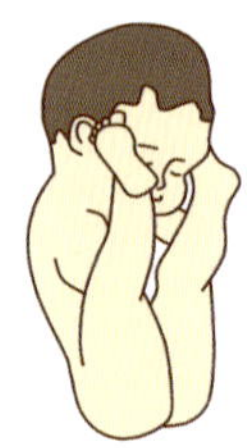
单臀位

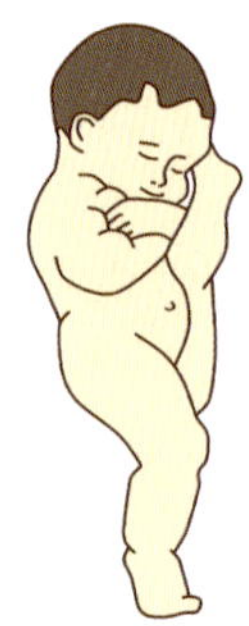
不全足位

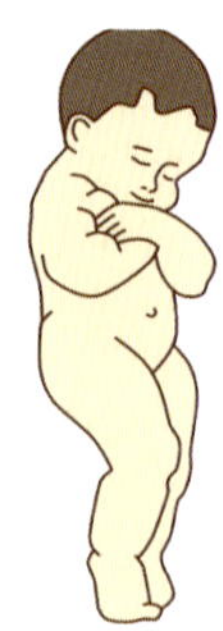
全足位

多胎也能自然分娩吗

多胎也可以自然分娩，一般情况下，只要双胎中的一个为头位或者都为头位时，就可以采用阴道分娩。

但是，当前国内外许多产科医师和新生儿科医生都认为，多胎妊娠施行剖宫产术是最佳的分娩方式。美国目前的双胎剖宫产率是44%，而三胎或三胎以上都应进行剖宫产。而且多胎妊娠在孕期容易出现子宫收缩不良 、妊娠高血压综合征、贫血等很多并发症。所以，如果有下面的剖宫产特征，为了母子的安全，也需要进行剖宫产。

1. 孕妈妈有重度妊娠高血压综合征，前置胎盘，较重的心、肺、肝、肾等合并症者。

2. 胎儿方面的问题。

3. 三胎及三胎以上者应行剖宫产。

4. 估计胎儿体重小于1500克或大于3000克。

5. 胎位不正时，如第二胎为非头位时，以剖宫产为宜。

6. 具有单胎妊娠所具有的任一剖宫产特征，如头盆不称等。

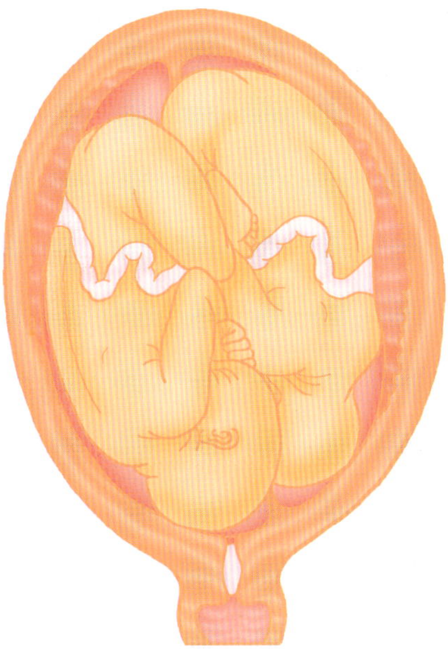

只要两个宝宝胎都为头位是可以选择顺产的。

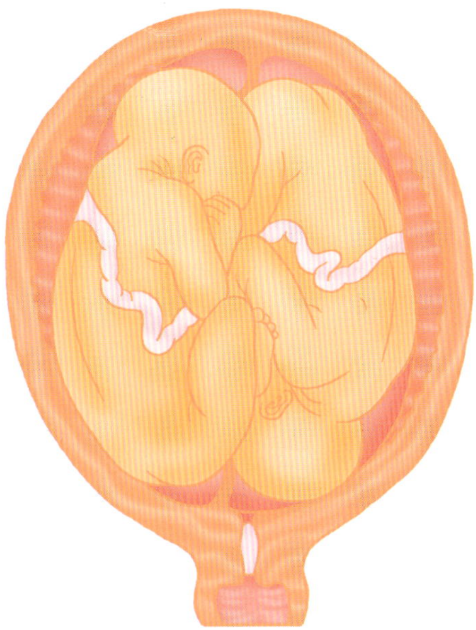

如果是一个头位，一个是臀位，则最好选择剖宫产。

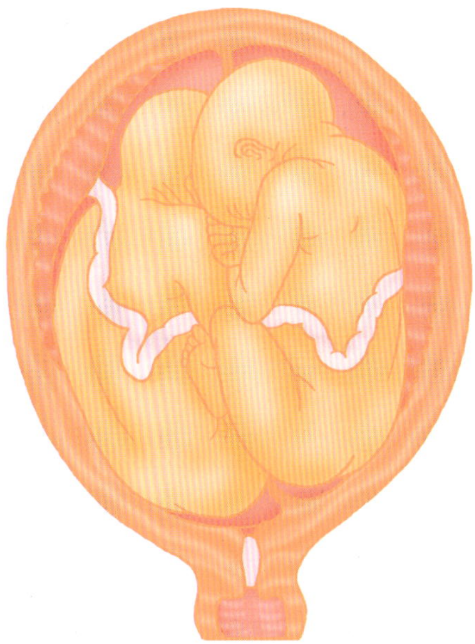

两个都是臀位必须得剖宫产。

附录：坐月子和新生儿护理

产后护理

产后你会觉得自己身体虚弱、疲惫，连走路都无法独立完成，这其实都是正常现象。你现在需要做的就是充分休息，但也要根据自己的身体情况进行适当的活动，以促进身体康复。尤其是产后 24 小时要做好特别的护理。

需要休息

如果你觉得难受，浑身上下都感觉到疲惫乏力，也可以尝试以下的方法休息和放松：多卧床休息、睡觉，坐在靠背椅上闭目养神，放松身体。和宝宝保持睡眠一致，他睡你也睡，他醒了，你就和他玩，既休息，也让你清醒时充满乐趣，可以尽量少地关注你疼痛或疲惫的部位。

观察出血量

产后出血是产后第一天最需要注意的问题，不管再疲乏、再虚弱，都要观察自己的出血量。如出血量较多，或阴道排出组织，都应及时告知医生。产后 24 小时内，若感到会阴部、肛门有下坠不适感或疼痛感，应询问医生。

及早小便

产后尽快排第一次小便很重要，除了多喝水，还有一些辅助方法：可用温水冲洗外阴，或者可在下腹正中放热水袋刺激膀胱收缩，还可坐在马桶上，打开水龙头，以流水声刺激排尿反射。总之，产后 6~8 小时是最易出现问题的阶段。如果怎样都尿不出，就得找医生了。

关注初乳

一般来说，当宝宝脐带处理好后，妈妈就可以尝试给宝宝喂奶了。第一天有少量黏稠、略带黄色的乳汁，这就是初乳。初乳含有大量的抗体，从而保护宝宝免受细菌、病毒的侵害，减少新生儿疾病的发生。

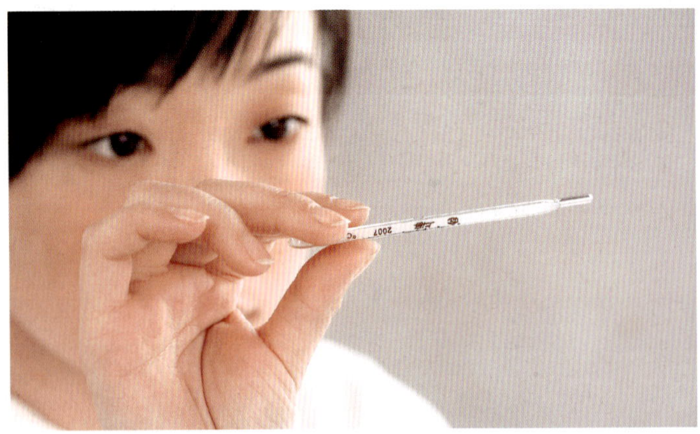

定时量体温

分娩之后的 24 小时内，由于过度疲劳，可能会发烧到 37.5℃，但这以后，体温都应该恢复正常。如有发烧，必须查清原因，适当处理。个别妈妈乳胀也可能引起发烧，但随着乳汁排出，体温会降下来。

缓解疼痛

分娩后，因宫缩而引起的下腹部阵发性疼痛，一般在两三天后会自然消失。此时，一个热水袋就能很好地帮助产妇缓解腹部的疼痛，并促进恶露早日排出。

护理伤口

会阴切开术虽然是个小手术，但要切开皮肤、皮下脂肪、肌层和黏膜，分娩结束后伤口会出现疼痛。此时，要保持局部卫生清洁，每次大小便后要立即清洗，以免污染伤口。

乳房护理

分娩后半小时就可以让宝宝吸吮乳头，这样可尽早建立催乳和排乳反射，促进乳汁分泌。同时，还有利于子宫收缩。哺乳时间以 5~10 分钟为宜。可以每 1~3 小时哺乳一次，哺乳的时间和频率与宝宝的需求以及胀奶的情况有关。

如果胀奶时间很长，宝宝又吸不出来奶的时候，可以及时用吸奶器吸空乳房，防止奶汁积聚，引发乳房不适或乳腺炎。经常用温热的毛巾热敷乳房，也可以促进乳汁分泌，预防乳腺炎。现在很多医院的孕产科都有催乳按摩服务，也可以找专业人员进行催乳按摩。

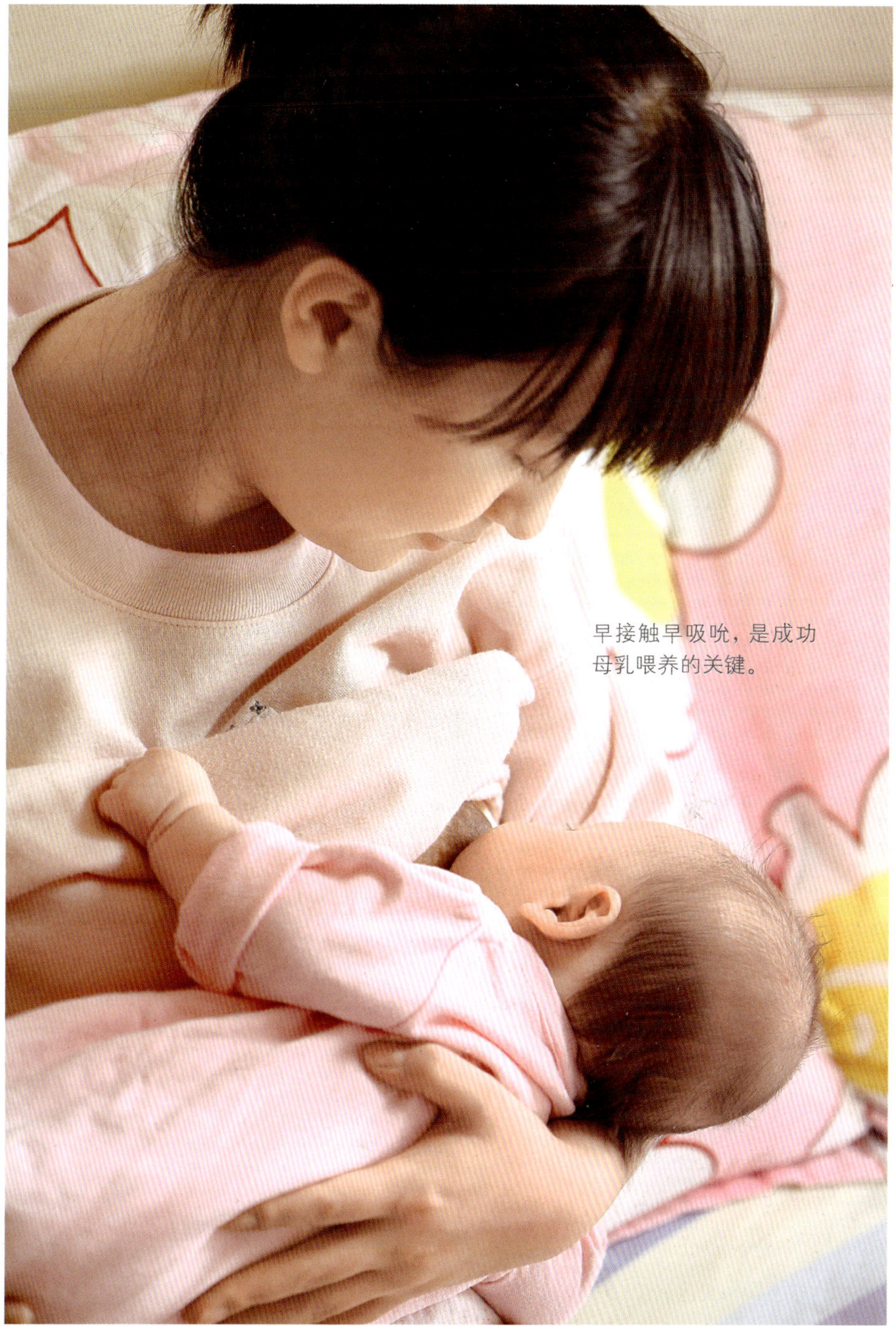

早接触早吸吮，是成功母乳喂养的关键。

新生儿生理特点

初为父母在获得巨大幸福的同时，也经常会被宝宝出现的“特殊情况”弄得措手不及。其实，新生儿出现的很多“特殊情况”都只是新生儿时期特有的一些现象。了解新生儿特有的生理现象，能让新手爸妈做到处乱不惊，心中有数。

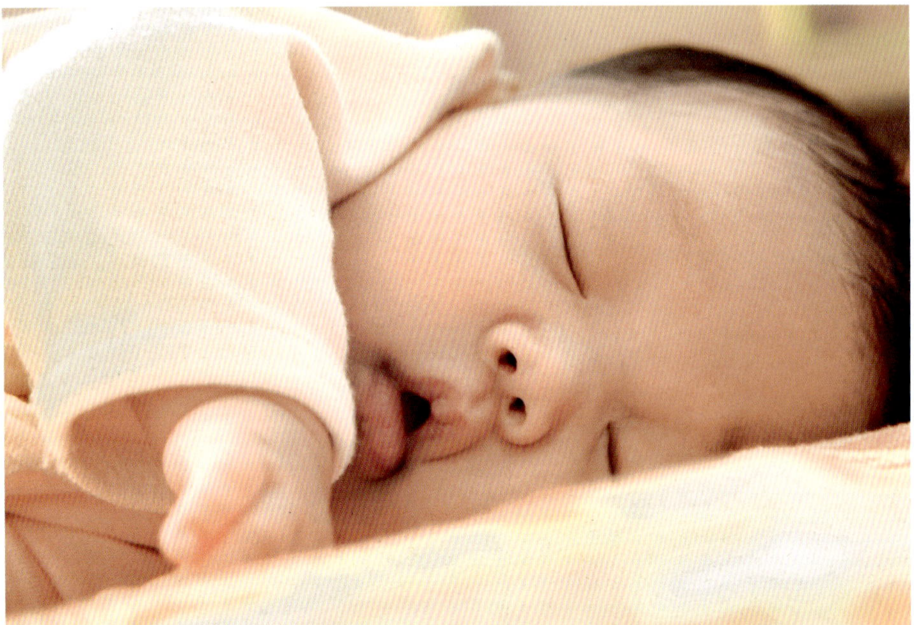

睡眠状态

新生宝宝除了吃奶时，其他时间几乎都在睡，每天的睡眠时间在 20 小时以上。随着新生宝宝长大，到新生儿晚期或婴儿期，宝宝的睡眠时间会有所减少，每天保持在 16 小时以上。新生宝宝的睡眠与发育密切相关，新手爸妈最好不要打扰宝宝睡眠，不随便唤醒宝宝。

新生宝宝的体温

正常新生宝宝的体温一般在 37~37.5℃之间，但由于新生宝宝的体温中枢神经系统尚未发育成熟，皮下脂肪还不足够厚，不能像成人一样妥善地自我调节体温，很容易受环境温度影响发生变化。所以宝宝一出生就要采取保暖措施，并要定期测体温。室内温度最好保持在 24~26℃。

新生宝宝的心率

新生宝宝新陈代谢较快，心率也较快，每分钟可达 120~140 次，且容易受到啼哭、饮食的影响。

排便特点

宝宝大便是黑色或绿色的。宝宝出生后最初几天的大便几乎都是黑色或绿色的，医学上称之为“胎便”，是正常现象。一般在出生后两三天内排完。

新生宝宝一般在出生 12 小时后开始排便，每天可排 2~8 次，母乳喂养的宝宝排便次数多一些。若宝宝出生后 24 小时尚未排便，则应请医生检查。宝宝出生第一天就会排尿，尿量在 10~30 毫升，随着哺乳的进行，新生宝宝的尿量会逐渐增加，每天可达 10 次以上。

假月经

有些女宝宝在出生后 5~7 天内，会从阴道流出少量血液，出现

"假月经"现象。这是由于孕妈妈在孕后期体内雌激素分泌过多，进入宝宝体内造成的，一般不需要处理。

新生儿肢体抖动

新生儿有时会出现下颌或肢体抖动的现象，这是由于新生儿神经发育尚未完善，受到刺激产生的泛化反应，是新生儿的一种无意识动作，新手爸妈不必紧张。

宝宝的哭声

新生儿都是随着嘹亮的哭声降生的，这哭声会让你兴奋和感动，因为这哭声表示着宝宝是健康的、正常的，如果不哭，那可能真是有问题了。可是，对于这哭声，也需要认真去解读。而且慢慢你也会掌握一些自己家宝宝哭声的特点和原因。

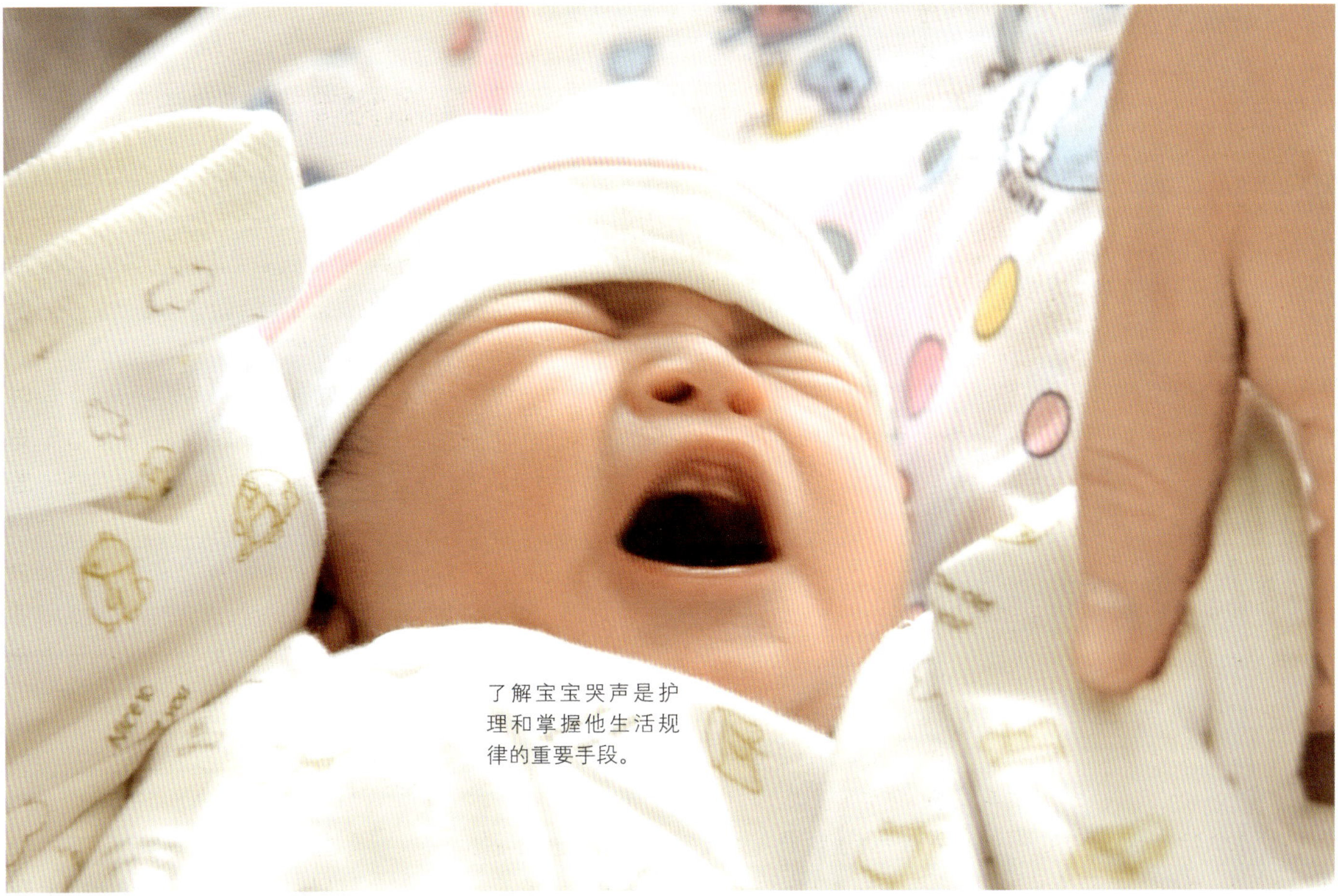

了解宝宝哭声是护理和掌握他生活规律的重要手段。

新生儿护理

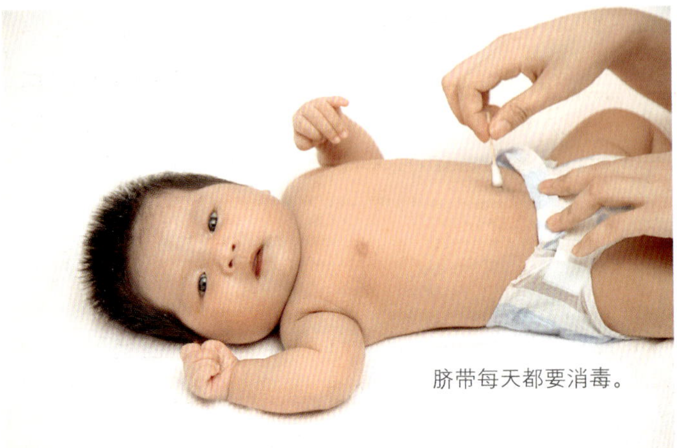

脐带每天都要消毒。

脐带

一般情况下，宝宝的脐带会在一周左右自己脱落，两周左右自动愈合。这期间新妈妈需要做的是：

1 用棉球或细纱布蘸 75% 的医用酒精，从内向外涂擦脐带根部和周围，每天涂擦两三次，待脐带干后，用纱布盖好。

2 在擦拭之前一定要先洗手，避免脐部接触爽身粉等各种粉剂，以免使脐部发炎不易愈合。

3 不要把脐带露在外面的一端包在尿布或纸尿裤里，以防大小便弄湿脐带。如果脐部被尿湿，必须立即消毒。脐带 1 周左右脱落后就不再需要纱布覆盖，但仍要保持局部干燥和清洁。

4 千万不要试图自己去除脐带。要经常观察是否有感染的迹象，如果脐带流血、有异味或分泌物、周围红肿或脐带超过 1 个月未脱落或伤口未愈合，则需要马上去看医生。

眼睛

宝宝的眼睛很脆弱也很稚嫩，在对待宝宝眼睛的问题上一定要谨慎。

1 如果宝宝刚睡醒，发现他的眼睛上有眼屎，可以用纱布蘸温水轻轻地擦拭。千万不可用手指或手指甲直接擦。

2 如果眼睑上有硬皮，或者眼睛的分泌物总是屡擦不净，则要怀疑是不是结膜炎，需要带宝宝去看医生。

3 给宝宝滴眼药水的时候，要滴在宝宝内侧的眼角处。

4 每次给宝宝清洁眼睛前后，要及时洗手，以防病菌交叉感染。

5 要给宝宝用单独的毛巾、洗脸盆，并且与家里其他人的要隔离开，还要定时清洗。

鼻

如果鼻痂或鼻涕堵塞了宝宝的鼻孔，影响呼吸，可用细棉签或小毛巾角蘸水后湿润鼻腔内干痂，再轻轻按压鼻根部。也可用细棉签轻轻顺着鼻孔点一下，宝宝一打喷嚏，黏液即可滑出。如果鼻子被过多的鼻涕堵塞，宝宝会很难受，这时可以用球形的吸鼻器把鼻涕清理干净。方法是：

1 让宝宝仰卧，往他的鼻腔里滴 1 滴淡盐水溶液。

2 把吸鼻器插入一个鼻孔，用食指按压住另一个鼻孔。

3 把鼻涕吸出来，然后再吸另一个鼻孔。另外，使宝宝房间里的湿度始终保持在适当的水平，有助于保持他鼻腔的通畅。

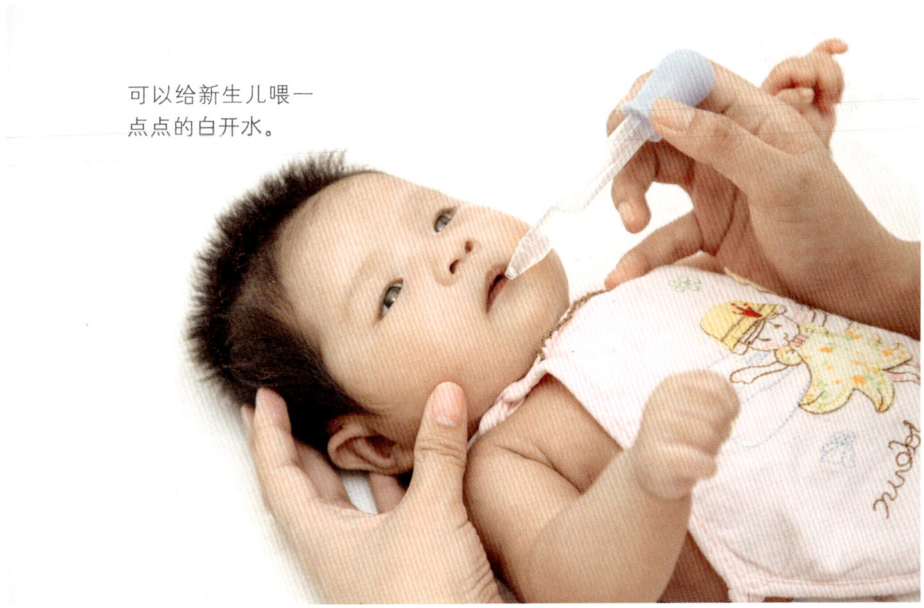

可以给新生儿喂一点点的白开水。

口

新生儿的口腔黏膜又薄又嫩，不要试图去擦拭它。如果发现宝宝的牙龈有一些黄白色的小点，像长出来的牙齿，俗称“马牙”，这是正常现象，在出生后数月内会逐渐脱落，无需擦拭。要保护宝宝口腔的清洁，可以在给他喂奶之后再喂些白开水。

如果发现宝宝的口腔黏膜有白色奶样物，喝温水也冲不下去，而且用棉签轻轻擦拭也不易脱落，并有点充血的时候，则有可能是念珠菌感染了，也就是鹅口疮。健康的宝宝一般情况下15~30天自己就会好。如果是因为使用抗生素不当造成口腔内菌群失调而导致发病的，这时就需要消毒宝宝的奶嘴和奶瓶，而且还需要请教医生。

耳朵

不要尝试给小宝宝掏耳垢，这样容易伤到宝宝的耳膜，而且耳垢可以保护宝宝耳道免受细菌的侵害。洗澡时千万不要让水进到宝宝的耳朵里。如果要清洁耳朵，你可以：

1 用棉签蘸些温水拭干外耳道及外耳。

2 用一块柔软的棉布在温水中浸湿，然后轻轻擦拭宝宝外耳的褶皱和隐蔽的部分。

3 一定要注意耳背后的清洁，耳背有时会发生湿疹及皲裂，可涂些食用植物油，如果发生耳后湿疹可涂湿疹膏。

洗澡后注意给新生儿清理耳朵。

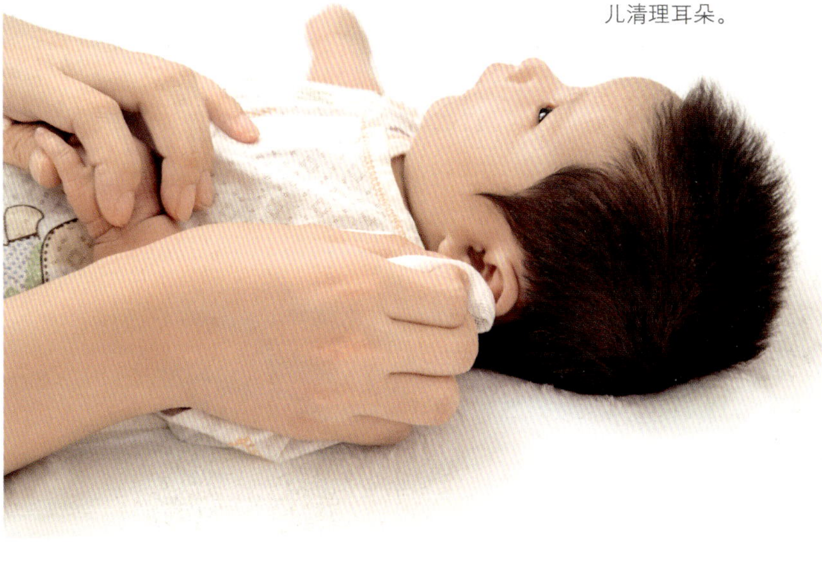

图书在版编目（CIP）数据

专家同步指导：安心怀孕40周 / 王琪主编. -- 北京：中国轻工业出版社，2017.1

ISBN 978-7-5184-1158-0

Ⅰ. ①专… Ⅱ. ①王… Ⅲ. ①妊娠期－妇幼保健－图解 Ⅳ. ①R715.3-64

中国版本图书馆CIP数据核字(2016)第251125号

责任编辑：高惠京　　责任终审：唐是雯　　责任监印：马金路

策划编辑：龙志丹　　责任校对：晋　洁　　整体设计：奥视创意工作室 Ausion Creative Studio Tel:15901207431

出版发行：中国轻工业出版社（北京东长安街6号，邮编：100740）

印　　刷：北京画中画印刷有限公司

经　　销：各地新华书店

版　　次：2017年1月第1版第1次印刷

开　　本：889×1194　1/20　印张：9

字　　数：200千字

书　　号：ISBN 978-7-5184-1158-0　定价：39.80元

邮购电话：010-65241695　传真：65128352

发行电话：010-85119835　85119793　传真：85113293

网　　址：http：//www.chlip.com.cn

E-mail：club@chlip.com.cn

如发现图书残缺请直接与我社邮购联系调换

160958S7X101ZBW